AF609972

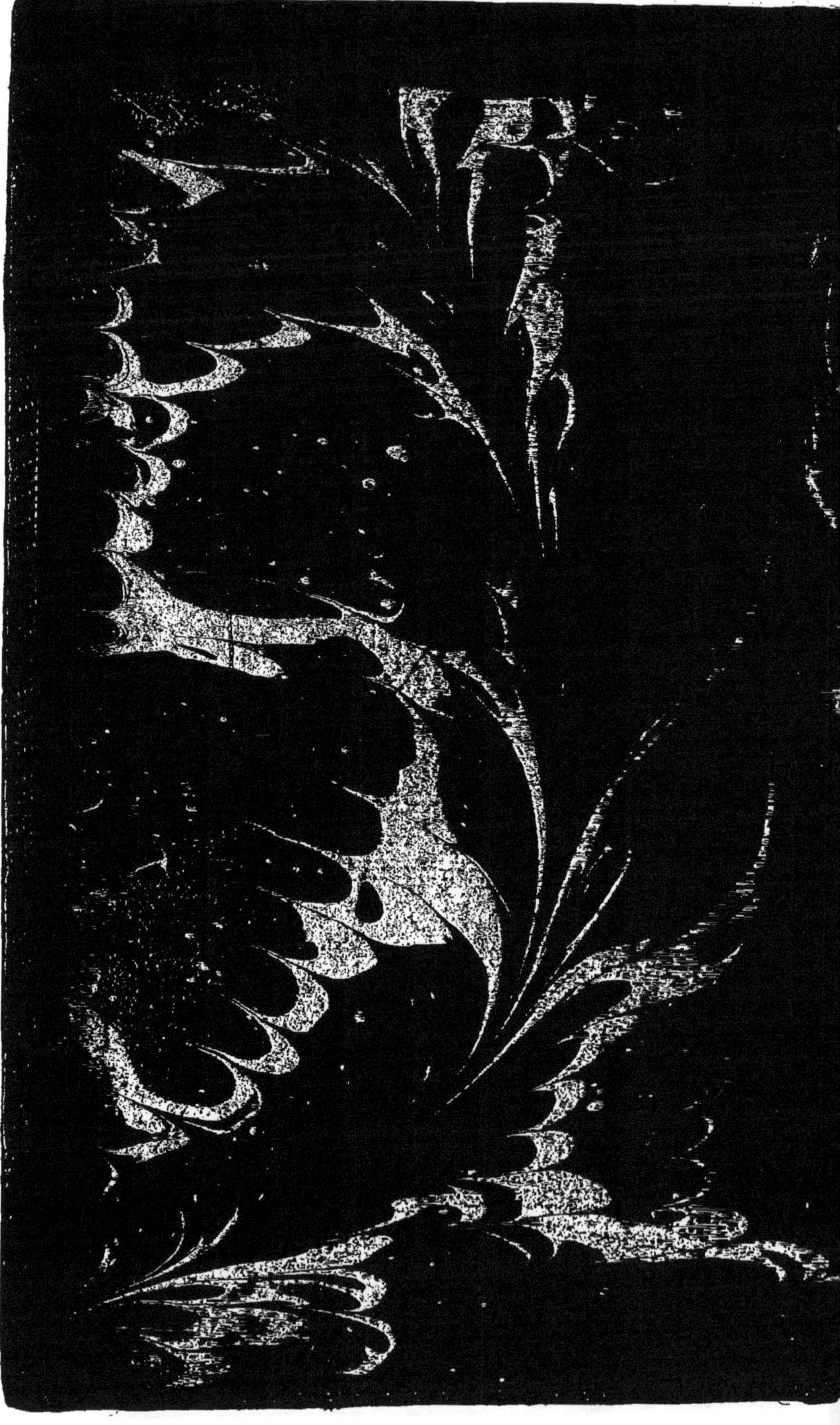

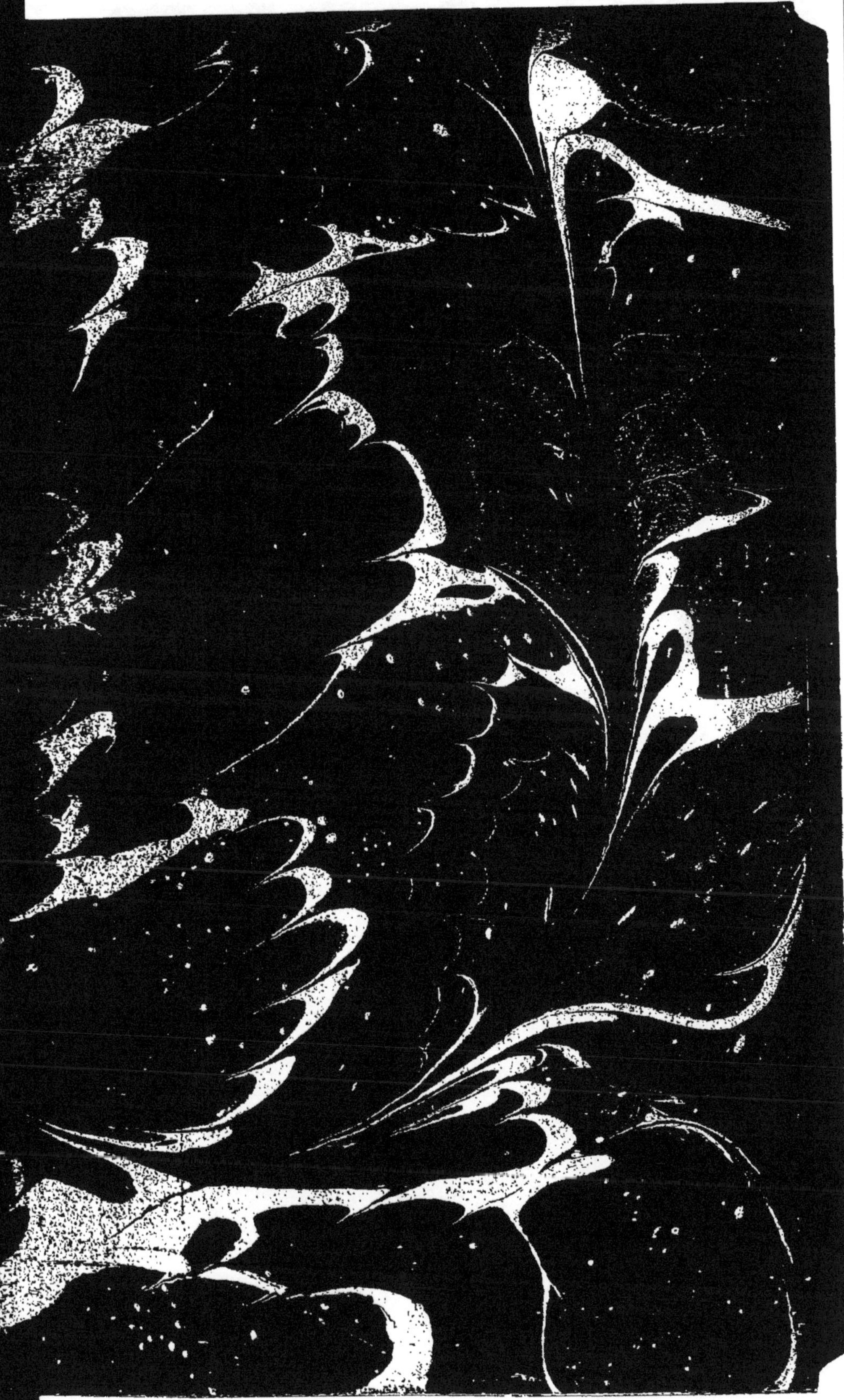

TRAITÉ
SUR
LES MALADIES
DES
GENS DE MER.

SECONDE ÉDITION,

Revue, corrigée & augmentée.

Par M. POISSONNIER DESPERRIÈRES, *Écuyer, Chevalier de l'Ordre de Saint-Michel, ancien Médecin ordinaire du Roi, Médecin de la Grande Chancellerie & de la Généralité de Paris, Inspecteur général adjoint des Hôpitaux de la Marine & des Colonies, Censeur royal, de l'Académie de Dijon, & de la Société royale de Médecine.*

Quod vidimus testamur.

A PARIS,
DE L'IMPRIMERIE ROYALE.

M. DCCLXXX.

A MESSIEURS
DE
L'ACADÉMIE ROYALE
DES SCIENCES.

MESSIEURS,

J'AI l'honneur de vous dédier un Ouvrage dont l'objet m'a paru digne de votre attention. Il s'agit de la conservation des Gens de Mer, & par conséquent d'une grande partie du genre humain, depuis que la Navigation nous a ouvert la porte du nouveau Monde, & l'a rapproché de l'ancien Continent.

Je me propose de montrer comment l'Air & le Climat, ces deux grands ressorts de l'Univers, influent puissamment sur l'économie animale, sur les causes des maladies, & sur l'action des remèdes.

Ces matières ne vous sont point étrangères; vous réunissez, MESSIEURS, *& vous voyez fleurir dans vos mains toutes les branches des Sciences. C'est à l'époque de la fondation de cette illustre Académie, qu'il faut rapporter les développemens rapides & immenses des connoissances humaines; développemens qui ont préparé & amèneront une révolution utile au Monde.*

Je serois trop récompensé de mon travail, si j'avois le bonheur de mériter votre suffrage, qui m'assureroit celui de la Postérité.

Je suis, avec un profond respect,

MESSIEURS,

Votre très-humble & très-obéissant serviteur,
POISSONNIER DESPERRIÈRES.

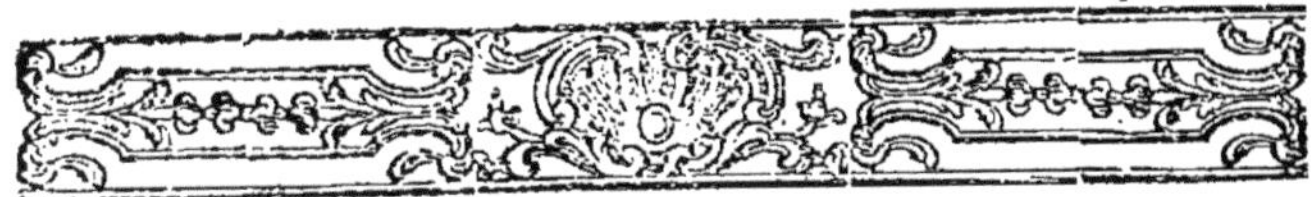

AVERTISSEMENT.

L'ACCUEIL favorable dont le Public a déjà paru honorer le Traité que je lui présente de nouveau ; l'empressement avec lequel la première Édition que j'en donnai, en 1767, fut enlevée & épuisée dans l'espace de huit mois ; le vœu du Gouvernement, & j'ose le dire, la nécessité de rendre moins rares les exemplaires d'un Livre qui peut être de quelques secours, tout m'invitoit depuis long-temps à de nouveaux efforts, & sembloit me demander une seconde édition de cet ouvrage.

Mais uniquement occupé du desir de le rendre plus utile, j'ai pensé que je devois travailler à l'enrichir de nouvelles obſervations capables de contribuer aux progrès de l'Art; & j'ai attendu en ſilence les évènemens qui pouvoient prêter à des recherches intéreſſantes.

Ce moment eſt arrivé : appelé par l'Adminiſtration pour arrêter le cours des maladies qui ont régné ſur l'Armée navale de l'année dernière, fléau preſqu'inſéparable d'une grande Flotte, j'ai vu, j'ai recueilli avec ſoin des faits qui m'ont paru mériter l'attention publique : les nouvelles découvertes ont fixé mes idées & preſſé mon travail.

Quel moment plus favorable pouvois-je choiſir pour le publier ! La Marine Françoiſe eut-elle jamais un besoin plus réel des secours de l'Art qui conserve les hommes précieux dont la vigueur fait la force, qu'à l'époque la plus brillante de sa gloire?

Cette considération a été vivement sentie par une Administration que la Postérité seule peut louer.

Un Roi, dont tous les pas sont marqués par des actes de justice, d'humanité; un Roi qui nous présente sans cesse l'image vivante de la vertu sur le Trône; un Ministre dont le zèle infatigable veille, comme une Divinité tutélaire, à la conservation de tout ce qui appartient à cette Marine formidable que son génie a su agrandir, n'ont pas dédaigné d'encourager mon zèle: ils ont voulu le payer du prix le plus flatteur, en ordonnant que mon Livre fût imprimé à l'Imprimerie Royale.

Publier leurs bienfaits, ce n'eſt pas ſatisfaire ſimplement au devoir de la reconnoiſſance qui m'eſt impoſé, c'eſt acquitter la dette de la France entière.

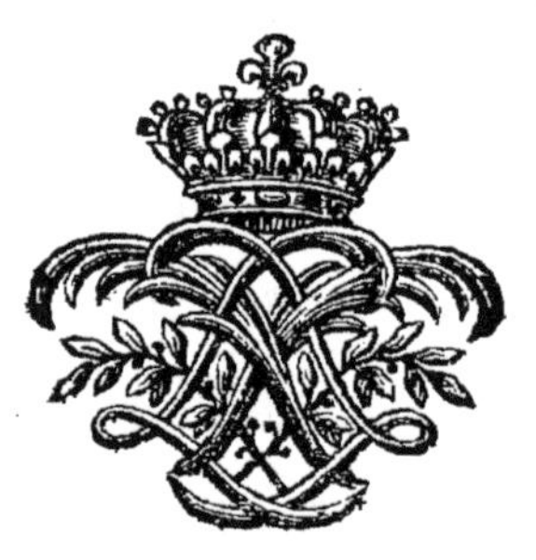

DISCOURS PRÉLIMINAIRE.

DANS un ſiècle où les avantages de l'Agriculture, du Commerce & de la Population, & leur influence ſur les richeſſes de l'État, ſont ſi bien connus, j'ai lieu de me flatter qu'un Ouvrage qui a pour objet la conſervation d'une claſſe d'hommes précieux à la Patrie, ſera favorablement accueilli. L'induſtrie agiroit vainement pour acquérir, ſi l'économie ne travailloit pas en même temps pour conſerver. Réparer des pertes qu'on pouvoit éviter, ce n'eſt point s'enrichir; c'eſt ſeulement remplir des vides cauſés par le défaut de ſoins & d'attentions. Si par une malheureuſe incompatibilité, on ne pouvoit faire de nouvelles acquiſitions qu'en laiſſant échapper les poſſeſſions anciennes, y auroit-il à balancer ſur la préférence! Mais l'économie qui conſerve les richeſſes acquiſes, eſt auſſi le premier & le plus puiſſant des moyens que l'induſtrie emploie pour les augmenter.

Cette vérité ſe fait principalement ſentir à l'égard de la Population. Comment s'accroîtra-t-elle, ſi l'eſpèce productive eſt négligée, ſi l'on ſouffre qu'elle périſſe au milieu de la carrière qu'elle doit naturellement parcourir! C'eſt donc entrer dans les vues du Gouvernement que de s'occuper ſérieuſement de tout ce qui peut prévenir une deſtruction ſi fatale à la Société.

Il ne faut que de l'humanité pour en concevoir le deſſein; & s'il y eut jamais des circonſtances favorables à ſon exécution, c'eſt lorſqu'on voit la Bienfaiſance ſur le Trône, c'eſt lorſqu'un Roi, véritablement Père de ſes Sujets, veillant à leur ſûreté & à leur bonheur, trouve les mêmes ſentimens dans l'ame de ceux qu'il daigne aſſocier à l'exercice de la ſuprême Adminiſtration.

C'eſt dans le ſein de la paix que germent les Sciences & les Arts ; le calme eſt auſſi favorable à leur perfection que les troubles y ſont contraires. Mais par une ſingularité remarquable, le progrès des Arts de néceſſité a toujours été plus lent que celui des Arts d'agrément. Le penchant aux plaiſirs eſt naturel & preſque invincible dans le cœur de l'homme : mille fois plus occupé de ce qui flatte les ſens que du ſoin de ſa ſanté, il lui faut un effort de raiſon pour ſonger quelquefois à la conſervation du plus précieux des biens, quoiqu'il ne puiſſe ſe diſſimuler que ſa perte entraîne la privation de tous les autres.

Dans les beaux jours d'Athènes & de Rome, l'Éloquence, la Poëſie, l'Architecture, la Peinture, la Sculpture, la Muſique, enfantoient à l'envi des prodiges, tandis que l'Agriculture négligée & la Médecine au berceau étoient abandonnées aux incertitudes de la routine. Les Arts, infiniment déchus de leur ancienne ſplendeur, ſe concentrèrent dans la Capitale de l'empire d'Orient & diſparurent preſqu'entièrement du reſte de la Terre, chaſſés par les flots de Barbares qui enlevèrent à cet Empire ſes plus belles provinces *. Sa deſtruction totale, au milieu du quinzième ſiècle, produiſit un bien pour l'Europe, alors plongée dans les ténèbres de l'ignorance & de la ſuperſtition. Les Sciences, qui ne faiſoient plus que languir dans un coin de la

* Il faut pourtant excepter la Médecine, qui fut cultivée dans l'Arabie, & qui y fit des progrès.

Thrace, trouvèrent un aſyle dans le climat fortuné qu'elles avoient déjà ſi glorieuſement illuſtré pluſieurs ſiècles auparavant; & bientôt reprenant une nouvelle vigueur dans leur nouvelle patrie, elles vinrent éclairer nos régions, où, protégées par de grands Princes qui en ont connu tous les avantages, elles ont acquis un éclat immortel.

Avouons-le cependant; le goût des amuſemens toujours actif, en tournant les eſprits vers les talens agréables, a long-temps ſouſtrait à leur attention des études plus utiles à l'Humanité. Des Muſiciens, des Peintres, des Poëtes, des Orateurs célèbres, honorent ſans doute une Nation, mais l'Agriculture & le Commerce l'enrichiſſent; & la Médecine, inventée pour le ſoulagement des hommes, rétablit par ſes ſecours leur ſanté altérée, ou par l'excès du travail, ou plus ſouvent encore par l'excès des plaiſirs.

Le Théâtre François avoit des chef-d'œuvres dans tous les genres avant qu'on eût penſé que les opérations du Commerce vouloient être dirigées par des lumières ſupérieures; qu'elles intéreſſoient eſſentiellement le Gouvernement; qu'elles méritoient toute ſa vigilance & toute ſa protection. Il ne s'eſt écoulé qu'un petit nombre d'années depuis qu'on à ſoupçonné que l'Agriculture pouvoit être fondée ſur des principes, & qu'on s'eſt aperçu que cette ſcience, liée par des rapports intimes avec celle du Commerce, étoit également ſuſceptible de préceptes & d'encouragement.

L'Art de guérir les maladies qui affligent le corps humain, cet Art ſi néceſſaire, & qui demande des connoiſſances ſi multipliées & ſi profondes, a été réduit, pendant une longue ſuite de ſiècles, à une pratique aveugle, à des formules générales, dont l'application n'étoit déterminée ni par la théorie, ni par l'obſervation. La Faculté de Médecine, de même que celle de Droit, ne s'eſt établie dans l'Univerſité de Paris que long-temps après la Faculté des Arts; mais auſſi les Arts même ont enfin aidé la Médecine à ſe dégager de ſes langes. Les vues philoſophiques ſe communiquant dans toute l'étendue de la République des Lettres, on a ſenti que l'étude de la Nature étoit le guide univerſel, & le ſeul gage aſſuré des ſuccès dans la recherche des affections du corps, comme dans celle des paſſions de l'ame. Que d'heureuſes découvertes dûes à une vérité ſi ſimple, mais aperçue trop tard! Combien de faits inconnus à toute l'Antiquité, la Nature n'a-t-elle pas dévoilés aux génies puiſſans qui l'ont pourſuivie avec autant de courage que de conſtance, dans ſes retraites les plus cachées ! Il n'a plus été permis à l'ignorance de s'envelopper impunément dans un jargon obſcur & barbare; il a fallu écrire & parler pour être entendu. Aux frivoles & ridicules diſputes de mots, a ſuccédé une expoſition claire & méthodique des choſes. Les ſyſtèmes d'imagination ſe ſont diſſipés à la lumière des expériences, & la Médecine, comme les autres Sciences, a ſu réunir dans ſes leçons, l'élégance du ſtyle avec la ſolidité des raiſonnemens.

Je ne prétends pas la venger des railleries qu'elle a autrefois eſſuyées, & dont elle n'eſt peut-être pas encore abſolument exempte, par les reſtes d'un vieux préjugé, moins imputable à l'Art, qu'à la manière dont l'exerçoient quelques-uns de ſes diſciples. Je ne prétends pas non plus lui prodiguer des éloges qui

qui pourroient être ſuſpects dans la bouche d'un Médecin ; ſon utilité, univerſellement avouée, n'a beſoin ni d'apologie, ni de panégyrique. Mais je crois que tout le monde penſera avec moi, que plus l'objet d'une Science eſt important, plus ceux qui s'y appliquent, doivent redoubler d'efforts pour en perfectionner toutes les branches.

Avant qu'on eût entrepris des voyages de long cours, les Gens de mer ne faiſant pas une claſſe à part, ni fort nombreuſe, il n'eſt pas ſurprenant que la Médecine ait traité leurs maladies comme celles des autres hommes. Mais l'Art auroit dû s'étendre avec la Navigation, & faire les mêmes progrès.

Depuis qu'à l'aide de la Bouſſole & de l'Aſtronomie, l'homme attaché à la terre par ſa nature, a ſu s'ouvrir des routes certaines ſur l'élément qui ſembloit oppoſer une barrière éternelle à ſa curiosité & à son ambition, le nombre des Gens de mer s'est si considérablement accrû, qu'ils forment, pour ainsi dire, une nation distincte au milieu de leurs concitoyens.

Les Européens, devenus Cosmopolitains, dans la rigueur du terme, non-seulement ont franchi les espaces immenses qui les séparoient des autres parties du Globe, mais ils y ont fait des établissemens solides; ils ont transporté leurs mœurs, leurs loix, leurs usages dans des régions & parmi des peuples sauvages, dont l'existence même étoit auparavant regardée comme impossible. Encouragés par la réussite de tant d'entreprises, dont les avantages ont passé leurs espérances, on les voit aujourd'hui tenter de nouvelles découvertes, avec une ardeur que les obstacles & les dangers ne peuvent ralentir. Tout semble nous promettre que de vastes contrées, jusqu'à présent inconnues, vont nous offrir des productions également ignorées jusqu'à nos jours.

Mais quand cette conjecture seroit trompeuse, quoiqu'appuyée sur tout ce qui peut la rendre probable; quand la gloire de se procurer un libre accès dans les climats où les plus intrépides Navigateurs n'ont encore pu pénétrer, seroit réservée à nos neveux, un simple coup-d'œil sur l'état de la Marine & du Commerce maritime, démontre à la Médecine quels sont ses devoirs à cet égard, & qu'on peut lui reprocher d'avoir trop tardé à les remplir.

S'il est vrai, comme on ne sauroit en douter, que dans le traitement des maladies, il faut considérer le tempérament des malades, leur genre de vie, leurs occupations ordinaires, les alimens dont ils se nourrissent, le pays même qu'ils habitent, & les qualités de l'air, qu'on y respire, combien ces diverses considérations ne doivent-elles pas être pesées dans la curation des maux qui affligent les Gens de mer ! Le retour régulier des saisons, la température des climats, l'uniformité dans la manière de vivre, les habitudes contractées dès l'enfance & fortifiées par l'âge, font aux hommes sédentaires une constitution égale, à quelques nuances près, dans les individus. Pour les Gens de mer, il n'est point de saisons réglées, ni de demeures fixes; exposés à de perpétuelles variations, ils essuient tour-à-tour toutes les sortes d'intempéries; tantôt portés vers les sables brûlans du Midi, tantôt vers les glaces du Nord, parcourant l'un & l'autre hémisphère, excédés de fatigue, & passant du travail à un repos plus fatal quelquefois que le travail même, sans pouvoir ni soutenir, ni réparer leurs forces, par la nourriture, à laquelle les réduit ſouvent l'impérieuſe loi de la néceſſité : tel eſt le ſort des Matelots. Que de ſujets de réflexions, de méditations, d'obſervations pour l'Art & les Artiſtes ! Peut-on les multiplier aſſez en faveur de ces hommes qui, au péril de leur vie & pour de modiques ſalaires, enrichiſſent l'État & les Particuliers par la voie du commerce dont ils ſont les principaux inſtrumens ; de ces hommes hardis & laborieux qui nous font jouir ſur nos foyers, de tout ce que la Nature & l'induſtrie peuvent produire dans les autres pays du Monde pour nos beſoins ou pour notre commodité & nos plaiſirs ? Motifs d'autant plus preſſans pour nous faire veiller à leur conſervation, qu'aujourd'hui le commerce devenant la plus grande affaire des nations de l'Europe, ſemble décider, par ſa balance, de leurs puiſſances reſpectives, & faire entre elles le deſtin de la guerre & de la paix. Ainsi la politique, d'accord avec l'humanité, prescrit à notre zèle ce qu'il doit tenter pour sauver une partie des victimes que la mer s'immole parmi les Navigateurs.

Il seroit superflu de faire remarquer le double intérêt du Gouvernement au succès des diverses ressources qui peuvent être mises en œuvre sous ce point de vue; car, indépendamment du maintien & de l'accroissement de la population, qui ne sent de quelle importance il est, pour le service & le bien de l'État, de conserver, autant qu'il est possible, des Marins expérimentés, consommés dans leur profession, capables d'instruire par leurs enseignemens & d'animer par leurs exemples la Jeunesse qui se destine à leur succéder?

L'Angleterre, éclairée sur tout ce qui peut faire fleurir sa navigation, étendre son commerce & affermir sa puiſſance, a prévenu les autres Nations dans l'emploi d'un moyen ſi propre à y concourir. Les Médecins Anglois ont poſé les premiers fondemens d'un Ouvrage méthodique ſur les Maladies des Gens de mer.

J'oſe entrer dans la carrière qu'ils ont ouverte, avec l'eſpérance d'y pénétrer plus avant qu'ils ne l'ont fait, non par des ſpéculations de cabinet toujours incertaines & ſouvent dangereuſes, non par des généralités abſtraites & métaphyſiques, dont l'application aux faits particuliers n'eſt preſque jamais juſtifiée par l'évènement, mais par le ſecours du ſeul fil qui puiſſe nous conduire ſûrement dans des routes obſcures & épineuſes; par l'examen & l'étude du local, c'eſt-à-dire, par la connoiſſance exacte des faits; par des obſervations ſuivies de leurs variétés; en un mot, par la combinaiſon réfléchie de la pratique avec la théorie. Sans ces guides absolument nécessaires, on ne peut marcher qu'à l'aventure, avec le risque évident de s'égarer & d'entraîner les autres dans l'erreur.

Après avoir lû attentivement ce que les Médecins Anglois ont écrit sur la matière intéressante dont il s'agit, après l'avoir soigneusement comparé avec ce que j'ai vu & éprouvé par moi-même, j'ai cru qu'en profitant de leurs travaux & de leurs découvertes, il étoit possible d'ajouter de nouvelles parties à l'édifice qu'ils ont heureusement commencé; j'ai cru qu'on pouvoit décrire les maladies des Navigateurs avec plus de détail & en même temps avec plus de précision; établir des diagnostics & des prognostics moins équivoques; discerner d'une manière moins confuse les diverses causes de ces maladies, & conséquemment présenter un ordre de curation plus sûr pour les combattre & pour en opérer la guérison.

Je n'ai pas la présomption de me flatter d'avoir atteint le but que je me suis proposé ; mais je croirai avoir fait un utile emploi de mes veilles, si l'on juge qu'en effet j'ai été un peu plus loin que mes devanciers. Je sais que la perfection de l'Art ne sauroit être l'ouvrage d'un seul, & qu'on ne peut l'attendre que du temps. La Nature, qui dérobe ses secrets à nos yeux, ne les révèle pas au premier moment qu'on l'interroge ; elle ne cède qu'à des efforts continus & dirigés avec autant de sagacité que de prudence. Ceux que j'ai faits selon la mesure de mes forces, auront du moins le mérite du motif ; ils ont été déterminés par le desir de servir ma Patrie, & ne demeureront pas tout-à-fait infructueux, si je suis parvenu à lever quelque partie du voile répandu sur la méthode curative des maladies qui désolent particulièrement les Gens de mer & qui en font périr un si grand nombre.

En partant du principe universellement reconnu en Médecine, que la santé dépend d'un accord juste entre les solides & les fluides, j'ai considéré combien cet accord devoit être plus facilement & plus souvent dérangé chez les Gens de mer que chez les autres hommes. Si les variations de l'atmosphère & les différentes températures des climats ont en général tant d'influence sur les maladies & sur l'action des remèdes, combien l'effet de cette influence doit-il être plus sensible sur des hommes qui changent perpétuellement de climats & d'atmosphère ! Voilà pourquoi il m'a paru essentiel d'examiner la nature de l'air, d'analyser ses qualités, de calculer & d'apprécier les changemens qu'il peut occasionner dans l'économie animale. L'air terrestre est plus chargé de corpuſcules hétérogènes que l'air marin, à raiſon des vapeurs qui s'élèvent des ſols de diverſes natures ; il eſt auſſi plus chaud, par rapport aux ſurfaces qui réfléchiſſent les rayons ſolaires. D'ailleurs les Navigateurs, traverſant à chaque inſtant de nouvelles colonnes d'air, éprouvent moins les impreſſions de la chaleur, que les hommes qui habitent le continent, quoique ſous le même degré de latitude. La diverſité des vents & leur violence plus ou moins grande, ſont encore des cauſes de variations fréquentes dans l'air qui enveloppe les Gens de mer. Ces connoiſſances ſont du reſſort de la Médecine ; elle doit les embraſſer toutes, pour régler ſes procédés dans le traitement des malades dont la vie lui eſt confiée.

Il ſeroit fort à ſouhaiter que les Chirurgiens des Vaiſſeaux fuſſent aſſez verſés dans la Phyſiologie, pour obſerver avec exactitude tous ces changemens, relativement à ceux qu'ils peuvent produire dans la conſtitution du corps humain & dans l'action des remèdes appliqués en telles ou telles circonſtances. Une collection bien faite de ſemblables obſervations, ſeroit d'une extrême utilité; elle fourniroit des matériaux précieux pour former une théorie appuyée ſur les faits, & d'après laquelle s'établiroient les règles conſtantes d'une pratique ſalutaire : ce ſeroit une eſpèce de Code de la Médecine des Gens de mer. Je me flatte de trouver des approbateurs de ce projet dans les Médecins & dans les Chirurgiens éclairés qui ſont prépoſés à l'inſpection des Hôpitaux, & j'eſpère de leurs lumières & de leur amour pour le bien public, qu'ils entreront avec zèle dans des vues que le même ſentiment a fait naître.

En attendant un ſecours que le temps & la ſageſſe du Gouvernement procureront ſans doute à l'Humanité, je lui offre ceux qui peuvent dépendre de moi: l'intention ſervira d'excuſe à la médiocrité du préſent. On n'attend pas d'un ſeul homme ce qui ne peut être dû qu'au concours du grand nombre. Plus j'ai tâché de multiplier mes obſervations & mes réflexions, plus elles m'ont conduit à penſer que les maladies des Gens de mer devoient être rapportées à une cauſe unique & univerſelle, à la tranſpiration diminuée ou ſupprimée.

Comme de toutes les maladies, le ſcorbut eſt celle qui attaque le plus ordinairement les Marins, c'eſt du ſcorbut que je me ſuis occupé en premier ordre, & j'ai cru, avec M. Lind, qu'il falloit principalement l'attribuer à un air froid & humide. Quelques Médecins ne veulent reconnoître que l'air froid pour cauſe du ſcorbut. C'eſt une erreur; & toutes erreurs ſont d'autant plus dangereuſes en Médecine, que la mort eſt preſque toujours à côté des conſéquences que l'on tire d'un faux principe.

J'admets pour cause secondaire ou concurrente du scorbut, la mauvaise qualité des alimens & l'inaction totale, ou le travail excessif, deux extrêmes dont les effets sont pareils & également funestes. Par un autre préjugé, qui a encore des partisans, quelques Médecins ont admis plusieurs sortes de scorbut. Il est pourtant vrai qu'il n'y en a qu'une seule, & que la prodigieuse variété que l'on remarque dans les symptômes de cette maladie, les a seule fait attribuer à des maladies d'espèces différentes.

Mais, si l'on veut bien réfléchir sur la cause du scorbut, on reconnoîtra évidemment, si je ne me trompe, que son action continuée sur l'économie animale, doit naturellement produire tous les accidens qu'on a cru appartenir à diverses causes; il ne faut pour cela que suivre la maladie dans tous ses périodes. J'en ai distingué trois. Dans le premier, il y a épaississement des humeurs, pléthore & une acrimonie commencée. Dans le ſecond, l'acrimonie des humeurs eſt plus forte & plus décidée. Dans le troiſième, elle eſt portée à ſon dernier degré. De-là ſe déduit la diſtinction des ſymptômes ſur leſquels la différence des prognoſtics doit être fondée. Le caractère de ces ſymptômes eſt équivoque dans le premier état; il eſt bien prononcé dans le ſecond; il eſt manifeſte dans le troiſième. Je me ſuis particulièrement attaché à traiter cet article de manière à me concilier le ſuffrage des Médecins qui veulent agir d'après des principes, & qui ſavent que c'eſt ſur cette baſe que doit porter la curation de toutes les maladies. Au reſte, je ne me ſuis pas ſeulement propoſé la guériſon des Matelots attaqués du ſcorbut, mais encore de les en garantir, & j'ai joint la méthode préſervative à la méthode curative.

J'ai enſuite traité des fièvres intermittentes, qui ſont preſque auſſi communes ſur mer que le ſcorbut, auquel elles reſſemblent par bien des endroits. Il étoit important de diſcerner ſoigneuſement les types de ces fièvres & d'obſerver comment, dans les intermiſſions, l'acrimonie des liquides ſe régénère & produit des accès périodiques, dont les retours, tantôt plus prompts & tantôt plus tardifs, conſtituent les fièvres quotidiennes, tierces, quartes, &c. Si j'ai oſé lutter contre le torrent de l'opinion & placer leur cauſe prochaine dans l'action viciée des vaiſſeaux, ce n'eſt aſſurément ni par affectation, ni par eſprit de ſingularité; l'obſervation, l'expérience & la raiſon ont été ma bouſſole. L'adhéſion aveugle à la doctrine reçue ne peut qu'enchaîner le progrès des Sciences; & des erreurs perpétuées de ſiècle en ſiècle n'en ſont que plus fatales

par

par le crédit qu'elles ont acquis. Il eſt, ſans doute, plus court & plus commode de penſer d'après l'autorité, & l'on s'épargne bien des embarras lorſqu'on s'en rapporte à la parole des Maîtres, & qu'on la reçoit comme une déciſion infaillible. Mais la Nature eſt notre ſeul vrai Maître, & la doctrine la plus généralement établie ne mérite notre confiance qu'autant qu'elle eſt conforme à ſes oracles.

Des fièvres intermittentes, je paſſe à la dyſſenterie & au rhumatiſme dont les Gens de mer ſont auſſi très-ſouvent tourmentés. Je parle enſuite des maladies inflammatoires, auxquelles les Matelots ſont encore très-ſujets. De ce nombre eſt la fièvre maligne peſtilentielle qui a tant de fois & ſi cruellement régné ſur nos Eſcadres & dans nos Hôpitaux. J'ai cru devoir tracer le tableau effrayant de ſes ravages à Breſt pendant la dernière guerre. Je l'obſerve dans ſa naiſſance au port de Rochefort; je la ſuis d'Europe en Amérique ſur la Flotte de M. Dubois de la Mothe; je la vois dans le trajet prendre de nouvelles forces, ſe rendre plus redoutable, & après le débarquement, ſe communiquer aux Équipages par leur mélange: à ſon retour du nouveau continent dans l'ancien, je la vois redoublant ſes fureurs, les étendre ſur toute l'Eſcadre, les continuer dans le port de Breſt, & par des émanations infectes, dont chaque malade étoit le foyer, ſe répandre dans la Ville & aux environs. Une maladie qui avoit commencé par quelques Matelots, devint ainſi un fléau terrible & preſque général. *Vires acquirit eundo.*

J'en ai examiné les variations, relativement à la différence des ſujets, des climats & de la température de l'air. J'ai tâché de découvrir les cauſes phyſiques de ces variations & d'évaluer les degrés d'influence de ces causes. Les principes que j'ai suivis ont pour appui des faits constatés & des observations faites sur les corps de ceux qui ont été les victimes de cette affreuse épidémie.

Je n'ai point oublié les maladies que les Équipages essuient ordinairement lorsqu'ils débarquent dans des pays chauds, & lorsqu'ils restent à l'ancre dans certaines rades ou dans certains ports, & je me suis spécialement occupé d'en marquer les causes & les symptômes. Enfin j'ai indiqué les moyens qui m'ont paru les plus sûrs pour conserver la santé des Gens de mer, sans dissimuler quelques abus qui leur sont infiniment nuisibles & dont la réformation est très-importante, sans être difficile.

Tel est le plan de mon Ouvrage. Pour le remplir dans toute son étendue, il auroit fallu des talens supérieurs aux miens; mais quand il s'agit de la santé des hommes & de leur conservation, il n'est pas permis de garder le silence, si l'on aperçoit le moindre avantage à le rompre, & un essai, quoiqu'imparfait, ne sauroit être sans utilité. C'est ce qui m'autorise à présenter le mien, que je ne donne effectivement que pour un essai. Si je ne suis point parvenu à défricher entièrement le terrein inculte que je me suis proposé de mettre en valeur, j'aurai du moins la satisfaction, si flatteuse pour un bon Citoyen, d'avoir préparé les voies à de plus habiles que moi qui entreront dans la même carrière, & qui, par des efforts plus heureux que les miens, porteront l'entreprise au degré de perfection dont elle est susceptible.

TABLE

De ce qui est contenu dans ce Volume.

AVERTISSEMENT . . . . page v

Discours préliminaire ix

Introduction . . . . page 1

CHAPITRE PREMIER.

Du Scorbut 31

Réflexions sur le premier état de la maladie . . . 75

Réflexions sur l'état des liqueurs dans le second période 77

Diagnostic 79

Prognostic 80

Curation 86

Curation prophylactique 87

De la Curation propre du Scorbut 123

CHAPITRE II.

Des Fièvres intermittentes qui attaquent les Gens de mer 174

Curation de la Fièvre intermittente quotidienne. 187
De la Fièvre tierce.................. 193
Curation.................. 194
De la Fièvre quarte.................. 198
Curation.................. 201
De la Dyssenterie.................. 211
Du Rhumatisme.................. 220

CHAPITRE III.

Des Maladies inflammatoires.................. 225
De la Pleurésie.................. 227
Curation.................. 237
De la Péripneumonie.................. 246
De la Fièvre cathatrale.................. 253
De la Fièvre synoche simple.................. 265
De la Fièvre putride.................. 273
Curation.................. 281
De la Fièvre putride, maligne, contagieuse & pestilentielle.................. 285

CHAPITRE IV.

Des Maladies qui attaquent les Équipages lorsqu'ils débarquent dans plusieurs pays chauds, lorsqu'ils restent à l'ancre dans certaines rades

& dans certains ports, & spécialement de leurs causes 365

De la Colique bilieuse 395

Curation 405

CHAPITRE V.

Des Moyens de conserver la santé des Équipages. 408

Renouvellement & purification de l'air 410

Propreté du Vaisseau & de l'Équipage ... 448

De la Nourriture 457

FIN de la Table.

TRAITÉ

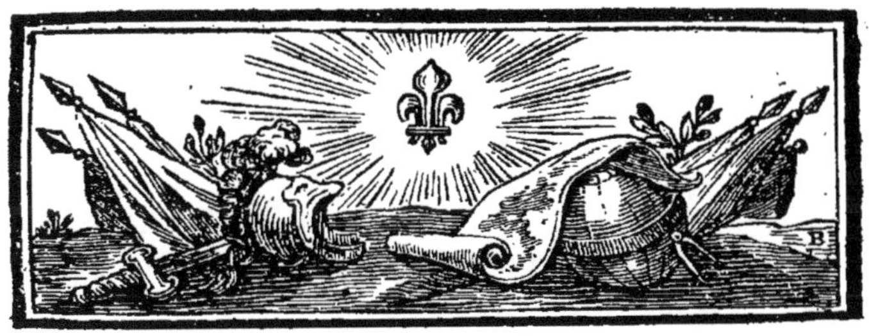

TRAITÉ
SUR
LES MALADIES
DES
GENS DE MER.

La connoiſſance des Maladies qui ſont particulières aux Gens de Mer, celle de leurs cauſes, des moyens propres à les prévenir & à les combattre, ont été l'objet ſpécial de quelques Médecins modernes. L'Angleterre, qui, par ſa ſituation, a plus de côtes qu'aucun autre royaume de l'Europe, a dû néceſſairement ſentir combien il lui étoit important de conſerver les Matelots qui ſont ſa force & ſon ſoutien ; auſſi eſt-ce particulièrement aux Médecins anglois que nous devons les principaux Traités qui ont été faits ſur les maladies propres aux gens de mer : mais ils ſe ſont moins occupés de celles que les gens de mer partagent avec les habitans du Continent.

Cependant les maladies inflammatoires exigent chez les Marins, une méthode curative différente de celle que l'on ſuit pour les autres hommes; la plus légère connoiſſance de l'action des élémens ſur nos corps, met ce ſentiment en évidence. C'eſt ce point intéreſſant de doctrine que je me propoſe d'éclaircir; pour qu'il puiſſe en réſulter quelque avantage, je m'attacherai ſur-tout à mettre ſous les yeux une théorie déduite de l'obſervation, appuyée ſur des faits bien vus & mûrement réfléchis, de façon à guider les Praticiens dans une route aſſez difficile. Je chercherai même à développer les cauſes de certains phénomènes conſtamment obſervés par des Écrivains très-inſtruits & très-dignes de foi, mais qui n'en ont pas donné des explications aſſez lumineuſes; je n'oublierai pas non plus de traiter avec ſoin certaines queſtions ſur leſquelles il me paroît que plusieurs Auteurs se sont écartés du vrai dans des ouvrages qui méritent d'ailleurs toute notre estime.

La santé est le libre exercice de toutes nos fonctions; lorsqu'elles sont gênées, viciées, ou détruites en partie, cet état se nomme *maladie*. Il est essentiel d'être instruit du mécanisme de ces mêmes fonctions, pour pouvoir remédier à leurs désordres : on doit donc commencer par rappeler quelques vérités physiologiques relatives à cette matière.

L'air, cet élément dans lequel nous vivons, la manière dont il agit sur nos corps, les changemens qu'il éprouve relativement aux climats & aux différentes exhalaisons dont il se trouve chargé, demandent une attention infinie de la part des Médecins; les mêmes maladies ne se guérissent pas toujours par les mêmes remèdes. On les voit quelquefois résister à ceux dont on s'étoit servi avec le plus grand succès dans d'autres temps, & ne céder qu'à des moyens tout-à-fait opposés; ce qui démontre à combien de variations sont sujettes les impressions de l'air, & fait connoître la nécessité de s'en instruire pour pouvoir les évaluer avec précision : ces notions sont absolument requises pour établir une saine pratique.

En effet, qu'on ouvre les livres des anciens Médecins ; on verra que la connoissance des élémens & de l'action du fluide aérien sur nos corps, étoit l'objet de leurs recherches les plus assidues : le livre d'Hippocrate, *de Aëre & Locis*, est un témoignage certain que cet homme divin en l'art de guérir, qui avoit pour boussole l'observation & l'expérience, y joignoit les raisonnemens qui pouvoient se déduire des faits constamment observés. Il en tiroit des conséquences qui feront toujours regretter à la Médecine que ce génie soit né dans un siècle où la nature de l'air & ses différens effets, étoient peu connus, & où sa pesanteur, la plus importante de ses propriétés, étoit absolument ignorée. Qu'on lise attentivement les ouvrages des Anciens, & l'on conviendra qu'ils avoient dans le traitement des maladies beaucoup d'égard aux temps, aux lieux & aux changemens qui arrivoient dans l'atmosphère, quoiqu'ils fussent peu éclairés sur la manière d'agir de l'air froid ou chaud,

& de l'action des vapeurs aqueuſes, &c. L'expérience, dans les temps reculés, étoit le ſeul guide des Médecins, & elle les dirigeoit aſſez ſûrement dans leur méthode curative. Quels efforts n'ont pas fait leurs plus célèbres ſucceſſeurs pour découvrir la nature de l'air & ſes effets ſur les corps, afin d'en déduire un traitement raiſonné dans pluſieurs maladies ? Tous ceux qui ont marché ſur les traces du Père de la Médecine, n'ont-ils pas eu le même objet en vue ? Boërhaave, cette colonne de la Médecine moderne, a donné ſur chacun des élémens, un Traité où brillent à la fois le génie le plus vaſte, l'eſprit le plus pénétrant, & l'érudition la plus profonde; on y voit par-tout le fruit de ſes laborieuſes & doctes méditations, qui lui attireront autant d'admirateurs qu'il y aura de Médecins qui liront ſes ouvrages. Peut-on lui refuſer ſon hommage après avoir lû attentivement ſon excellent Traité ſur les quatre principes connus ? Tous ſes Écrits ſont fort inſtructifs; ſes aphoriſmes *de cognoſcendis & curandis morbis*, renferment une foule de conſéquences qui dérivent des principes lumineux répandus dans ſes œuvres physiologiques. C'est d'après ces grands Maîtres que je me propose d'analyser les qualités de l'air dans lequel se trouvent ordinairement plongés les Matelots, par rapport aux substances hétérogènes qui s'y trouvent mêlées, & eu égard aux divers climats que les Vaisseaux parcourent. Une exposition simple & claire des effets de l'air chaud ou froid, sec ou chargé de vapeurs aqueuses, putrides, &c. peut, ce me semble, diriger dans la pratique de la Médecine maritime, sur-tout lorsque les phénomènes les mieux observés & les plus constans trouvent une explication facile & naturelle dans la position du principe. Un accord entre la théorie & les faits seroit sans doute un moyen de rendre la Médecine invariable.

Tous les élémens, tantôt seuls, tantôt mélangés, agissent sur le corps de l'homme, & y produisent des effets qui tendent à sa conservation, par des loix qui ne seront peut-être jamais bien connues. L'homme n'étant encore qu'embryon, est renfermé dans la matrice; il y est environné d'eau dans laquelle il nage, il y végète, il y croît; ses parties, parvenues à un certain degré de développement, annoncent qu'il peut vivre dans un autre milieu : c'eſt alors qu'il eſt chaſſé de ſa priſon pour commencer un nouveau genre de vie.

Dès que l'enfant a ceſſé de jouir des avantages qu'il retiroit d'une circulation réciproque avec ſa mère, il trouve dans le nouvel élément où il paſſe, toutes les qualités néceſſaires à ſa conſervation ; les liquides qui circulent dans les vaiſſeaux de cet individu, étant arrêtés dans leur progreſſion par une infinité de replis, ces replis diminuant en quantité, forment des angles moins aigus juſqu'à l'accroiſſement parfait : il ſuit de-là que les oſcillations des vaiſſeaux doivent être plus fréquentes dans les premiers momens de la naiſſance, que dans tout autre temps de la vie, parce qu'alors les liquides, par la plus grande réſiſtance qu'offrent à leur mouvement progreſſif les replis & les tortuoſités qu'ils ont à franchir, eſſuient contre les parois des vaiſſeaux un plus grand frottement que ſi l'enfant étoit dans un âge plus avancé ; les mêmes liquides doivent par conſéquent acquérir plus de chaleur, ce qui fait que l'enfant eſt habituellement dans un état approchant de la fièvre. Quelle ſageſſe! quel ordre dans la marche de la Nature! cet état eſt d'une très-grande utilité, & feroit nuiſible dans un autre âge. L'extenſion des parties par le moyen de l'effort que les liquides exercent continuellement contre les parois des vaiſſeaux, en eſt une ſuite néceſſaire; d'ailleurs, l'air ambiant touchant l'enfant par une plus grande ſurface que l'adulte relativement à leur maſſe comparée, & conſéquemment le rafraîchiſſant davantage, il a fallu qu'il y eût chez lui une cauſe de chaleur plus grande.

Si l'enfant, hors de la matrice, eſt privé de l'action de l'eau qui, outre pluſieurs qualités qui lui ſont propres, tend à aſſouplir les vaiſſeaux, à les rendre plus extenſibles & plus propres à céder aux efforts des liquides, il retrouve les mêmes ſecours dans la nourriture qu'il prend.

Le lait eſt une humeur ſéreuſe & très-lubréfiante qui relâche les parties, entretient leur ſoupleſſe, & facilite leur extenſion; cette nourriture, fort peu animaliſée, convient à merveille dans ce cas, non-ſeulement par la raiſon que je viens de donner, mais encore parce que la fréquente oſcillation des artères exige néceſſairement qu'on fourniſſe à leur action des alimens diſpoſés à l'aceſcence, qualité qui eſt détruite par la fréquente contraction des vaiſſeaux; il n'en feroit pas de même ſi les alimens étoient alkaleſcens : l'action des vaiſſeaux augmenteroit cette qualité dangereuſe, qui dans les premiers temps occaſionneroit des déſordres conſidérables.

Lorſque l'enfant a paſſé le premier âge, les vaiſſeaux alongés font diſparoître en partie les replis qu'ils formoient; les oſcillations du cœur & des artères deviennent plus rares, le mouvement progreſſif du ſang ſe fait plus librement, & le ſang ſorti du ventricule gauche éprouve un plus petit nombre de contractions de la part des artères, pour être rapporté au ventricule droit; car, comme je l'ai remarqué ailleurs*, la fièvre (par exemple) ne prouve pas que le mouvement progreſſif du ſang ſoit plus prompt; au contraire, rien ne nous annonce mieux qu'il trouve de la réſiſtance

* Traité des fièvres de Saint-Domingue.

dans ſon cours, & l'on prend mal-à-propos le mouvement de truſion qu'il éprouve de la part des contractions multipliées des artères, pour un mouvement circulatoire. Par cette raiſon, les adoleſcens peuvent uſer d'alimens d'une autre nature, & vivre d'animaux dont les ſucs plus élaborés ſont plus promptement changés par l'action des vaiſſeaux, en des ſubſtances propres à réparer les pertes continuelles qu'ils font, effet qui n'auroit point aſſez promptement lieu, s'ils ne prenoient que des alimens fort éloignés du degré d'élaboration de ceux que j'indique, ſur-tout dans un âge où les contractions devenues moins fréquentes par les raiſons que j'en ai données, changeroient plus lentement le produit des alimens tirés du règne végétal, en notre propre ſubſtance.

Les partiſans du régime Pythagoricien n'ont qu'à examiner les eſpèces de dents dont ſont armées les mâchoires de l'homme. Les premières dents qui lui pouſſent ſont les inciſives, ce qui indique que dans le premier âge les enfans peuvent être rangés dans la claſſe des animaux herbivores ou frugivores; auſſi les végétaux & les fruits ſont-ils le plus ſouvent dans les campagnes, leur aliment ordinaire. Cette eſpèce de nourriture ne leur eſt point nuiſible, parce que les oſcillations ſont aſſez fortes pour faire paſſer bien vîte les ſucs qui réſultent de ces alimens, à l'état propre à nourrir; d'ailleurs, l'eſpèce de mucilage qui en eſt extrait, facilite l'extenſion de leurs parties.

Lorſque les enfans ſont plus avancés en âge, les dents canines, qui caractériſent le genre d'animaux carnaciers, paroiſſent, & pour-lors ils peuvent manger, ſans danger, la chair des animaux; la contraction des vaiſſeaux devenant plus lente, à proportion que leurs angles diminuent, il faut à l'homme des alimens dont les extraits aient beſoin d'un moindre travail, pour fournir des principes qui puiſſent lui être aſſimilés: d'où l'on peut conclure avec un Auteur célèbre, que la nourriture des hommes doit varier relativement à leur âge, au climat & aux exercices. Il y a long-temps que l'expérience a décidé ſur ce point.

Ceux qui s'adonnent à des exercices violens,

qui travaillent à l'ardeur du ſoleil, répugnent aux nourritures tirées du règne animal; ils ne reſpirent qu'après les végétaux: la ſalade, dans laquelle il entre beaucoup de vinaigre, & les légumes aſſaiſonnés avec les acides, ſont les alimens qu'ils appètent le plus. J'ai vu des moiſſonneurs faire leur meilleur repas avec du pain trempé dans du vinaigre. L'on voit donc que, ſans être guidés par les connoiſſances phyſiologiques, ni par les préceptes de la Médecine, les hommes les plus groſſiers ont recours, par un inſtinct ſalutaire, à l'eſpèce de nourriture qui leur convient le plus.

Pour être convaincu de ce que j'avance, on peut examiner ce qui ſe paſſe dans les ateliers des ſerruriers, dont le travail, indépendamment de la chaleur qu'ils éprouvent, eſt ſi rude & ſi pénible; la ſalade eſt leur aliment deſiré. Quels avantages enfin ne retirent pas les Matelots, ces hommes aſſujettis ſi ſouvent à des travaux forcés, de l'uſage des végétaux! Ils ſuffiſent ſeuls quelquefois lorſque la qualité en eſt bonne, pour faire diſparoître chez eux la diſpoſition à la cachexie ſcorbutique, & même le ſcorbut parvenu à un aſſez haut degré. Quelles cures, preſque miraculeuſes, n'a pas opérées le ſuc aigrelet de certains fruits! quel accord & quelle uniformité dans les opérations de la Nature! pourquoi ſes ſecrets ne nous ſont-ils pas connus! tout nous paroîtroit ſimple, & en remontant à la ſource des maux, nous les préviendrions & les détruirions plus aiſément; tous les hommes, dont je viens de parler, par l'action forte & conſtante de leurs muſcles, qui cauſe une truſion conſidérable dans les liqueurs, ſont dans un état de fièvre accidentel & paſſager, lequel tend à faire paſſer bientôt d'un état à un autre, les principes extraits des alimens dont ils ont fait uſage: il faut donc que leur chyle ſoit chargé de particules qui parviennent plus difficilement au degré d'élaboration propre à les changer en la ſubſtance de l'homme; c'eſt ce qui ſe démontre dans les alimens tirés du règne végétal.

Rien dans la Nature ne doit demeurer un inſtant dans le même état. Les végétaux, dont on ſe nourrit, ſont décompoſés, & les principes qu'ils donnent, doivent changer de manière d'être juſqu'à leur diſſolution entière.

La Nature y emploie plus ou moins de temps, ſuivant les moyens dont elle ſe ſert pour y parvenir ; c'eſt un fait trop connu pour le diſcuter.

Il paroît donc certain que les extraits des ſubſtances animales s'aſſimilent plus aiſément à nos humeurs, que ceux des ſubſtances végétales, & que les derniers doivent être par préférence la nourriture des jeunes gens, & de ceux qui par état ſont expoſés à des exercices violens ; auſſi eſt-il de la bonne éducation phyſique des enfans de leur donner peu de viande : ce régime eſt ſur-tout obſervé dans les provinces & les colléges.

On pourroit ne regarder que comme une ſimple digreſſion, le détail dans lequel je viens d'entrer, & ſe perſuader que les maladies qui attaquent communément les gens de mer, la manière de les traiter, & les moyens de les prévenir, n'y ont point de rapport ; c'eſt néanmoins l'un des fondemens de la doctrine que je publie, & l'on en ſentira l'utilité, lorſque j'appliquerai l'obſervation de tous les ſiècles à la théorie ; l'obſervation doit toujours guider nos pas ; je n'ai d'autre but que d'en prouver l'indiſpenſable néceſſité.

Après avoir exposé d'une manière générale, par quelle loi la Nature travaille au développement de nos parties, quelle est l'action de nos vaisseaux sur nos humeurs; après avoir indiqué les changemens que doivent éprouver nos alimens pour être assimilés à notre propre substance, je vais passer à l'examen du milieu dans lequel l'homme vit, & des effets que ce milieu produit sur les animaux qu'il environne: je déterminerai sa manière d'agir relativement aux changemens qui lui arrivent, & aux substances dont il est chargé dans certains temps ou certains climats. J'observerai toujours ce que peut produire sur les corps un air très-chargé de vapeurs aqueuses, tel que celui qui frappe continuellement les gens de mer, & je ferai voir qu'il est une des causes qui produisent les maladies qui leur sont les plus particulières; enfin, j'en tirerai des indications propres à diriger dans la pratique, les Médecins & Chirurgiens intelligens qui auront à traiter des Matelots malades.

L'air est un fluide doué d'un grand nombre de propriétés que je ne détaillerai point; il est élastique, pesant, compressible, tantôt plus, tantôt moins humide, mais toujours chargé d'une quantité d'eau réduite en vapeurs; il eſt tantôt froid, tantôt chaud, &c. Par ces variations, il peut diſpoſer nos corps à certaines maladies. Une des principales propriétés de l'air (ainſi que je l'ai fait obſerver dans l'énumération des cauſes qui donnent naiſſance à la fièvre ardente, dont ſont communément attaqués les Européens en arrivant à Saint-Domingue) c'eſt de rafraîchir nos humeurs dans la même proportion qu'elles s'échauffent: il produit cet effet par deux voies, par la ſuperficie extérieure du corps, & par la reſpiration: c'eſt un fait hors de doute. Sous l'Équateur, comme par-tout ailleurs, le ſang en circulant, s'échauffe dans les vaiſſeaux à proportion du frottement qu'il éprouve dans les artères & dans les veines; arrivé aux extrémités avec une chaleur plus grande que celle qu'il avoit dans le cœur, il commence à perdre dans les veines de la circonférence, l'excès de chaleur qu'il avoit acquiſe en circulant; mais ce n'eſt pas à la ſuperficie que le ſang doit perdre tout l'excès de cette chaleur: c'eſt un effet qui ne doit

s'achever

s'achever que dans le poumon, & afin qu'il s'y opérât d'une manière satisfaisante, l'Auteur de la Nature a fait passer dans ce viscère des vaisseaux infiniment divisés, & il s'y introduit par la respiration un fluide, qui (comme je l'ai dit dans le traitement de la fièvre ardente de Saint-Domingue) touchant presque à nu des vaisseaux d'un diamètre infiniment petit, parvient à enlever à la liqueur qui les parcourt, l'excès de chaleur qu'elle conservoit encore après avoir déjà été un peu refroidie à la superficie. De-là vient que le sang rafraîchi & condensé dans les ramifications de l'artère pulmonaire, est réduit à un plus petit volume, qui lui permet de passer par des vaisseaux d'un moindre diamètre, les veines pulmonaires étant plus petites & moins nombreuses que les artères, & le ventricule gauche plus étroit que le ventricule droit: cela est d'autant plus nécessaire, que la circulation ne pourroit se continuer long-temps, si la Nature n'avoit pas pourvu au rafraîchissement des liqueurs à mesure qu'elles s'échauffent: leur chaleur augmenteroit à chaque circulation, elles se raréfieroient de plus en plus, & l'animal périroit bientôt ſuffoqué. Que de ſageſſe & de prévoyance dans les moyens que la Nature emploie ! Le rafraîchiſſement du ſang ne doit pas être le même dans tous les temps & dans toutes les circonſtances. L'air eſt tantôt plus chaud, & tantôt plus froid; les hommes font quelquefois beaucoup d'exercice, d'autres fois peu; il a donc fallu que le degré de rafraîchiſſement du ſang variât, & fut toujours proportionné aux cauſes de chaleur: pour cela, deux moyens invariables; l'air ambiant enlève à l'extérieur autant de chaleur qu'il le peut, relativement à ſon excès de fraîcheur, ſur les liquides qu'il ne touche que médiatement, & l'air inſpiré achève le reſte.

Quand le ſang a beaucoup perdu à l'extérieur, comme lorſqu'il fait froid, ou que l'homme eſt dans un état de repos, l'air inſpiré a peu à faire; auſſi dans ces circonſtances fait-on de petites inſpirations, & ſi le froid extérieur eſt conſidérable, la reſpiration eſt preſque ſuſpendue : ſi au contraire on fait beaucoup d'exercice, ou ſi l'air environnant, étant chaud, fait moins perdre par la ſuperficie de la chaleur que les liqueurs auront acquise, il reste beaucoup à faire à l'air inspiré ; pour lors les inspirations sont fortes & fréquentes, & par ce moyen, les vésicules sont plus dilatées, les replis des vaisseaux diminuent à proportion, ils sont touchés par des surfaces bien plus grandes, & cela par un air qui, quoique chaud, est toujours froid, relativement aux solides & aux liquides qu'il frappe : on peut s'en convaincre par soi-même. Dans les plus grandes chaleurs, l'air inspiré porte dans le poumon une impression de fraîcheur très-sensible. Qu'on ne dise point, ainsi que l'a avancé un célèbre Médecin, que l'air n'enlève au sang qui traverse le poumon, que la chaleur qu'il acquiert dans le viscère par le frottement ; l'air lui ôte cette chaleur, & en même-temps l'excès de celle qu'il avoit acquise en circulant dans les vaisseaux des autres parties du corps : le poumon n'a certainement pas d'autres usages ; tout l'indique.

A quoi serviroit l'introduction de l'air, ce fluide étranger & froid, dans les vésicules plus ou moins dilatables du poumon ! à quoi bon la multitude innombrable de ramifications vaſculaires, iſolées & rampantes ſur ces véſicules, ſi ce n'eſt pour diſpoſer ces vaiſſeaux à recevoir avec plus d'efficacité, ſuivant les circonſtances, les impreſſions de l'air inſpiré! L'élaboration qu'on a ſuppoſé que le ſang recevoit dans le poumon, me paroît imaginaire; pourquoi plutôt là qu'ailleurs! ſeroit-ce là l'emploi d'un organe de cette importance! n'y a-t-il pas dans toutes les parties du corps, des capillaires où le chyle & les différens principes extraits des alimens, doivent s'aſſimiler, & le font en effet après un temps plus ou moins long! La ſtructure du poumon, la diſtribution des artères pulmonaires, les différens états de l'inſpiration & de l'expiration, relativement à la chaleur plus ou moins grande de l'atmoſphère, & à l'état d'exercice ou de repos, tout annonce la vérité de ce que j'avance.

Pour finir ſur un point que j'ai diſcuté plus amplement ailleurs, je dirai que tout eſt ſi bien ordonné à cet égard, que dans un temps très-froid, le rafraîchiſſement ne doit pas s'opérer en entier par la ſuperficie du corps, il doit toujours reſter quelque choſe à faire au poumon, mais moins sans doute que dans une autre saison : l'expérience journalière le prouve.

Il peut cependant arriver (& on ne le voit que trop souvent) qu'un froid excessif fasse perdre par la seule superficie, plus de chaleur aux liquides qui circulent, que ne peuvent leur en communiquer les frottemens qu'ils souffrent par l'action des vaisseaux & par les mouvemens les plus forts & les plus soutenus ; pour-lors les liquides se coagulent, cessent de circuler, & l'animal périt.

C'est en réduisant à leur vraie valeur les usages de la respiration & les effets de l'air sur nos corps, relativement à ses différens degrés de chaud ou de froid, qu'on peut rendre raison de nombre de phénomènes qu'on observe chez les hommes & chez les animaux qui passent trop promptement d'un pays chaud dans un pays froid, ou d'un pays froid dans un pays chaud.

Pour peu qu'on soit instruit de l'économie animale, & qu'on fasse réflexion à ce que je viens d'exposer, on concevra bientôt que plusieurs maladies doivent reconnoître pour causes les variations dans la chaleur de l'atmosphère par le changement du climat.

Mais ce n'est pas seulement par sa trop grande chaleur que l'air peut être nuisible aux hommes, troubler l'ordre de l'économie animale, & produire des maladies; comme il est le réceptacle ou le véhicule qui se charge de toutes les émanations de notre globe, il sera différent, eu égard aux lieux, aux saisons, & à certaines circonstances accidentelles.

L'air est toujours chargé de beaucoup de vapeurs aqueuses qui s'y trouvent, tantôt intimement mêlées & unies, alors la transparence de l'air n'est point troublée; d'autres fois les vapeurs ne sont qu'interposées, ou même ne sont plus tenues en suspension, & retombent vers la terre d'où elles étoient parties. Ces vapeurs y sont en plus ou moins grande quantité; mais elles s'y rencontrent toujours assez abondamment pour se faire apercevoir par les expériences les plus communes. De l'alkali fixe desséché a bientôt pompé assez d'humidité à l'air libre, pour être dissous par l'eau qu'il en a extraite comme d'une éponge.

Il eſt conſtant que l'atmoſphère doit ſon plus grand poids à l'eau qui y eſt répandue, j'oſerois même dire diſſoute, & je ne craindrai pas de regarder l'air comme un vrai diſſolvant qui peut-être n'a pas lui-même la peſanteur qu'on lui ſuppoſe. Boërhaave a douté avec raiſon, que l'air eût du poids. La peſanteur eſt une tendance au centre de la Terre; mais rien ne doit tendre au centre d'un globe, que ce qui lui appartient : l'air appartient-il à notre globe? Si nous pouvions avoir de l'air dépouillé de toutes les émanations terreſtres, ne pourroit-il pas être ſans peſanteur? mais une pareille ſubſtance ne ſera jamais pour nous un être exactement définiſſable.

L'air de l'atmoſphère, comme l'a très-judicieuſement remarqué M. Lind, dans ſon *Traité du Scorbut*, peut être conſidéré comme un mixte compoſé des débris de tous les corps de la Nature; les émanations qu'il reçoit de la Terre, & dont il ſe charge, s'élèvent les unes & les autres plus ou moins haut, relativement à leur peſanteur ſpécifique, de ſorte qu'on peut diviſer l'atmoſphère en pluſieurs couches: les plus voiſines du globe ſont celles dans leſquelles ſe rencontrent les matières les plus peſantes, &c.

L'on voit qu'un pied cube d'air pèſe plus dans un endroit bas, que ſur le ſommet d'une montagne; dans un endroit marécageux, ſur les lacs, ſur les rivières, ſur la mer, que ſur la Terre & dans les endroits ſecs & élevés.

L'état de l'atmoſphère n'eſt pas toujours conſtant; l'air qui nous environne, eſt tantôt plus ſec, tantôt plus humide, & ce qui paroît un paradoxe, c'eſt que dans le temps qu'on le croiroit le plus ſec, c'eſt alors qu'il eſt plus chargé de vapeurs aqueuſes, qui peuvent y être ſous deux états différens. Ne craignons pas de le répéter; ou elles ſont intimement mêlées & confondues avec l'air, & ne forment avec lui qu'un tout; ou bien les mêmes vapeurs ne ſont qu'interpoſées, errantes, & peu liées avec lui. Dans le premier cas, l'air eſt tranſparent, l'on n'y remarque aucune opacité, & il y a diſſolution complette de l'eau dans l'air; dans le ſecond, la tranſparence de l'air eſt troublée, & les vapeurs errantes ſe ſoutiennent encore dans l'air par ſon mouvement, ou bien elles ſe réuniſſent de façon qu'elles retombent ſur la Terre en forme de pluie. Les différentes manières d'être de l'eau dans l'air, lorſqu'elles ſont conſtantes pendant trop long temps, influent ſenſiblement ſur les fonctions de l'économie animale, & ſont des cauſes prédiſpoſantes de pluſieurs maladies.

Les célèbres Médecins de l'Antiquité, & tous ceux qui depuis ont joui d'une grande réputation, n'ont jamais perdu de vue la température de l'air. Hippocrate déſignoit toujours, avant de donner la deſcription des maladies épidémiques, quelle avoit été la nature du temps, & les vents qui avoient regné auparavant; il n'oublioit pas la ſituation du pays dans lequel il obſervoit : il connoiſſoit trop combien la proximité des bois, des marais, des lacs, &c. pouvoit avoir de part aux cauſes éloignées des maladies, pour ne pas indiquer leur voiſinage ou leur éloignement. C'eſt en marchant ſur les pas de ces grands hommes, que je chercherai dans la nature du lieu que les Gens de mer habitent, dans la qualité de l'air qui les environne, dans leurs exercices, & dans les alimens dont ils se nourrissent, les causes prédisposantes de toutes leurs maladies, tant communes que particulières.

Il est certain que les émanations qui partent continuellement de dessus la surface de la mer, sont bien différentes de celles que fournit la Terre. Les vapeurs qui s'élèvent de la mer, sont presque purement aqueuses, & elles y sont en si grande quantité, que dans les mers où il règne un assez grand froid pour les condenser, elles forment en s'élevant un brouillard très-sensible. Sur la Terre, au contraire, les vapeurs aqueuses y sont moindres; elles y sont toujours chargées de différentes matières, & pendant la plus grande partie de l'année, l'huile essentielle des plantes, leur esprit recteur, & les autres principes qui résultent de leur décomposition, se mêlant avec ces vapeurs, changent leur nature.

Indépendamment de la qualité humide de l'air dans lequel se trouvent les Matelots, celui de la mer est toujours plus froid que celui de la Terre, toutes choses égales de la part de la situation locale; la raison en est ſimple : il y a deux cauſes générales de chaleur ; l'une active, qui eſt le ſoleil ; & l'autre déterminante, paſſive, qui eſt le ſol ſur lequel les rayons du ſoleil frappent, & qui concourt avec la première à rendre un lieu plus ou moins chaud, ſuivant la nature des ſubſtances qui s'y rencontrent. Si les rayons du ſoleil frappent ſur un ſol ſablonneux & rempli de cailloutages, le ſol ſera plus chaud que s'il ne s'y rencontroit que de la terre, & celui-ci à ſon tour ſera plus chaud que ſi ce ſol étoit généralement aqueux. Dans tous ces cas, la chaleur de l'atmoſphère environnante eſt toujours relative, non-ſeulement à la direction plus ou moins oblique des rayons du ſoleil, mais encore au degré de chaleur que peut acquérir le ſol ſur lequel ils tombent ; d'où l'on peut conclure que la chaleur qui régnera ſur la Terre, & ſur-tout dans un pays ſablonneux, ſera infiniment plus grande que celle qui ſe fera ſentir ſur la mer, au même degré de latitude, & cela par deux raiſons.

1.° Parce que le ſable, & une terre quelconque expoſée à l'action du ſoleil, ſont susceptibles de s'échauffer beaucoup plus que l'eau. 2.° Parce que le sable n'ayant aucun mouvement, présente toujours au soleil les mêmes surfaces, ce que ne fait point l'eau de la mer. Son mouvement continuel change à tous les instans la surface frappée par les rayons solaires, & ne permet point à ce liquide d'acquérir le même degré de chaleur que s'il étoit immobile.

Voilà, à ce que je pense, la fraîcheur relative plus grande de la part de l'air qui règne sur la mer, constatée à cet égard. Il y a cependant encore dans cet air une autre cause de fraîcheur, relativement aux hommes qui sont sur un Vaisseau, j'entends sur le pont, ou dans les endroits où l'air a un accès libre; c'est le passage rapide à travers l'atmosphère qui agit sur eux, comme un vent qui souffleroit, & qui les met dans le cas de perdre beaucoup de leur chaleur acquise, en passant successivement à travers des masses d'air, auxquelles ils communiquent de la chaleur, sans qu'il y ait en eux (lorsqu'ils ne sont point en mouvement) aucune cause qui tende à augmenter leur chaleur propre.

C'eſt le concours des circonſtances qui fait qu'on peut avoir froid ſur mer, ſi le Vaiſſeau va bon frais, lors même qu'on eſt fort près de la Ligne.

Je crois avoir aſſez expliqué ce point dans mon *Traité de la Fièvre ardente de Saint-Domingue*, pour me diſpenſer d'y inſiſter ici avec plus d'étendue : j'ai cependant jugé devoir du moins le rappeler en paſſant, parce qu'il me ſervira dans cet Ouvrage, pour rendre raiſon de quelques phénomènes intéreſſans, qui ſe préſentent dans certaines maladies dont ſont attaqués les Équipages qui relâchent en différens endroits. Il faut tirer, autant que l'on peut, des lumières de tout ce que nous obſervons ; & c'eſt des principes les plus ſimples que ſe déduiſent les conſéquences les plus raiſonnables & les plus juſtes.

Pour revenir aux maladies des Gens de mer, qui eſt mon objet ſpécial, il me paroît qu'après avoir expoſé ſuccinctement, & d'une manière générale, la nature, les propriétés & les changemens, tant poſitifs que relatifs, qui ſont ordinaires à l'air dans lequel les Marins ſont plongés ; je puis maintenant entrer en matière, en démontrant, s'il eſt poſſible, comment certaine manière d'être conſtante de ce fluide peut diſpoſer, & même donner naiſſance à la maladie la plus commune parmi eux.

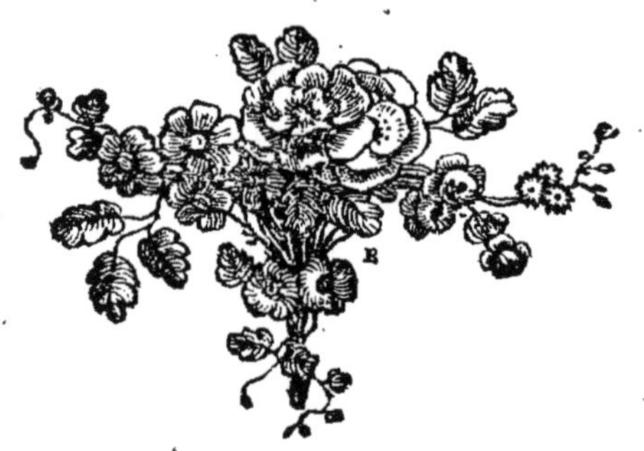

CHAPITRE PREMIER.

Du Scorbut.

ON a reconnu dans les, Matelots, & surtout depuis qu'on a fait des voyages de long cours, une diſpoſition à la cachexie ſcorbutique; l'air de la mer, la mauvaiſe qualité des alimens dont ils uſent, en ont été bientôt regardés comme les cauſes : on ne pouvoit pas les méconnoître; mais pour ſe diriger avec ſûreté dans la guériſon de cette maladie, & de toutes celles qui peuvent ſe trouver compliquées avec elle, il eſt bon de connoître les qualités que doit avoir l'air de la mer, pour engendrer cette diſpoſition, & comment les alimens dont on fait uſage ſur cet élément, peuvent concourir à l'augmenter, & à la porter au point où elle forme une maladie très-ſouvent incurable.

Il n'eſt guère poſſible de renchérir ſur ce qu'a dit le Docteur Lind, touchant ces deux objets, dans ſon excellent *Traité du*

Scorbut ; il reconnoît avec raiſon, pour cauſe éloignée de cette maladie, l'action d'un air froid & humide, ſur les individus qui en ſont environnés ; & s'il y fait entrer pour quelque choſe l'uſage des alimens mal ſains : il ne les regarde jamais comme pouvant ſeuls produire cette maladie. Toutes ſes obſervations, & celles qui lui ont été communiquées, ou qu'il a priſes dans les Auteurs qu'il cite, ſervent à prouver la ſolidité de ſon raiſonnement ; mais il me paroît que, pour écarter davantage l'erreur, il auroit dû faire connoître plus ſpécialement comment l'air humide & froid agit pour produire cette diſpoſition dans les corps qui y ſont plongés, & comment un air qui a des qualités différentes, peut la faire diſparoître avec aſſez de promptitude, ſans le concours d'aucun autre agent.

C'eſt à ſuppléer ce qui a été oublié par cet Auteur, que vont tendre tous mes efforts, ſans jamais perdre de vue l'obſervation, qui ſera toujours mon guide & ma bouſſole. Si je puis établir mon raiſonnement de façon que l'expérience & la théorie ſe prêtent

prêtent mutuellement des ſecours, & ne ſoient jamais en contradiction l'une avec l'autre, je croirai avoir fait quelque choſe d'utile. Voilà mon but; eſſayons de l'atteindre.

Les vapeurs aqueuſes qui s'élèvent perpétuellement de la ſurface de la mer; les brouillards qu'elles y forment dans les pays froids, annoncent d'une manière très-évidente, que l'air dont on eſt enveloppé en faiſant route ſur mer, eſt très-humide, comme je l'ai prouvé plus haut par des raiſons tirées de l'eſſence des choſes. M. Lind adopte bien ces deux conditions, comme cauſes de la diſpoſition ſcorbutique; mais ces conditions ſe rencontrant dans toutes les mers & dans tous les parages, cette diſpoſition devroit être par-tout la même; & cela ſeroit vrai, ſi l'air froid & humide régnoit par-tout avec le même degré de force. Mais quoiqu'il exiſte en quelque ſorte ſous ces deux états dans toutes les mers, c'eſt avec plus ou moins de force, relativement aux temps & aux lieux dans leſquels on ſe trouve; car s'il y a des endroits en mer où il ſoit ordinaire que la cachexie ſcorbutique ſe manifeſte plus promptement qu'ailleurs; il faut en conclure que les deux causes dont il s'agit s'y rencontrent dans un degré d'intensité bien plus grand que dans les endroits où le mal se déclare plus tard & plus lentement. Examinons d'abord comment l'humidité agit sur le corps humain, pour le disposer à la cachexie scorbutique.

Il faut convenir que l'eau, soit en substance, soit réduite en vapeurs, doit agir sur le corps des Matelots, comme elle agit sur les autres corps : les vapeurs aqueuses pénètrent, humectent, relâchent les fibres, & en diminuent par conséquent le ressort & la vibratilité : elles produisent ce désordre d'autant plus aisément, que la transpiration qui, comme l'on sait, est une secrétion aqueuse insensible, étant parvenue à la superficie des corps, s'exhale dans l'atmosphère environnante qui la dissout, & qui s'en charge d'autant plus facilement, que la même atmosphère posséde à un plus haut degré, toutes les qualités requises pour opérer sa dissolution. Mais dans le temps que les vapeurs aqueuses sont plus abondantes, qu'elles ne sont pas intimement mêlées avec l'air, & que, faute d'être dissoutes, elles forment des brouillards sensibles ; ces conditions manquant, l'atmoſphère, alors chargée d'eau autant qu'elle peut l'être, empêche celle qui ſort des corps, par la tranſpiration, d'être abſorbée avec facilité; elle reſte plus long-temps à la ſuperficie, & ſéjourne entre les mailles des vaiſſeaux d'où elle part: les vaiſſeaux s'en trouvent néceſſairement ſurchargés, & les fibres par une conſéquence fort ſimple, étant plus abreuvées de ſéroſités, deviennent plus lâches & plus molles; tout le ſyſtème vaſculeux participe à cet état, lorſque les cauſes ſubſiſtent long-temps avec beaucoup d'intenſité: mais ſi leur concours manque, ou ſi leur action eſt de peu de durée, il n'y a pas de maladie apparente, & le reſſort des vaiſſeaux & des fibres, eſt bientôt rétabli au point où la Nature l'exige, pour que toutes les fonctions s'exécutent avec liberté. De-là vient qu'encore que l'air de la mer en général diſpoſe à la cachexie ſcorbutique, ſon action eſt inſuffiſante dans certaines mers, ou en de certains temps, pour rendre cette maladie ſenſible par la léſion des fonctions de ceux que cet air entoure continuellement.

Dans ces mers, le ciel eſt preſque toujours

ſerein, & par conſéquent il y pleut fort rarement : d'ailleurs, il y règne une chaleur au-delà du tempéré. M. Lind, Obſervateur exact, a bien ſaiſi l'action & les différens effets de l'air ſur les corps, lorſqu'il a toutes les conditions dont j'ai fait mention plus haut, & il en a très-judicieuſement conclu, que n'étant point propres à donner lieu au ſcorbut, il ne devoit pas ſe manifeſter; car il eſt bon de répéter que M. Lind regarde l'air humide & froid, comme la ſeule cauſe éloignée qui puiſſe produire par elle-même cette maladie. Il a obſervé que toutes les fois que les flottes Angloiſes ont croiſé dans des climats froids, communément chargés de brouillards, & où les pluies ſont abondantes, le ſcorbut attaquoit très-promptement les Équipages, malgré les nourritures fraîches & les influences de l'air de terre, à la privation deſquelles pluſieurs Auteurs ont aſſigné mal-à-propos la cauſe du ſcorbut. Le docteur Anglois a de plus très-bien remarqué que cette maladie ne ſe manifeſte jamais plus vîte parmi les Matelots, que lorſqu'ils croiſent dans la Manche ou la Baltique, quoiqu'ils y aient preſque toujours des nourritures fraîches, & qu'ils puiſſent fort aiſément ſe procurer les influences de l'air de terre : mais dans ces mers la pluie & les brouillards y ſont fréquens, & l'air y eſt plus froid que dans les parages méridionaux.

C'eſt par ces mauvaiſes qualités réunies que l'air vient à bout de produire le ſcorbut ; & voici, ſelon moi, ce que l'on peut imaginer de plus raiſonnable ſur l'action de cet élément dans ce cas-là.

L'air froid & humide étant appliqué à la ſuperficie du corps, y diminue la tranſpiration par les raiſons que j'en ai données ; pour-lors la ſéroſité qui en eſt le produit, & qui eſt plus chargée de ſels, étant plus ſtagnante qu'à l'ordinaire dans les pores de la peau, y acquiert plus d'acrimonie, par l'évaporation de la partie la plus tenue ; elle produit en conſéquence un léger érétiſme dans tous les pores, qui en ſe reſſerrant, empêche que l'humeur tranſpiratoire qui ſe préſente à leur orifice, ne puiſſe y être introduite en auſſi grande quantité qu'auparavant. Alors la ſéroſité qui devoit fournir à cette évacuation, trouvant trop de réſiſtance de la part de la peau, continue ſa route dans les artères sanguines, & est rapportée dans les voies de la circulation, où elle exerce son action sur les liquides qui doivent être délivrés de sa présence.

Cette liqueur, selon la marche uniforme de la Nature dans toutes ses opérations, ne peut pas demeurer long-temps dans le même état. Les oscillations répétées des vaisseaux qui agissent sur tous les liquides, tendent par un mouvement mécanique, à donner à chacune des humeurs leur élaboration propre ; elles produiront un effet opposé sur celle-ci, qui avoit déjà reçu cette élaboration si salutaire : elle acquerra de l'acrimonie, par leur action trop long-temps continuée, & elle sera bientôt confondue avec les autres humeurs ; ce qui arrivera d'autant plus aisément, que l'humeur transpiratoire a, par le moyen du sel dont elle est aiguisée, beaucoup d'analogie avec les autres sucs ; ils en seront pénétrés, & ils ne feront bientôt avec elle qu'un tout : les secrétions ne se feront plus sans mélange, parce que tous les sucs étant confondus & dissous dans cette sérosité ; ils entraîneront toujours, lors de leur filtration dans un organe ſecrétoire, d'autres ſucs avec leſquels ils auront pris un plus grand degré de cohérence qu'il ne faut, pour que cette fonction s'exécute dans l'ordre naturel. Les circulations répétées de cette humeur excrémentielle, & la rentrée continuelle d'une nouvelle quantité de cette même humeur, porteront promptement la dépravation au point qu'il y aura diſſolution complette du ſang: ce qui ſe fera d'autant plus aiſément que cette humeur circulera plus long-temps dans les vaiſſeaux ſans être combattue. Que d'accidens naîtront de cette ſeule cauſe! La peau n'étant preſque point humectée par la tranſpiration, elle ſera aride & ſéche: le ſang étant diſſous & âcre, paſſera facilement des vaiſſeaux qui lui ſont propres, dans d'autres qui ne doivent pas naturellement l'admettre; il viendra à bout d'en corroder quelques-uns, & produira par-là des hémorragies très-dangereuſes. Les différentes humeurs dont le ſang eſt compoſé, ne ſe ſépareront pas dans les organes ſecréteurs qui doivent les filtrer, & elles parviendront par un plus grand nombre de circulations à une dépravation putride, qui ſera commune au ſang; le malade aura l'haleine puante, & s'il se fait des ulcérations sur quelques parties de son corps, les chairs environnantes fourniront du sang; il en exhalera souvent une odeur fétide, preuve certaine de la putridité & de la dissolution du sang. Les urines n'auront pas la qualité qui leur est ordinaire: elles seront plus chargées, non-seulement de sel, mais encore d'autres principes. La sérosité qui doit former les urines, étant mêlée plus intimement avec le sang, par le peu de consistance qu'il a, ne s'en séparera pas sans mélange. Les urines entraîneront les matières grasses du sang, qui auront acquis un peu d'analogie avec elles, par le moyen de la grande quantité de sels qu'elles contiennent; quelques particules même purement sanguines, pourront les suivre dans leur route, & produire des urines très-colorées, quelquefois rouges, huileuses & toujours très-promptes à se putréfier, parce que l'atténuation plus grande de leurs principes, par l'action des vaisseaux, les rapproche du terme de la putréfaction, qui est celui de toutes les substances animales; elles seront sans doute en petite quantité, parce que les tuyaux excrétoires des reins pourront dans certaines circonſtances, être un peu reſſerrés par l'acrimonie de l'humeur qui les parcourt.

Le fluide des nerfs, qui eſt ſûrement une lymphe très-tenue, émanée du ſang, participant à la dépravation générale, ou ne ſe ſéparera qu'en petite quantité dans le cerveau, ou bien d'autres humeurs trop long-temps atténuées, ayant pu s'allier avec lui, diminueront ſon action & ſon énergie: dès-lors l'eſprit vital étant moindre dans les vaiſſeaux, dans les muſcles, &c. les parties ſeront languiſſantes, il y aura abattement, engourdiſſement, pareſſe, mélancolie, &c. les membres auront un mouvement gêné, ſouvent même douloureux. Le ſang n'offrant que peu de réſiſtance aux vaiſſeaux & aux fibres muſculaires, la foibleſſe augmentera; il arrivera plus, les perſonnes qui ſe trouveront dans cet état pourront conſerver leur appétit, quoique le peu d'exercice qu'elles font, paroiſſe exiger peu de nourriture. On en trouve aiſément la raiſon: les ſucs digeſtifs ſont âcres, ils exigent qu'on leur fourniſſe de nouvelle matière ſur laquelle ils puiſſent agir. Cet appétit même que la Nature leur conſerve, eſt une dernière reſſource qu'elle a pour éloigner, autant qu'il eſt en elle, le dernier degré de dépravation de leurs humeurs.

Mais s'il y a quelques excrétions ſupprimées, & que le malade ne diminue point ſa nourriture, une autre évacuation y ſupplée. En effet, on voit aſſez ſouvent les ſcorbutiques attaqués d'une ſalivation abondante, ou de diarrhée. Cette dernière évacuation eſt quelquefois ſalutaire; d'autres fois fâcheuſe. Si elle arrive dans le premier état du mal, elle empêche que les autres ſymptômes ne prennent plus d'intenſité, & alors elle ſera ſéreuſe, humorale, & point ſanguinolente: ſi, au contraire, la diarrhée ſurvient lorſque la maladie eſt parvenue à ſon plus haut période, elle eſt funeſte & annonce le dernier degré de colliquation.

Je préviens ici une objection; on me dira peut-être: mais pourquoi, lorſqu'il y a ſuppreſſion de tranſpiration dans le ſcorbut, éretiſme cutané, acrimonie des humeurs, dépravation des ſecrétions, &c. ne naît-il pas de tous ces déſordres dans l'économie animale, une inflammation qui donne lieu à une fièvre considérable, propre à changer la mauvaise qualité des sucs ? Je réponds que pour qu'il y ait disposition inflammatoire & fièvre, il faut que toutes les parties, ou du moins certaines parties, soient disposées à cet état, par une tension antécédente, il faut que cet érétisme soit grand & subit, qu'il y ait de la part du sang assez de consistance pour ne pouvoir point passer à travers les vaisseaux rétrécis par ce même érétisme ; il faut enfin que les vaisseaux ne soient pas dans un état de relâchement trop marqué. Or, toutes ces circonstances manquent dans le scorbut: c'est une maladie qui est préparée longtemps avant qu'elle s'annonce, elle s'accroît insensiblement, & peut rentrer dans la classe des maladies chroniques, ainsi que le remarque M. Lind.

L'état de relâchement dans lequel se trouvent les Matelots, par toutes les raisons déduites ci-devant, empêche qu'une acrimonie qui s'est accrûe peu-à-peu, puisse faire naître dans le systême vasculeux, une irritation inflammatoire ; & cela avec d'autant plus de raiſon, que les vaiſſeaux s'étant eux-mêmes accoutumés par degrés à l'action de l'âcre qui les touche, ils ne ſe reſſerrent point par ſa préſence : alors il n'y a point de paſſage ſubit d'un état à un autre. D'ailleurs la diſſolution, la liquéfaction de tous les ſucs, la plus grande atténuation de leurs principes qui rend le ſang plus fluide & plus diſſous, ne lui permet pas d'offrir aſſez de réſiſtance à l'action des vaiſſeaux, pour que leur contraction devienne plus fréquente & plus forte : ſi la fièvre ſe joignoit au ſcorbut, ceux qui en ſeroient attaqués en ſeroient bientôt les victimes, parce que les oſcillations des vaiſſeaux plus promptes & plus fortes, porteroient les liqueurs au degré de dépravation que la Nature combat avec tant de ſageſſe, par l'éloignement des cauſes qui peuvent l'augmenter. M. Lind a obſervé en effet que la fièvre eſt le plus terrible accident qui puiſſe compliquer le ſcorbut.

De tout ce que je viens de dire, il réſulte que le relâchement des ſolides, & une diminution graduée dans la tranſpiration, donnent naiſſance aux déſordres qui caractériſent le ſcorbut, maladie qu'on ne croit nouvelle que parce que ſon exiſtence a été méconnue par les Anciens : elle a été ſi funeſte aux Gens de mer, que les Médecins ont preſque déſeſpéré de trouver des remèdes qui puſſent la combattre efficacement. Leur attention, leur conſtance & leur ſagacité ont fourni des moyens par leſquels il eſt poſſible, non-ſeulement de s'oppoſer à ſes cruels effets, mais encore de la prévenir, lors même que les cauſes les plus propres à la produire exiſtent dans le plus grand degré d'intenſité. Quel tribut d'hommages ne devons-nous pas aux hommes célèbres qui ont ſacrifié leurs veilles à la recherche des vraies cauſes de cette maladie, qui ont décrit avec le plus grand ſoin tous les ſymptômes qui lui ſont propres, les circonſtances qui augmentent ou qui diminuent la violence des accidens dont elle eſt accompagnée, & la manière dont ils s'uniſſent pour accabler ceux qui en ſont attaqués ! Quelle obligation ne leur avons-nous pas enfin de nous avoir donné l'hiſtoire des ſubſtances qui ſoulagent, d'avoir noté celles qui paroiſſent indifférentes, ou qui nuiſent dans cette maladie ! Aëtius, Eugalenus,

Willis, Sennert, Sydenham, Boërhaave, Huxam, Mead, Freind, Cramer, Murray, le Docteur Grainger, M. Lind, & tout récemment M. Rouppe, ſont les Auteurs qui ont le mieux écrit ſur le ſcorbut. M. Lind, ſur-tout, a donné ſur cette maladie un Traité complet, dans lequel ſa nature & ſes caractères ſont clairement expoſés, ſes cauſes bien déduites, les ſymptômes & les accidens qui l'accompagnent dans ſes différentes époques, & dans tous les lieux, fidèlement expoſés. On voit que l'obſervation la plus exacte a été ſon guide dans le choix des moyens qu'il a employés contre cette maladie; choix qu'il n'a jamais fait qu'après avoir comparé leur effet avec ceux des remèdes les plus recommandés. Auſſi l'on voit tant de rapports entre ſes raiſonnemens & les faits, qu'on ne peut ſe diſpenſer de rendre à cet auteur la juſtice qu'il mérite.

Si l'ordre que je me ſuis impoſé, exige que je parle ici du ſcorbut, j'annonce que je ne le ferai que ſommairement; je me contenterai de renvoyer à l'Ouvrage que je viens de citer, & en ſuivant l'auteur Anglois, je ferai quelques remarques qu'il n'a pas faites ſur certains points de doctrine; je donnerai l'explication de quelques phénomènes aperçus par M. Lind, & par d'autres Médecins qui ſe ſont contentés de les décrire ſans chercher à en aſſigner les cauſes.

Le ſcorbut reconnoît en général trois cauſes, qui étant réunies, ne manquent jamais de le produire.

1.° La conſtitution froide & humide de l'air, ſans laquelle les autres cauſes ſeroient inſuffiſantes.

2.° La trop grande inaction, de même que les exercices pénibles & forcés.

3.° La mauvaiſe qualité des alimens.

J'ai expliqué comment l'air qui a les qualités que je viens de déſigner, peut donner lieu à la conſtitution ſcorbutique, en diminuant la tranſpiration, & en relâchant outre meſure les ſolides.

Quoique le ſcorbut ſe faſſe reſſentir avec plus de violence pendant un temps froid, l'examen de l'air, lorſqu'il agit par ſa ſeule froideur, ne nous laiſſe rien apercevoir qui puiſſe le faire regarder dans cet état, comme propre à faire naître le ſcorbut. Il reſſerre, il eſt vrai, les pores de la peau, & tend à rendre la tranſpiration moins abondante; mais pour contre-balancer cet obſtacle qu'il met à l'évaporation de l'inſenſible tranſpiration, il augmente l'action des vaiſſeaux; ils agiſſent avec plus d'énergie ſur les liquides qui y ſont contenus, le frottement augmente, la circulation eſt plus rapide, & l'humeur tranſpiratoire ſe préſente plus ſouvent à l'orifice des tuyaux qui doivent lui donner paſſage; de ſorte que la diminution du calibre des pores, eſt compenſée par la vîteſſe avec laquelle cette humeur en ſort.

Je crois donc que M. Rouppe n'a pas rencontré juſte, en conſidérant contre le ſentiment de M. Lind, l'air froid ſans être humide, comme cauſe productive du ſcorbut. Si, n'ayant pas cette qualité, il peut être regardé comme cauſe prédiſpoſante, il eſt certain qu'alors il n'agira jamais avec la même intenſité, que s'il étoit tout-à-la-fois froid & humide. D'ailleurs, que penſer de la contradiction dans laquelle tombe M. Rouppe à cet égard! Il dit que ceux qui navigent

entre

entre les Tropiques, & même ſous la Ligne, ſont preſque auſſi expoſés à cette maladie que ceux qui voyagent dans les mers du Nord: l'air n'eſt cependant jamais froid près de l'Équateur; & d'après cette réflexion, lorſqu'il n'a que cette qualité, il ne peut être regardé comme la cauſe principale du ſcorbut. Une remarque judicieuſe qu'il fait, mais qui n'avoit point échappé à M. Lind, c'eſt que cette maladie ne ſe manifeſte jamais dans les climats chauds, que pendant les mois pluvieux, qui font l'hiver de ces pays-là; ce qui auroit dû le convaincre que l'humidité eſt une des qualités que l'air doit eſſentiellement avoir pour donner lieu au ſcorbut. Dès que la ſaiſon pluvieuſe ceſſe, cette maladie diminue, & même diſparoît, à moins que les autres cauſes concurrentes ne ſoient portées à un haut point. L'hiſtoire que rapporte M. Lind, du ſcorbut qui régna ſur la Flotte de l'Amiral Anſon, après qu'elle eut quitté les côtes du Mexique, qui eſt un pays chaud, prouve inconteſtablement que l'air humide joue le plus grand rôle dans la production du ſcorbut. Les Matelots furent continuellement mouillés, le temps ayant été pendant plusieurs semaines très-orageux; & c'est par cette seule cause, jointe aux fatigues excessives des Matelots dans cette circonstance, que la maladie parvint bientôt parmi eux au plus haut degré, quoiqu'ils eussent en abondance des alimens frais & de bonne qualité. Ce qui arriva au siége de Thorn, par les Suédois, confirme ce qui vient d'être dit. Pendant les derniers mois du siége, il tomba beaucoup de pluie; & quoique le défaut des végétaux puisse être compté dans ce cas pour une des causes principales qui fit naître le scorbut parmi les Soldats de la garnison & les Habitans; on ne peut méconnoître la part qu'y eut l'humidité à laquelle ils furent exposés. Si, aussitôt après la capitulation, & dès que l'entrée des végétaux récens y fut libre, le scorbut ne tarda pas à disparoître, sa cessation fut autant dûe à la faculté qu'eurent les Soldats & les Habitans, de se retirer dans des endroits secs & chauds, & à la cessation de la crainte qu'inspirent toujours les hasards d'un siége, qu'à la nourriture végétale qui leur fut procurée. Son efficacité n'est pas aussi prompte dans la destruction du scorbut, lorsque les autres causes qui concourent à le produire, continuent d'agir.

La violence avec laquelle le scorbut ravagea l'armée Impériale en Hongrie, près de Cromstadt, ne peut être attribuée qu'à l'humidité qui régnoit dans le camp, tant à cause des pluies continuelles qui tombèrent, qu'à cause du voisinage des étangs, des marais, dont le pays est rempli, & des forêts dont il est couvert, qui ne permettent pas à l'air de disperser assez loin les vapeurs aqueuses dont il se charge : ces forêts sont même une espèce de réceptacle où ces vapeurs s'accumulent sans pouvoir être dissipées par les rayons du soleil; d'où l'on doit conclure avec M. Lind, que l'air froid & humide tient le premier rang parmi les causes qui produisent le scorbut; & cela est si vrai, que dans l'exemple rapporté, les Officiers, les Dragons, les Cavaliers & les autres Soldats qui, relativement à leur plus forte paye, purent se mettre à l'abri de l'humidité, par de meilleurs vêtemens, furent exempts de cette maladie, ou s'en ressentirent peu.

Dans les vaiſſeaux, les Matelots qui ſont bien vêtus, les Officiers qui n'eſſuient point les mauvais temps, & qui ont des alimens frais en plus grande quantité, ſont auſſi les derniers affectés du ſcorbut; pendant que les Matelots mal équipés, qui couchent ſur le tillac, ou qui n'ayant pas de linge pour changer, laiſſent ſécher ſur eux leurs habillemens mouillés, deviennent très-promptement ſcorbutiques. On peut à cet égard conſulter le Docteur Anglois qui entre dans un grand détail, & qui ne s'eſt décidé à aſſigner des cauſes au ſcorbut, qu'après des obſervations exactes & très-judicieuſement faites.

Il ſuffit de connoître la qualité des alimens dont les Matelots font uſage, pour être aſſuré que leur manière de vivre concourt à produire & à augmenter le ſcorbut, lorſque l'air ſe trouve tel que je l'ai dit ci-devant; car les alimens ne doivent jamais être regardés comme ſeule cauſe productrice du mal, ils le favoriſent ſeulement. On a vu des Équipages entiers en être préſervés, quoiqu'ils euſſent été nourris pendant pluſieurs mois, d'alimens de la plus mauvaiſe qualité, parce que la principale cauſe efficiente n'agiſſoit point ; j'entends cette température froide & humide. Ceux-là ſe ſont donc trompés, qui ont regardé les mauvais alimens, comme capables de procurer le ſcorbut ſur mer, ſans admettre d'autres agens. Ces alimens ſont d'ordinaires fort groſſiers, de difficile digeſtion, & produiſent un chyle viſqueux ; cependant ils peuvent être conſidérés ſouvent comme très-analogues à l'eſpèce d'hommes qui s'en nourriſſent. Lorſqu'on navige dans des mers où il règne un air tempéré & ſec, les Matelots uſent alors de leur nourriture ordinaire en grande quantité, la digèrent bien, & leur ſanté n'en eſt point altérée, parce que la qualité de l'air dans lequel ils ſont, l'exercice continuel qu'ils prennent, exigent qu'ils ſe nourriſſent d'alimens dont le chyle qui en eſt extrait, ne puiſſe être aſſimilé avec le ſang, & ne fournir par une élaboration ultérieure, aux différentes ſecrétions, qu'après un nombre donné de contractions des vaiſſeaux. Si dans ce cas le chyle ſe charge de beaucoup de viſcoſités, d'un autre côté l'exercice & le reſſort plus grand des ſolides, tendent bientôt à détruire cette mauvaiſe qualité, &,

en briſant ces viſcoſités, à les convertir en ſucs nourriciers.

Les alimens des Matelots leur conviennent donc, & ſont très-bons, relativement à leur état, lorſque l'air eſt ſec & tempéré; mais il faut convenir auſſi que ſi la température change, & ſi elle devient conſtamment froide & humide, ces alimens ſont alors d'un uſage dangereux.

Le bœuf, le cochon ſalé, le lard ſouvent rance, le biſcuit, les ſemences farineuſes, les œufs, le mauvais beurre, l'eau corrompue, dont l'Équipage eſt quelquefois obligé de boire pendant long-temps, préſentent ſans doute des eſpèces d'alimens, dont l'extrait ne doit point fournir un chyle doux & balſamique. Le pain eſt tellement deſſéché, qu'à peine en mérite-t-il le nom: on l'humecte pour le manger; mais cela ne peut lui rendre ſa bonté première. Le bœuf & le cochon ſalés ne préſentent que des fibres dures & appauvries; ces viandes deſſéchées & ſaumâtres, ſe conſervent par la privation de leur humidité conſtitutive; mais on ne peut jamais parvenir à y ſuſpendre toute fermentation, elle ſe continue par des degrés inſenſibles, & à la longue ces alimens ont perdu cette humidité ſi analogue à nos ſucs, & ont changé de nature. Les dépravations dont ſont ſuſceptibles les ſemences légumineuſes, les œufs, le beurre, l'huile, &c. ſont aſſez connues, & indiquent tout ce qu'on a à craindre de leur uſage, quand ces ſubſtances ſont gâtées, ſoit par la faute des Pourvoyeurs, ſoit pour avoir été gardées trop long-temps.

Des alimens de cette nature, demandent des ſucs digeſtifs qui aient beaucoup d'activité, pour en extraire les particules nourricières qu'ils contiennent: la ſalive, le ſuc gaſtrique, le ſuc pancréatique & la bile, auront moins de priſe ſur ces alimens; ils ne pourront en tirer que des ſucs groſſiers & des particules nourricières peu élaborées par la première digeſtion: ils entreront cependant dans la voie de la circulation, où l'action des vaiſſeaux long-temps continuée ſur eux, pourroit, ſi elle étoit convenable, changer leur nature, les atténuer & les rendre propres à nourrir. Mais lorſque les ſolides ont été relâchés par des vapeurs humides, répandues en trop grande quantité dans l'atmosphère, & que la transpiration diminuée fait que la matière qui devoit la fournir reste en partie dans le sang, les opérations par lesquelles la Nature change les mauvaises qualités des substances alimentaires (& cela pour les faire coopérer à ses fins) sont interverties; & malgré ses efforts, la dégénération des sucs augmente par degrés, s'il y a continuation des causes qui ont donné lieu aux désordres.

En ne faisant attention qu'à la qualité du chyle qui doit être le produit de tous les alimens dont je viens de parler; il semble qu'on devroit naturellement s'attendre à un épaississement général des sucs, & reconnoître ce vice essentiellement dans le scorbut. M. Rouppe l'admet, je crois, avec un peu trop d'assurance: cet état des liquides peut bien exister dans les premiers temps; mais il n'est que passager, il s'évanouit bien vîte, la Nature le combat efficacement. Cette portion de la transpiration qui reste avec nos humeurs, après avoir déjà atteint le degré d'élaboration propre à lui faire enfiler les canaux secrétoires qui doivent l'expulser au-dehors, & qui trouve du côté de la peau un obſtacle qui la fait rentrer dans la voie de la circulation, cette portion, dis-je, devient acrimonieuſe, ſe mêle avec les ſucs, ſe confond avec eux; & par cette qualité, dont l'énergie augmente chaque jour, leur donne la faculté d'atténuer, de diviſer & de s'aſſimiler un chyle néceſſairement groſſier.

Cette acrimonie, qui dans le premier moment ſemble dangereuſe, eſt un moyen qui équivaut, en quelque ſorte, au reſſort plus grand que les vaiſſeaux devroient avoir pour conduire un pareil chyle au dernier degré d'élaboration. C'eſt un agent duquel la Nature tire même parti, pour éloigner la perte de l'individu confié à ſes ſoins. Les particules extraites des alimens, diſſoutes dans les premiers organes de la digeſtion, le ſont alors avec plus de facilité dans les vaiſſeaux où la digeſtion, je veux dire l'atténuation des principes alimentaires ſe continue; & comme il eſt de l'eſſence des ſubſtances ſuſceptibles de rancidité, telles que celles dont ſe nourriſſent les Marins, de tendre à l'acrimonie, elle augmentera d'autant plus aiſément par leur uſage, qu'on prendra moins d'alimens propres à la combattre.

C'eſt en ſuivant cette marche, que la Nature écarte l'épaiſſiſſement des humeurs, beaucoup plus nuiſible & plus à craindre que leur diſſolution, lorſqu'elle n'eſt pas la ſuite d'une maladie vive. On a quelque choſe à eſpérer dans le cas de diſſolution; les ſubſtances médicamenteuſes, priſes intérieurement, ſont portées par-tout avec facilité, & parviennent dans les plus petits vaiſſeaux. Le pourroient-elles, ſi l'épaiſſiſſement des humeurs exiſtoit! M. Rouppe me paroît donc s'être trompé, en regardant cet effet comme un attribut du vice ſcorbutique. L'examen qu'il a fait des cadavres, auroit dû lui faire naître une autre idée. La difficulté que le ſang a à couler des veines des ſcorbutiques, eſt moins une preuve d'épaiſſiſſement que du défaut d'action des vaiſſeaux qui le pouſſent. Le peu de ſéroſité qui ſe ſépare du ſang qu'on leur tire, annonce ſeulement qu'elle eſt confondue avec les parties rouges, lympathiques & oléagineuſes du ſang; mais elle ne met pas dans le cas de prononcer que le ſang en contient peu. Cet état n'exclut pas la dissolution, il la prouve au contraire. En effet, les globules sanguins paroissent alors être détruits, ou avoir perdu la densité qui leur est propre, par un mélange intime & exact de quelques humeurs plus liquides.

Les causes principales du scorbut agissant déjà avec quelque intensité, & les alimens de la nature de ceux dont je viens de parler, les rendant plus actives, l'on voit bien que le défaut d'exercice peut en quelque façon se ranger, dans la classe des causes concurrentes du scorbut. L'action des vaisseaux n'étant point aidée par celle des muscles, peut-on attendre une assez prompte mutation des humeurs, pour qu'elles arrivent au temps marqué à leur dernier degré d'élaboration! On ne peut pas le penser; aussi seront-elles hors d'état d'être expulsées; elles augmenteront la masse & le volume des sucs, les vaisseaux en seront distendus, & leur ressort diminuant par ce moyen, ils agiront avec moins de force sur les liquides qui les parcourent. La transpiration si nécessaire sera diminuée, & les humeurs deviendront plus acrimonieuses.

Voilà comment le défaut d'exercice peut prêter ſecours aux cauſes précédentes; mais il doit être de peu de conſidération, quand on réfléchit que les Matelots ſont rarement dans une inoccupation habituelle, & que les Officiers qui mènent une vie moins active, ne ſont pas attaqués de cette maladie. M. Rouppe paroît par conſéquent peu fondé à appuyer ſur cette cauſe. Il eſt plus aiſé de prononcer ſur l'effet du travail trop long-temps ſoutenu. La première réflexion préſente à l'eſprit tous les déſordres qu'il doit occaſionner. La diſtenſion trop conſtante des vaiſſeaux, & le relâchement qui en eſt une ſuite néceſſaire, la diminution de certaines ſecrétions très-eſſentielles aux fonctions de l'économie animale, l'aſſimilation trop prompte des ſucs, leur *dégénéreſcence*, tout concourt à faire enviſager les exercices forcés, comme capables d'augmenter l'intenſité des autres cauſes de cette maladie. Auſſi le ſcorbut n'eſt-il jamais plus commun parmi les Matelots, que lorſque des tempêtes fréquentes & de longue durée ont exigé de leur part des manœuvres fort pénibles. C'eſt ce que prouve M. Lind, par la relation de ce qui arriva à l'Équipage de la Flotte de l'Amiral Anſon, à ſon paſſage du cap Horn, &c. La crainte & la triſteſſe ſont encore deux paſſions de l'ame, qui, en ſuſpendant la tranſpiration, & en pervertiſſant les fonctions, favoriſent les autres cauſes de cette maladie.

La mal-propreté des Matelots, le mauvais air qu'on reſpire dans les vaiſſeaux, les exhalaiſons qui s'élèvent du fond de cale, peuvent bien produire des maladies funeſtes; mais tant que ces cauſes ſeront ſeules, elles ne feront jamais naître le ſcorbut, quand même elles agiroient avec la plus grande force. On a ſouvent vu des Matelots être exempts de ſcorbut, quoiqu'ils euſſent été expoſés fort long-temps à l'action de ces cauſes; d'où l'on peut s'écarter de l'opinion du Docteur Pringle, qui regarde les exhalaiſons putrides qui s'élèvent du fond de cale, comme la cauſe qui agit le plus puiſſamment pour la production du ſcorbut. Si cela étoit ainſi, la purification de l'air, différens moyens connus, ſurtout, par la machine de Sutton ou d'autres Ventilateurs, préviendroient le ſcorbut, ou en arrêteroient les progrès. Malheureusement on a toujours observé que les précautions les plus grandes & les plus sages sur ce point, (quoique salutaires à tant d'autres égards) étoient d'une petite utilité pour combattre cette maladie. Si le scorbut ne reconnoissoit que de telles causes, il seroit familier parmi les Équipages, dans tous les temps, & surtout dans les climats chauds, où les vapeurs qui sont renfermées dans les vaisseaux, doivent être plus exaltées, plus pénétrantes, & par conséquent plus pernicieuses : c'est cependant ce que l'on ne voit pas dès qu'il ne pleut pas dans ces parages : pourvu que les Matelots ne soient point exposés à des travaux immodérés, qu'ils aient des alimens d'une qualité même médiocre, ils sont rarement attaqués du scorbut, excepté peut-être quelques individus, chez lesquels il est presque habituel : & s'il règne parmi eux quelques maladies, elles sont d'un autre caractère, ou elles sont compliquées.

L'on peut donc conclure positivement avec M. Lind, que le scorbut reconnoît essentiellement pour cause principale, l'action trop long-temps continuée d'un air froid & humide. Celle-là manquant, les autres reſtent impuiſſantes; les cauſes auxiliaires ſont les alimens de mauvaiſe qualité, les boiſſons corrompues, & les exercices trop rudes & trop continués. Par-tout où ces cauſes agiront d'accord, le ſcorbut en ſera un effet néceſſaire: ſi cette maladie eſt plus fréquente ſur mer que ſur terre, c'eſt que le concours des circonſtances propres à la faire naître, ſe rencontre plus ſouvent ſur la mer. Il y a cependant des pays où le ſcorbut eſt endémique; mais dès qu'on réfléchit ſur leur ſituation, il eſt viſible que toutes les conditions requiſes pour le produire y ſont fréquemment réunies. Ces pays ſont froids, remplis de marais, d'étangs, de rivières: ils ſont couverts de bois, ou ſitués au voiſinage de la mer; l'atmoſphère y eſt perpétuellement chargée de vapeurs aqueuſes, qui ſe manifeſtent par des brouillards preſque continuels. Ces vapeurs agiſſant ſur les ſolides, de la manière dont je l'ai expoſé ci-devant, font perdre aux fluides les qualités propres à entretenir l'ordre dans les fonctions animales; dès-lors cette cauſe productrice étant favoriſée par une mauvaiſe nourriture, ou n'étant pas combattue par des alimens de nature à la rendre ſans effet, il en réſulte cette maladie très-grave, qui eſt plus ou moins violente, en raiſon de la durée & de l'énergie des cauſes qui lui ont donné lieu.

La Hollande, la Hongrie, le Danemarck, la Suède, la Saxe, quelques Provinces d'Angleterre, une partie de l'Allemagne & de la Ruſſie, ſont une preuve de ce que j'avance: &, comme nous l'apprend M. Lind, ſi le ſcorbut paroît y être moins meurtrier & plus rare qu'autrefois, c'eſt que l'air qui y règne eſt devenu plus ſalutaire par l'écoulement des eaux, par le défrichement des terres, & par les ſaignées faites aux marais dans les pays où ils étoient communs: c'eſt que le goût de l'Architecture s'étant répandu chez les Nations, la poſition des maiſons a été mieux choiſie, les appartemens ont été plus aérés & plus ſecs; c'eſt qu'enfin la manière de vivre eſt changée; on uſe plus communément de liqueurs fermentées, non ſpiritueuſes, qui ſont tout-à-la-fois aliment & remède. D'ailleurs ſur terre, il y a peu de circonſtances où l'on

manque

manque d'alimens, qui puiſſent empêcher cette maladie de ſe manifeſter, ou de ſubſtances propres à la combattre dans les premiers temps.

De tout ce que nous avons dit, l'on doit conclure que ceux qui habitent des ſouterreins, comme les Tiſſérands, ſont fort expoſés à la cachexie ſcorbutique, ainſi que les perſonnes renfermées dans des cachots, ou qui occupent des rez-de-chauſſée humides & toujours froids, même en été. Les grandes villes doivent auſſi être rangées parmi les lieux où la température de l'air eſt très-propre en hiver à diſpoſer au ſcorbut. Peut-on en effet s'empêcher d'y reconnoître une atmoſphère très-chargée de vapeurs aqueuſes ? L'eau qui s'évapore des rues continuellement arroſées par les égouts des maiſons, & qui agit ſur les individus expoſés à ſon action ; les maiſons fort élevées qui rendent les vapeurs ſtagnantes, parce que les courans d'air ſont rompus, doivent néceſſairement rendre les habitans de ces villes (lorſque les hivers y ſont froids) fort ſujets au ſcorbut, ſurtout le peuple qui loge dans des chambres basses, où la lumière pénètre à peine, qui n'a que de mauvais alimens, & qui ne peut se procurer du vin pour boisson.

Le nombre de ceux qui sont attaqués de cette maladie n'est-il pas toujours fort considérable à Paris ? & n'a-t-on pas vu dans des temps de disette, où les farines étoient de mauvaise qualité, où les hivers avoient été froids & pluvieux, une infinité de misérables en être les victimes ! On ne se rappelle pas sans effroi le ravage qu'il causa en 1699 dans cette Capitale. L'Hôtel-Dieu en renferme dans tous les temps un grand nombre.

Si le scorbut ne se manifeste pas ordinairement dans les grandes villes avec beaucoup d'intensité, c'est que les vapeurs n'y sont jamais purement aqueuses. Les alkalis volatils qui sont les produits de tant de matières animales qui s'y putréfient, les différentes substances odorantes qui s'y rencontrent, modifient l'action de ces vapeurs : en outre les végétaux y sont ordinairement fort communs ; & les pauvres étant à portée de s'en procurer, trouvent dans leur usage une nouvelle ressource contre cette maladie. L'on ne peut s'empêcher de reconnoître dans la ſalade, à laquelle la néceſſité force tant de gens à recourir pour un de leurs alimens principaux, une vertu anti-ſcorbutique très-marquée.

Mais malgré tout cela, le ſcorbut eſt aſſez fréquent; les Praticiens qui ne le perdent point de vue, le reconnoiſſent, quoique confondu avec d'autres maladies qui peuvent le maſquer aux yeux vulgaires; ſa connoiſſance devient pour eux un guide fidèle qui dirige leur pratique, & rend le traitement des malades confiés à leurs ſoins, plus méthodique & plus ſûr.

Il faut cependant remarquer, d'après M. Lind, que ſi le ſcorbut eſt une maladie preſque inconnue dans des villes maritimes, où ces principales cauſes paroiſſent être conſtantes, comme à Toulon, à Gènes, à Livourne, & ſpécialement à Veniſe, qui eſt une ville toute coupée de canaux, c'eſt que ces Villes ſont ſituées dans des climats chauds, où les vapeurs aqueuſes ſont aiſément élevées & diſperſées dans l'air; c'eſt que les habitans, comme on l'obſerve dans toute l'Italie, ſe nourriſſent par préférence de riz & d'autres ſubſtances végétales.

L'identité des caufes qui produifent le fcorbut dans des régions & des climats différens, ne permet pas qu'on en reconnoiffe de diverfes efpèces. La divifion que certains Auteurs en ont faite, en fcorbut de terre & fcorbut de mer, en fcorbut froid & fcorbut chaud, me paroît frivole; c'eft par-tout la même maladie; & pourvu que les mêmes remèdes foient appropriés aux temps & aux degrés de la maladie, ils ont par-tout un effet à-peu-près femblable. Le fcorbut acide, alkalin, muriatique, &c. font des êtres de raifon que M. Lind a réfutés par de folides argumens.

Les caufes générales du fcorbut ayant été fuffifamment développées, il eft néceffaire de préfenter un tableau raccourci des fignes qui peuvent le faire reconnoître. Ils font équivoques dans les commencemens, plus certains dans les progrès de la maladie; & dans fes derniers temps, d'une évidence qui ne permet pas de prendre le change. Ce fimple début défigne affez qu'on doit reconnoître trois périodes dans le fcorbut.

L'expofé des fymptômes qui fe manifeftent

dans chacun de ces temps, en nous faisant voir comment la maladie s'accroît, nous montrera le terme où il faut qu'elle soit parvenue pour être dangereuse, celui où on peut encore la combattre avec succès, & enfin celui où elle est incurable.

Les symptômes qui peuvent annoncer le scorbut dans le premier temps, sont une lassitude spontanée dont les malades se plaignent; ils sont fatigués même au sortir du lit; la mélancolie s'empare d'eux; des douleurs dans les bras, dans les jambes, dans les articulations, succèdent aux mouvemens qu'ils font; ils ne peuvent faire des exercices modérés sans éprouver un étouffement qui leur étoit inconnu; le dégoût pour le travail leur est ordinaire; ils sont timides, sombres & perdent leur gaieté naturelle; leurs gencives se gonflent & deviennent quelquefois douloureuses; ils conservent souvent l'appétit; mais leur peau devient un peu sèche; l'on y remarque une aridité, qui, augmentant par degrés, annonce une diminution sensible dans la transpiration; on ne reconnoît plus dans leurs yeux leur vivacité ordinaire; la méfiance leur est naturelle ; leur esprit & leur imagination s'affoibliſſent au point qu'ils ſont inſenſibles à leur état ; la couleur de leurs lèvres change ; quelques-uns ont le ventre un peu tendu, ſans être douloureux, & vont difficilement à la garde-robe ; ils ſont ſujets à des douleurs vagues rhumatiſmales, &c. Voilà à peu-près les ſymptômes qui communément décèlent le ſcorbut : cependant, comme ils peuvent appartenir à la maladie hypocondriaque, ils ſont inſuffiſans pour qu'on puiſſe, d'après eux, prononcer avec certitude ſur l'exiſtence du ſcorbut.

Mais dans le deuxième temps tous ces ſymptômes s'aggravent, il s'en joint d'autres plus caractériſtiques, & la maladie, qui n'étoit que ſoupçonnée, ne demeure plus douteuſe ; la peau devient abſolument sèche, quelquefois raboteuſe, & ſouvent même remplie de petits tubercules ; elle ſe couvre de taches qui, de jaunes, deviennent violettes & noirâtres aux cuiſſes ; on les rencontre le plus ordinairement aux jambes, aux bras, ſur la poitrine ; & petites en commençant, elles s'étendent aſſez ſouvent de façon à ſe toucher les unes les autres,

& à ne faire presque plus qu'une seule tache qui couvre totalement les parties affectées. Les gencives se gonflent dans le premier période, s'excorient dans le second & fournissent beaucoup de sang; l'ébranlement des dents en est une suite; l'haleine des scorbutiques est alors très-puante, & ils sont fort sujets à une excrétion très-abondante de salive; des douleurs dans la poitrine se joignent à ces symptômes; il survient très-souvent en différentes parties du corps des ulcères qui fournissent un pus sanieux, & dont les chairs fongueuses & livides donnent lieu, lorsqu'on les touche, à des hémorragies quelquefois assez considérables : il n'est pas rare de rencontrer dans leur urine refroidie une matière grasse & huileuse qui surnage : si on saigne dans ce période, le sang qu'on leur tire sort avec peine, quoique fort dissous, & il tombe très-promptement en putréfaction. Les malades sont sujets à des démangeaisons presque habituelles. La dureté des muscles des jambes & des cuisses, leur rétraction, la tuméfaction des genoux, sont aussi des symptômes qui sont communs dans le second temps de la maladie: de même que la crépitation des os dans le jeu des articulations: sur la fin de ce période, on voit communément des os anciennement fracturés & consolidés, perdre leur réunion par l'amollissement du calus.

Quant au dernier terme du mal, tous les symptômes dont j'ai fait l'énumération, prennent tant d'intensité, deviennent si graves, & sont poussés à un si haut degré, qu'ils offrent le tableau de la plus effrayante des maladies. La bouche des malades répand une puanteur insupportable; ils ne sauroient se lever de leur lit; & s'ils le font, ils sont exposés souvent à expirer dans une syncope; le grand air peut occasionner cet accident. Les hémorragies par le nez, par la bouche, sont très-fréquentes & très-difficiles à arrêter; des vomissemens de sang & des diarrhées sanguinolentes font quelquefois périr les malades; on en voit souvent mourir en buvant, en mangeant, ou après avoir pris le plus petit exercice; il est même des cas où on ne peut les transporter d'un lieu à un autre sans le plus grand danger; ils étouffent au moindre mouvement.

C'est par une progression de pareils

accidens, tous plus fâcheux les uns que les autres, que le ſcorbut paroît à ſon plus haut degré, & fait néceſſairement périr les hommes qui en ſont attaqués. Si cette maladie ſemble les épargner pour quelque temps, l'hydropiſie, la phthiſie & nombre d'autres maladies qui en ſont les ſuites, les conduiſent bien tôt au tombeau. Ce qu'il y a à obſerver dans le ſcorbut, c'eſt que, par les raiſons que j'en ai données, il eſt rarement compliqué avec la fièvre; & M. Rouppe remarque que, ſi elle ſurvenoit lorſque la maladie commence, elle ſeroit utile; c'eſt un effet dont on peut rendre raiſon. Il faut cependant convenir, d'après l'obſervation & le raiſonnement, que rien n'eſt plus à craindre que cet accident, dès que la maladie eſt parvenue à ſon ſecond période, & à plus forte raiſon au dernier.

Le ſavant Commentateur de Boërhaave, M. Lind & M. Rouppe, expoſent les ſymptômes du ſcorbut dans un plus grand détail; on peut recourir à leurs Ouvrages, qui ne laiſſent rien à deſirer ſur cet objet: il me ſuffit, à ce que je penſe, d'avoir exposé ici, ceux qui caractérisent le plus essentiellement la maladie, d'autant plus qu'elle ne sauroit être méconnue, dès que plusieurs de ceux que j'ai désignés, se trouvent réunis.

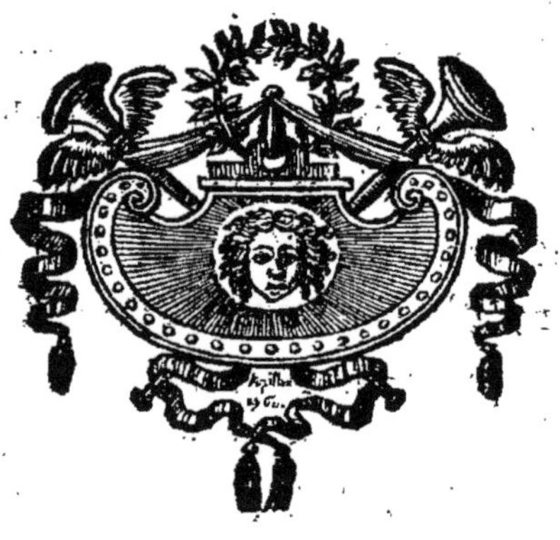

RÉFLEXIONS
Sur le premier état de la Maladie.

LA lassitude spontanée, & tous les autres symptômes qui annoncent le commencement de la maladie, nous présentent tout-à-la-fois les phénomènes de la pléthore & de l'épaississement des humeurs; l'épaississement est une suite du relâchement des solides, qui ayant perdu leur ton, ne sauroient produire une assimilation prompte des principes grossiers, extraits des alimens dont les Matelots & les autres gens sujets au scorbut sont nourris. La pléthore est produite par le défaut de sécrétion de l'humeur transpiratoire; il paroît que par-là la Nature a voulu conserver au sang plus de véhicule, afin d'éviter les accidens qui naîtroient de toutes les obstructions, suite nécessaire de l'épaississement des humeurs; & outre tout le parti que j'ai dit ailleurs que la Nature tiroit de cette marche, ne peut-on pas croire que l'acrimonie que cette humeur excrémentielle acquiert, devient tout-à-la-fois un dissolvant des humeurs & un stimulant du ſyſtème vaſculeux qu'elle agace, & dont elle entretient, autant qu'il eſt en elle, les oſcillations ! car ſans ce moyen il me ſemble que l'épaiſſiſſement devenant chaque jour plus conſidérable, la mort devroit en être un effet aſſez prompt. C'eſt ainſi qu'on trouve dans un accident primitif, un remède contre un mal conſécutif plus grand. Ce premier état peut durer plus ou moins long-temps, ſuivant les circonſtances, mais en général il n'eſt jamais conſtant ; la maladie tend toujours à parcourir tous ſes degrés, ſi l'action des cauſes concurrentes & productrices ne diminue point, ou n'eſt pas combattue.

RÉFLEXIONS

Sur l'état des liqueurs dans le second période.

LES symptômes qui se manifestent alors ne nous permettent pas de reconnoître dans les humeurs un vice d'épaississement ; au contraire, tout nous annonce qu'elles sont tombées dans un état de dissolution très-marquée, & qu'elles sont devenues acrimonieuses. Les hémorragies, les excoriations, les ulcérations de différentes parties, les échimoses qu'on remarque à la peau, les douleurs dans les membres, l'amollissement accidentel du cal qui avoit soudé des os anciennement fracturés, l'état du sang qu'on tire dans ce cas, & sa prompte putréfaction, &c. nous démontrent évidemment que, dans le second période, il y a tout-à-la-fois dissolution & acrimonie. Le cliquetis des os, qui jouent dans leurs articulations, n'est-il pas une preuve que la synovie, qui, pour les lubréfier efficacement, devoit avoir acquis une certaine consistance, n'est plus aussi épaisse & aussi onctueuse que la Nature le demande pour s'appliquer à l'extrémité des os qui se touchent ? elle est sans doute alors plus fluide, & se tient dans l'endroit le plus bas des capsules articulaires ; elle ne forme plus entre les os un corps intermédiaire qui, en diminuant leur frottement, rend leur jeu & leur mouvement plus libre. La matière oléagineuse qui surnage l'urine des scorbutiques, est un nouveau signe de dissolution ; & voici, je crois, une explication satisfaisante de ce phénomène. La voie de la peau étant en partie fermée à l'humeur transpiratoire, elle cherche à se décharger par les reins ; mais, comme je l'ai dit ci-devant, elle ne peut pas, après avoir séjourné dans les voies de la circulation plus long-temps qu'elle n'auroit dû, s'introduire seule dans les vaisseaux secrétoires des reins : elle entraîne donc avec elle-même une portion des humeurs avec lesquelles elle a contracté une cohérence plus intime. La partie oléagineuse du sang en fera partie d'autant plus infailliblement, que l'humeur transpiratoire étant très-chargée de sels, aura acquis par ce moyen la faculté de dissoudre avec avantage la partie grasse du sang, & d'en retenir par analogie une assez grande quantité errante, qui, enfilant les mêmes routes, pourra devenir un secours propre à empêcher que les canaux secrétoires ne se crispent & ne refusent toute entrée aux liqueurs qui s'y présentent; c'est ce qui arriveroit si l'humeur transpiratoire n'étoit pas un peu émoussée par les parties huileuses qu'elle charie; mais lorsque les urines sont expulsées, & qu'elles se refroidissent, l'huile errante qui avoit été entraînée, & qui n'étoit qu'interposée sans être dissoute, jouit de ses droits dès que le véhicule qui la contenoit, devient moins propre à tenir en dissolution les substances dont il étoit chargé, & dès-lors cette portion oléagineuse prend la place qu'elle doit occuper relativement à sa pesanteur spécifique.

DIAGNOSTIC.

LE diagnostic de cette maladie ne sauroit être équivoque; le plus léger examen des symptômes ci-devant énoncés ne permet pas de prendre le change, un Matelot ne s'y tromperoit pas; il n'est pas même nécessaire que tous les accidens dont j'ai fait l'énumération ſe trouvent réunis pour qu'elle ſoit caractériſée ; l'exiſtence de quelques-uns de ces ſymptômes ſera ſuffiſante, lorſqu'on ſaura que les différentes cauſes qui peuvent faire naître le ſcorbut, ont agi avec certain degré d'intenſité, & ont été réunies pendant quelque temps.

PRONOSTIC.

DE tout ce qui a été dit juſqu'ici ſur les cauſes prédiſpoſantes & auxiliaires du ſcorbut, on doit tirer les concluſions ſuivantes : Les perſonnes foibles, valétudinaires, délicates, & qui par conſéquent ont la fibre lâche & molle, ont une diſpoſition prochaine au ſcorbut, & elles en ſeront les premières affectées lorſqu'elles ſeront expoſées à l'action des cauſes qui peuvent le produire ; on en ſent aiſément la raiſon. Ceux qui ſortiront d'une grande maladie, où la fièvre & la raréfaction des liqueurs auront porté trop loin la diſtenſion des vaiſſeaux, ſeront auſſi, par le relâchement qui en eſt une ſuite néceſſaire, plus promptement affectés de cette maladie. En effet, plus les vaiſſeaux auront été diſtendus par un effort

effort violent, né de la raréfaction des liqueurs, plus ils perdront de leur ton & de leur force, & moins le chyle des alimens dont ils se nourriront, éprouvera le frottement & le broyement propre à le faire changer de nature. Or, comme c'est à l'atonie des vaisseaux, à l'épaississement & à la circulation trop lente des liqueurs que le scorbut doit en partie son principe, il n'est pas surprenant que cette maladie se manifeste aisément chez ceux où la fièvre aura porté la disposition à ces désordres.

L'usage des remèdes mercuriaux y dispose d'une manière bien évidente. J'ai vu des personnes, après avoir été traitées, ou de la vérole par les frictions, ou d'autres maladies vénériennes par les préparations mercurielles prises intérieurement, avoir les symptômes les plus caractéristiques du scorbut; mais, comme la maladie ne dépendoit alors que d'un relâchement produit par une distension forcée des vaisseaux, & d'une dissolution précipitée des humeurs par la présence des globules du mercure qui les divisoient dans leur circulation, il suffit dans ces circonstances, pour guérir, que l'action du mercure s'énerve avec le temps, & qu'on s'oppose à ses effets par des alimens un peu invisquans & adoucissans, tels que le lait, le petit-lait, &c. On observe avec satisfaction dans ce cas, que les vaisseaux, en cherchant à reprendre un ton qu'ils n'avoient perdu que par une action forcée & momentanée, pour ainsi dire, font disparoître cette maladie accidentelle, lorsqu'elle n'existoit pas avant la vérole. Ce que je dis à cet égard ne peut guère s'appliquer qu'aux personnes qui vivent sur terre, où le scorbut peut être d'autant plus facilement guéri, qu'on y est à portée de s'y procurer les remèdes anti-scorbutiques les plus efficaces.

Ceux qui ont été autrefois attaqués du scorbut, conservent toujours une disposition, quoiqu'éloignée, à cette maladie; & par cette raison, toutes choses étant égales d'ailleurs, ils doivent y être plus sujets que les autres individus qui n'en auroient jamais été affectés.

La différence des climats & des saisons peut encore faire varier cette maladie. Sur terre, les hivers froids & humides la rendent infiniment plus fâcheuse & plus difficile à guérir.

Sur mer, les pluies, les orages, les tempêtes jettent continuellement de l'eau ſur le pont, dans l'entre-pont, & par les ſecouſſes violentes que les Vaiſſeaux éprouvent dans ces temps, elles font naître des voies d'eau qui humectent de toutes parts ces mêmes Vaiſſeaux, les rendent alors les habitations les plus mal ſaines & les plus propres à donner le ſcorbut. L'obligation dans laquelle on eſt de tenir les écoutilles fermées, ne permet point le renouvellement de l'air & la diſſipation de l'humidité dans un temps où les travaux qu'endurent les Matelots les diſpoſent ſingulièrement à cette maladie. Dans ces circonſtances, leurs habits ſèchent ſouvent ſur leur corps, leurs lits & leurs couvertures ſont preſque toujours humides, & quelquefois même tout-à-fait mouillés: ainſi, il n'eſt point étonnant que les ſymptômes du ſcorbut s'aggravent alors. Mais, lorſque ſur terre le froid & l'humidité diſparoiſſent avec l'hiver, & que ſur mer les cauſes d'humidité ceſſent, les ſymptômes du ſcorbut dans l'un & l'autre cas s'adouciſſent, pourvu que les autres cauſes concurrentes de cette maladie n'agiſſent pas avec un certain degré d'intenſité ; les ſymptômes même peuvent diſparoître dans cette circonſtance, ſi l'on peut procurer aux malades tous les ſecours requis ; car, ſans quitter la mer, on a guéri par l'uſage des remèdes indiqués, des ſcorbutiques affectés d'une manière très-grave.

En général, le premier période de la maladie nous la préſente comme très-guériſſable. Il faut ou que les cauſes qui l'ont produite continuent d'agir avec beaucoup d'énergie, ou que l'on ne puiſſe pas ſe procurer les remèdes propres à s'oppoſer au progrès du mal, pour ne pas le combattre avec efficacité dans un temps où les ſymptômes qui l'annoncent paroiſſent ne nous donner que le tableau d'une maladie purement pléthorique.

Si les ſcorbutiques ont atteint le ſecond période, ſoit qu'ils aient fait antérieurement des remèdes appropriés à la maladie, ſoit qu'ils n'en aient mis aucun en uſage, ils ſont dans un danger évident. Cependant on peut encore y parer en ſuivant un traitement méthodique, & en rempliſſant, par tous les moyens poſſibles, les indications que cet état préſente. Mais il n'en eſt pas de même lorſque la maladie eſt parvenue au troiſième degré; alors l'Art le plus ſouvent épuiſe en vain toutes ſes reſſources pour la conſervation des malades. L'acrimonie & la diſſolution pouſſées à l'extrême, les excoriations, les éroſions des vaiſſeaux ne permettent guère l'eſpoir d'une guériſon par l'uſage des ſubſtances médicinales & nourricières les mieux indiquées & le plus ſagement adminiſtrées. Il n'eſt plus poſſible de rendre le ton aux ſolides, de remédier à la diſſolution complette dans laquelle ſont tombées les liqueurs, & de détruire cette acrimonie rongeante qu'elles ont acquiſe. Toute voie de guériſon paroît être fermée, (je veux dire lorſque le ſcorbut eſt parvenu au plus haut point du dernier période) l'action des vaiſſeaux eſt trop languiſſante pour qu'elle puiſſe porter avec ſuccès les ſubſtances médicamenteuſes qui ſeroient convenables; elle ne peut même opérer alors l'aſſimilation de ces ſubſtances, avec les ſucs dont elles devoient combattre la perverſion, en inviſquant par leur *gluten* la matière âcre qui eſt le produit de la tranſpiration interceptée; d'où l'on voit que la mort eſt preſque la ſuite néceſſaire d'un pareil état. Aussi les Auteurs nous fournissent-ils peu d'exemples de scorbutiques guéris après être parvenus au point que je viens de désigner, de sorte que le troisième période du scorbut n'entraîne après lui que le pronostic le plus fâcheux. Il faut cependant convenir qu'il est très-difficile de marquer positivement le terme où la maladie est incurable, d'autant que ce que nous considérons comme le dernier période du scorbut peut être divisé en plusieurs degrés; car, depuis le commencement de la maladie jusqu'à son terme, c'est une chaîne non interrompue de symptômes & d'accidens qui augmentent ou diminuent par une progression plus ou moins lente.

CURATION.

LA curation du scorbut doit nécessairement être divisée en prophylactique & en propre; la première doit sans doute être l'objet des réflexions de tout homme de l'Art qui a la conduite d'un certain nombre de Gens de mer: c'est par conséquent moins l'affaire d'un Médecin que d'un Chirurgien, puisque, suivant la constitution politique, les Vaisseaux de ligne même qui renferment le plus de monde, n'ont pour Officiers de ſanté que des Chirurgiens ; mais en les ſuppoſant inſtruits, comme ils doivent l'être, ils n'auroient qu'à ſe rappeler ce que j'ai dit ſur les cauſes prochaines & éloignées du ſcorbut, & ſur les cauſes concurrentes & auxiliaires de cette maladie : une attention médiocre leur découvrira les principaux moyens qu'il faudra employer pour en éloigner les accidens autant qu'il ſera poſſible. Comme la cauſe primitive du ſcorbut eſt l'action trop long-temps continuée de l'air froid & humide de la mer, toute l'application du Chirurgien ſera d'écarter les pernicieux effets que cette diſpoſition de l'atmoſphère produit ſur les individus qui y ſont plongés.

CURATION PROPHYLACTIQUE.

LA petite digreſſion que je viens de faire, indique aſſez qu'il ſuffit ſur terre, pour être préſervé du ſcorbut, d'être entouré d'un air chaud & ſec, de vivre d'alimens légers, frais & d'une digeſtion aiſée. La facilité qu'on a de ſe procurer ces ſecours, met à portée de prévenir aiſément cette maladie. Ceux qui habitent les endroits bas, marécageux & humides, qui logent dans des rez-de-chauſſée, dans des ſouterreins, comme ceux qui exercent certains métiers, peuvent changer la qualité pernicieuſe de l'air en faiſant de bons feux dans les endroits qu'ils ſont forcés d'occuper. On pourroit y brûler des bois réſineux, comme le pin, le genièvre; on pourroit auſſi parfumer ces endroits en jetant ſur des charbons ardens quelques réſines, des ſemences de genièvre, &c. Ces différens ingrédiens portent dans l'air des particules très-propres à empêcher ſes mauvais effets.

On rendra ces logemens les plus aérés poſſible par des ouvertures ou des lucarnes oppoſées; par ce moyen, il s'établira des courans d'air qui, de ces différentes ouvertures, ſe dirigeront du côté de la cheminée, qui eſt l'endroit où la réſiſtance de l'air eſt moindre, à cauſe de la raréfaction que lui fait éprouver l'action du feu. C'eſt ainſi qu'on pourroit fort aiſément renouveler ce fluide en le rendant plus ſec; mais une attention ſingulière qu'il faudroit que les Artiſans euſſent dans ces cas, feroit de plancheyer leur logement. Je fais que la néceffité de recommencer fouvent cette opération, & la dépenfe qu'elle entraîne, font un obftacle à cette méthode; cependant elle diminueroit beaucoup l'humidité d'un lieu fouterrein; tous les rez-de-chauffée devroient être couverts de planches. Qu'eft-ce que cette dépenfe, quand il s'agit de la confervation de la vie!

Il y a un moyen qu'on n'a pas encore tenté, & dont on pourroit, je penfe, tirer de grands avantages, pour enlever à l'air une portion de fon humidité; ce feroit de tenir au milieu & aux quatre coins d'un fouterrein d'une certaine étendue, des terrines pleines d'alkali fixe, de potaffe, & même de tartre: ces fels bien defféchés, fe chargeroient d'une bonne partie de l'humidité de l'air environnant. L'on fait avec quelle promptitude ils la pompent; & lorfque l'un ou l'autre de ces alkalis, qu'on auroit foin de remuer avec une fpatule de bois, auroit attiré de l'atmofphère local toute la quantité d'eau dont il auroit pu fe charger, une opération bien fimple le rendroit bientôt propre à reproduire le même effet : il suffiroit de faire évaporer l'eau à un feu convenable, & la même matière serviroit toujours. Vingt livres, par exemple, de sel de tartre bien desséché, peuvent absorber quarante livres d'eau ; or ne voit-on pas qu'une pareille quantité de ce liquide tiré d'un endroit même assez grand, peut rendre l'air infiniment moins humide ! Dans combien d'occasions ne pourroit-on pas employer cette ressource !

Les Artisans devroient avoir grand soin d'élever leur atelier & leur siége d'un pied au-dessus du sol, de se tenir toujours les cuisses & les jambes bien couvertes, les pieds bien garnis ; l'humidité gagneroit alors plus difficilement les extrémités inférieures, & agiroit moins librement sur le reste du corps. Il seroit à souhaiter que l'on ne couchât pas dans ces souterreins, ni dans les rez-de-chaussée, sur-tout lorsqu'ils sont humides, comme il arrive communément. Cependant, malgré la connoissance qu'on a en général des désordres que de pareils gîtes peuvent produire dans l'économie animale, on ne voit que trop de personnes être les victimes de leur entêtement à cet égard. Mais si du moins il y a quelque espèce d'hommes qui soient forcés à coucher dans ces lieux humides, il faut qu'ils élèvent beaucoup leurs lits, qu'ils les tiennent isolés & éloignés des murs, le plus près possible de la cheminée, s'il y en a, & qu'ils aient la précaution de faire sécher souvent leurs draps & leurs couvertures.

C'est par de telles précautions qu'on peut sur terre diminuer dans les lieux bas l'humidité de l'air & ses pernicieux effets; mais il ne faut pas s'en tenir là; la manière de vivre doit autant contribuer à éloigner la disposition scorbutique qu'engendrent de pareilles habitations, que les précautions que je viens d'assigner: c'est pourquoi il faut les faire concourir ensemble à la destruction du mal.

Les alimens d'une facile digestion, la nourriture végétale, le pain de froment bien fermenté & bien cuit, les racines anti-scorbutiques, comme les raiforts, les navets, la carotte, les plantes légumineuses qui ont des fleurs en croix, comme le choux, &c. les oignons, les poireaux dans la soupe & dans les ragoûts, la moutarde mêlée avec les alimens, le cresson en salade, la viande fraîche, de quelque manière qu'elle soit préparée, &c. sont d'excellens moyens à employer dans cette circonstance. On ne doit boire alors que peu d'eau; l'usage du vin produit de bons effets: on peut le rendre plus actif & plus propre à s'opposer au scorbut, en y faisant infuser une certaine quantité de quinquina; cette écorce est le meilleur des anti-scorbutiques. Un exercice modéré, joint aux bons effets de tous ces agens, doit raisonnablement faire espérer que le scorbut ne se manifestera pas parmi les gens de terre qui habitent les endroits même les plus propres à faire éclore cette maladie. On ne sauroit trop recommander de s'abstenir d'un long usage de viandes salées & fumées, de celui des liqueurs spiritueuses distillées, telles que l'eau-de-vie, & celles dont l'esprit-de-vin fait la base. Autant le vin est avantageux pour prévenir le scorbut, autant ces différentes substances y disposent, & cela par une manière d'agir que je développerai par la suite, de sorte qu'on ne sauroit assez combattre un préjugé encore trop commun, que les liqueurs, en donnant du ressort aux parties, sont très propres à s'opposer au scorbut.

Tout ce que je viens de dire, peut s'appliquer aux personnes qui habitent des endroits marécageux, couverts de bois ou remplis d'étangs, &c. Ils doivent loger dans des appartemens élevés, aérés & secs, se nourrir à peu-près comme je viens de le prescrire. Mais si toutes les précautions, que j'indique, paroissent insuffisantes, on a un moyen presque sûr de guérison, qu'on peut toujours se procurer sur terre; c'est celui de changer d'habitation : on peut aller dans un pays plus sec, plus élevé, plus sain, & où les causes prédisposantes du scorbut n'existent presque jamais. C'est ainsi que les Anglois, attaqués de cette maladie, & de celle qu'on nomme *Consomption*, quittent leur Isle pour venir habiter les provinces méridionales de France où il pleut rarement, & où par conséquent les marais, les étangs & les brouillards sont moins fréquens. La santé étant le plus précieux de tous les biens, que ne doit-on pas faire pour se la procurer! & à cet égard, que l'on me permette ici une réflexion qui peut être de quelque utilité.

On eſt étonné de voir que des perſonnes, qui à la campagne paroiſſent habiter des maiſons enchantées par la beauté, l'élégance de l'architecture, & par la belle diſpoſition des appartemens, ne jouiſſent pas de la ſanté que ſemble promettre l'air ſalubre de la campagne, & la vie exercée & amuſante qu'on y mène; cela ne viendroit-il pas de ce que les bois environnans, plantés pour l'agrément du lieu, les pièces d'eau qu'on recherche avec tant de ſoin, & que l'on ſe procure avec des frais immenſes, qui entourent ſouvent de fort près les habitations des grands Seigneurs, donnent lieu à une atmoſphère chargée de vapeurs qui ne peuvent être aiſément diſperſées & éloignées, ou qui, lorſqu'elles le ſont, prennent, ſuivant la nature du vent, leur direction du côté de la maiſon, dont elles rempliſſent les appartemens, pour ne plus en être déplacées qu'avec peine! On voit que cet inconvénient ſera inévitable, quel que ſoit le vent qui règne, ſi chaque côté du bâtiment a une pièce d'eau en perſpective. On ſait ce que l'on a à craindre du voiſinage des étangs, des marais, &c. où les effets des vapeurs pernicieuſes qui s'en élèvent, font ſouvent naître des maladies très-graves. C'eſt autant par une bizarrerie étrange, que par un ornement mal entendu, qu'on ſe plaît à ſe procurer par l'art ce dont on ſe plaindroit s'il étoit un effet de la Nature. Des nappes, des pièces d'eau, par exemple, où ce liquide ſe renouvelle très-promptement & ſans interruption, feroient des objets d'agrément qui ne nuiroient pas à la pureté de l'air; mais que l'on ait autour d'une belle maiſon, que l'on ſe fait un plaiſir d'habiter dans la plus agréable ſaiſon de l'année, des eſpèces de marres, réfuge de tous les inſectes aquatiques, c'eſt ce que l'on ne ſauroit aſſez blâmer.

Quoique je ne doive ſpécialement m'occuper que des maladies des Gens de mer, j'ai cru cependant devoir indiquer en paſſant les précautions que les habitans de la terre ferme peuvent prendre contre le ſcorbut, lorſqu'ils demeurent dans des pays où les cauſes prédiſpoſantes de cette maladie ſont fort communes, où, lorſque par état ou par néceſſité, ils ſont contraints de loger dans des endroits propres à l'engendrer; ces précautions ſont faciles, peu étendues, & portent toujours ſur des objets que l'on peut aiſément ſe procurer ſur terre.

Si le ſcorbut a été autrefois ſi meurtrier dans quelques contrées, c'eſt que l'on méconnoiſſoit ſes cauſes & les véritables moyens de s'oppoſer à leurs effets; dès que tous ces objets ont été connus par les ſoins des Médecins qui ont bien obſervé, cette maladie n'a plus fait autant de ravages, parce qu'on a ſu ſe ſouſtraire à ſes cauſes ou diminuer leur activité. Mais il n'en eſt pas de même lorſqu'il faut lutter contre ces cauſes chez des Gens de mer qui ſont continuellement expoſés à leur action, & qui ne peuvent que très-difficilement en éluder l'effet; lorſque les moyens les plus ſalutaires, les plus prompts & les plus propres à combattre cette maladie, manquent, ou ne peuvent pas être mis en uſage; lorſqu'enfin on eſt forcé de permettre des choſes qui ſont contraires au plan méthodique de curation qu'on ſe propoſe. C'eſt cependant la fâcheuſe ſituation dans laquelle ſe trouve l'Homme de l'art qui veut préſerver du du ſcorbut l'Équipage d'un Vaiſſeau ; s'il eſt inſtruit, il voit d'un côté toutes les précautions & tous les ſecours indiqués, & de l'autre, il ne voit que l'impoſſibilité de mettre en pratique ceux qui auroient le plus de ſuccès.

Mais plus les difficultés ſont grandes, plus il doit faire d'efforts pour les ſurmonter ; ſi l'uſage des moyens les plus efficaces eſt abſolument impraticable, on doit y ſuppléer, autant qu'on le peut, par d'autres qui tendront à remplir à peu-près le même but ; il faut ſavoir multiplier les ſecours, les varier, & tirer de ce qu'on a en ſa diſpoſition tout le parti poſſible, afin de s'oppoſer à un mal auſſi dangereux.

Comme l'air froid & humide eſt une des cauſes principales du ſcorbut, on ne négligera rien pour diminuer ſon action ; il faudroit que dans les temps froids, humides & pluvieux, pendant leſquels il règne des brouillards, on ordonnât aux Matelots de ſe couvrir de leur mieux pour éviter les atteintes de l'humidité. Les Officiers devroient défendre qu'aucun Matelot ſe couchât dans ſon hamac avec ſes habits mouillés; car on comprend que de pareilles imprudences diminuent la tranſpiration, & donnent lieu au déſordre qu'on voudroit éviter. Dès-lors la police intérieure d'un Vaiſſeau veut que les gens de l'Équipage aient du linge & des habillemens pour changer dans le beſoin. Cette précaution ne peut quelquefois être miſe en uſage, parce que dans les gros temps qui ſont de longue durée, les Matelots étant expoſés à être mouillés à chaque inſtant, l'on voit qu'il n'y a pour eux aucun moyen d'éviter les effets de l'humidité; mais dans ce cas, il ne faudroit permettre aux Matelots de changer de linge & de vêtement qu'après le mauvais temps. Après cela, il faudroit auſſitôt employer tout ce qui ſeroit propre à diſſiper la trop grande humidité des endroits où couchent les Matelots. Mais quel moyen a-t-on à oppoſer à un pareil inconvénient dans un Vaiſſeau? On ne ſauroit y faire de grands feux: l'uſage de l'alkali fixe, dont on pourroit ſur terre tirer avantage pour une petite habitation, n'eſt pas propoſable à la mer. On eſt donc obligé de s'en tenir à des manœuvres qui ne peuvent jamais être parfaitement efficaces ; il faut alors aider la circulation de l'air en ouvrant les écoutilles, &c. On portera, dès que le gros temps sera passé, toutes les hardes mouillées sur le pont, & on les fera sécher le plus promptement qu'il sera possible.

Une précaution très-utile qu'on pourroit encore prendre, seroit de parcourir l'entre-pont avec un fourneau rempli de charbons ardens, fait de manière à n'avoir rien à craindre du feu, & qui seroit toujours accompagné d'un surveillant exact ; ce feu mobile feroit des stations de distance en distance : on jetteroit sur les charbons enflammés quelques substances résineuses, telles que la résine de pin, le benjoin commun, l'encens, & même une petite quantité de vinaigre, &c. Avec ces précautions, on parviendroit tout-à-la-fois à corriger, du moins pour un temps, les mauvaises qualités de l'air & son humidité. Seroit-il même impossible que, par une machine semblable à celle de M. Sutton, on parvînt à faire passer dans l'entre-pont & ailleurs, un air chaud & sec, qui auroit un réservoir où pomperoit une machine ingénieusement faite ? Il n'y auroit rien de si aisé que d'imaginer un fourneau portatif qui ne laisseroit craindre aucun accident, & qui, par une petite quantité de charbons ardens, donneroit lieu à un courant d'air qu'il échaufferoit, & qui pourroit être poussé dans presque toutes les parties d'un Vaisseau : l'usage d'un pareil moyen ne seroit pas si embarrassant qu'on pourroit le penser ; on affoibliroit par-là efficacement la cause principale du scorbut.

Mais comme, en diminuant un peu la cause principale d'une maladie, on n'empêche pas pour cela qu'elle ne se manifeste, il faut diriger ses vues du côté de toutes les causes auxiliaires ; on tâchera donc de modifier leur action, de manière qu'elles ne concourent que le moins possible à la production d'une maladie qu'on ne peut éviter avec trop de soin.

Les mauvais alimens dont les Matelots font usage, étant une cause auxiliaire, dont l'énergie est très-grande, rien ne seroit plus utile que d'en changer la qualité dans ces circonstances. Du pain fermenté nouvellement fait, ou du meilleur biscuit, une certaine quantité de viande fraîche, sont des secours qu'on devroit réserver pour de pareilles occasions. Le vin est alors un excellent antidote; on doit en donner dans ce cas aux Matelots: c'est un restaurant, un tonique, un antiscorbutique merveilleux. On ne peut pas en dire autant de l'eau-de-vie & des liqueurs spiritueuses distillées; elles doivent être proscrites, parce qu'elles leur sont très-funestes, ainsi que je l'ai dit ci-devant.

Lorsque toutes les causes qui produisent ordinairement le scorbut, ont agi ensemble, & qu'il est très à craindre qu'il n'infecte l'Équipage, ou lorsqu'enfin il a commencé à s'annoncer chez quelques individus par des signes, quoiqu'équivoques, c'est alors que les Officiers & le Chirurgien doivent montrer plus d'ardeur pour empêcher qu'il ne se manifeste sensiblement; & cela en excitant la gaieté parmi les Matelots, en les rassurant, en leur donnant des jeux qui les exercent, les amusent & les distraient. Quelques bouteilles de vin distribuées à propos, une plus grande quantité de légumes, la diminution des viandes salées, quelques volailles enfin, ſerviroient admirablement bien à éloigner la diſpoſition que les Matelots auroient alors au ſcorbut : l'uſage du riz, par exemple, me paroîtroit excellent dans cette circonſtance.

Les Matelots du Levant ſont, il eſt vrai, par la ſituation des côtes qu'ils habitent, & par l'état de l'atmoſphère dans laquelle ils ſont plongés, moins expoſés à cette maladie, que les Matelots du Ponant, excepté en hiver, où la Méditerranée eſt orageuſe; mais le riz, dont ils ſe nourriſſent, n'entreroit-il pas pour beaucoup parmi les cauſes qui empêchent le ſcorbut de ſévir auſſi fortement chez eux que chez les Matelots du Nord ?

Les Italiens, qui font la plus grande conſommation de cette nourriture, ſont auſſi les moins ſujets à cette maladie. Pourquoi un aliment, ſi ſalutaire à tant d'égards, ne ſeroit-il pas avantageux aux Gens de mer des autres contrées ? Les légumes aſſaiſſonnés avec un peu de vinaigre, les choux confits avec cette liqueur & le ſel, ſont des moyens à employer, non-ſeulement contre le ſcorbut, mais encore contre pluſieurs autres maladies auxquelles les Matelots ſont expoſés ſur mer. Les ſucs de groſeille, de citron, d'orange, & ceux des autres fruits aigrelets, épaiſſis au bain-marie, & conſervés dans des bouteilles exactement bouchées, ſont de la plus grande utilité pour prévenir le ſcorbut; on pourroit en faire prendre à tout l'Équipage une cuillerée le matin dans un verre de vin ou de bière. C'eſt par ces précautions que M. Lind nous apprend que le Commandant des quatre vaiſſeaux Anglois, qui les premiers firent le voyage de l'Inde pour le compte de la Compagnie d'Angleterre, parvint à préſerver ſon Équipage des ravages que faiſoit le ſcorbut dans les autres Vaiſſeaux de la petite eſcadre dont il faiſoit partie; il donnoit tous les matins à chaque Matelot trois cuillerées de ſuc de citron : mais ce ſuc n'étant point épaiſſi, cette quantité n'équivaut pas à celle que je propoſe; on peut donc beaucoup eſpérer de ſon uſage. Une boiſſon, faite avec ces ſucs, de l'eau-de-vie, du ſucre, & de l'eau en quantité convenable, (ce qui eſt le punch des Anglois) me paroît devoir être un préſervatif excellent; l'embarquement d'une certaine quantité de ces ſubſtances, devroit faire un article bien eſſentiel de l'approviſionnement d'un Vaiſſeau: les avantages, que l'on a tirés de leur uſage dans les circonſtances les plus critiques, ainſi que l'aſſure M. Lind, prouvent tout-à-la-fois l'efficacité du ſuc de limon ou d'orange, & la néceſſité d'en être pourvu. Refuſera-t-on de ſe procurer ce ſecours lorſqu'on le peut à ſi peu de frais! Il ne faut pour cela que donner des ordres dans nos Colonies de l'Amérique, où ces fruits ſont ſi communs. Quoi de plus propre à raſſurer contre une ſi cruelle maladie, que ce que nous apprend le Docteur Mead, de la facilité avec laquelle l'Amiral Charles Wager fit ceſſer le ſcorbut qui affligeoit ſon Équipage! Tout ſon ſecret conſiſtoit à fournir chaque jour à ſes Matelots une caiſſe de limons, dont ils mangeoient avec profuſion, & dont ils mélangeoient le ſuc avec la bière qui leur étoit diſtribuée.

C'eſt à l'uſage des oranges que le Lord Anſon dut le prompt rétabliſſement de ſon Équipage dans l'Iſle de Tenian. Avec quelle efficacité n'a-t-on pas employé pour combattre le ſcorbut, quelques cuillerées de ſuc de limons, priſes deux fois par jour avec un peu de vin de Malaga & d'eau! Quoique juſqu'ici les ſucs d'oranges & de limons aient paru mériter la préférence, les autres ſucs aigrelets les égalent preſque en vertu, & peuvent bien leur être ſubſtitués dans le beſoin.

M. Lind s'eſt aſſuré par nombre d'expériences réitérées, & par toutes les obſervations qu'il a recueillies, que le cidre & la bière étoient de bons anti-ſcorbutiques; la première de ces boiſſons ſur-tout a toujours produit d'excellens effets dans cette maladie: d'où l'on doit conclure qu'on ne ſauroit trop recommander aux Capitaines d'en faire embarquer une quantité convenable. La bière bien faite, chargée de houblon, eſt une liqueur fermentée, qui fortifie, qui nourrit, & qui en même temps contient des principes très-propres à prévenir le ſcorbut & à le combattre; pour rendre même ſon action plus efficace, on peut y joindre, lorſqu'elle eſt foible, une petite quantité de ſucs des fruits dont j'ai parlé ci-devant, & l'animer avec un peu d'eau-de-vie tirée du ſucre, du grain ou du vin. Ce n'eſt qu'étant préparée de cette façon, que cette dernière liqueur devroit être permiſe; en l'aſſociant avec un corps muqueux, avec lequel elle s'allie aiſément, on lui rend ce qu'elle avoit abandonné dans la diſtillation; elle augmente alors la vertu anti-ſcorbutique des ſubſtances auxquelles on l'unit. L'expérience eſt ſur cela d'accord avec la théorie.

On pourroit encore faire une eſpèce de bière particulière & très-ſalutaire aux Gens de mer, en faiſant infuſer dans la décoction du grain dont elle eſt compoſée, une quantité convenable de quinquina ou d'abſynthe, & en y laiſſant ces ſubſtances dans le temps de ſa fermentation; on connoît trop la vertu anti-ſeptique & ſtomachique de ces ingrédiens, pour ne pas ſentir tout l'avantage d'une pareille addition. La décoction des jeunes branches de ſapin . . . *ſive abies rubra*, auquel on peut très-bien ſubſtituer le *pinus ſylveſtris*, conſeillé par Erbenius, Médecin de Suède, eſt encore un remède efficace; l'uſage de cette eſpèce de pin fit diſparoître d'une manière si prompte & si surprenante le scorbut qui ravageoit l'armée Suédoise, qu'il doit tenir un des premiers rangs parmi les remèdes anti-scorbutiques. Mais comme sur mer il ne seroit pas aisé d'en avoir une certaine provision, & que d'ailleurs les jeunes branches pourroient perdre de leur vertu par dessèchement, on a trouvé le moyen d'en préparer une espèce de bière appelée *sapinette*, dont les propriétés ont été éprouvées. Pourroit-on, après l'éloge qu'en font tous les Auteurs qui l'ont employée, négliger de se procurer par quelques barriques de cette bière, un secours dont l'efficacité a été si heureusement reconnue ?

Il s'en faut beaucoup que ces moyens soient les seuls propres à prévenir le scorbut ; l'usage des oignons s'oppose si efficacement au progrès de cette maladie, que M. Lind dit qu'il n'a jamais vu les Équipages qui en font un usage journalier, en être attaqués ; il pense même, & c'est avec raison, que si les Matelots Hollandois sont moins sujets au scorbut que ceux de la Nation Angloise, c'est qu'ils mangent plus communément des choux confits & des oignons, ſoit dans leurs ſoupes, ſoit dans les ragoûts dont ils ſe nourriſſent : les poireaux ſont auſſi un bon antiſcorbutique. Mais, dira-t-on, comment conſerver ces ſubſtances, & les avoir en aſſez grande quantité dans un Vaiſſeau, pour fournir à la conſommation de pluſieurs centaines de perſonnes ? Tout eſt poſſible, tout eſt même aiſé, dès que, perſuadé de l'utilité d'un moyen, on veut prendre les meſures convenables pour ſe le procurer.

1.° On peut conſerver toutes ces ſubſtances, en les marinant avec du vinaigre & du ſel, & en les rangeant par couches avec du ſel ſeulement, & cela dans des barriques ou dans des vaſes de grès, qu'on achèveroit de remplir par une couche de ſel aſſez forte. Les choux, les haricots, le creſſon, & toutes les autres plantes légumineuſes dont j'ai parlé, ſont ſuſceptibles d'une très - longue conſervation par ce procédé.

2.° On concevra qu'il eſt très-poſſible de ſe pourvoir de ces différens ingrédiens en aſſez grande quantité, ſi l'on conſidère qu'il ſuffiroit aux Matelots de faire deux ou trois repas par ſemaine avec ces légumes ainſi préparés, pour être préſervés du ſcorbut. Les ſeuls cas où les cauſes principales de cette maladie agiroient conſtamment ſur eux, exigeroient qu'on multipliât l'uſage de ces alimens ſalutaires. S'écriera-t-on ſur l'emplacement qu'occuperoient pluſieurs barriques remplies de ces végétaux? Peut-il y avoir dans un Vaiſſeau des marchandiſes auſſi précieuſes que celles qui tendent à conſerver la ſanté! L'avidité du gain l'emportera-t-elle toujours ſur le ſalut des hommes?

Pour ce qui eſt des Vaiſſeaux de Roi, qui ne ſont point deſtinés au Commerce, que de choſes futiles n'y embarque-t-on pas, dont la place devroit être occupée par des matières qui deviennent ſi ſouvent de la première néceſſité! Les Approviſionneurs ne trouveroient peut-être pas une fourniture de cette eſpèce fort aiſée, ou ne prendroient pas toutes les précautions propres à la conſerver; mais pourvu qu'on payât convenablement ces différentes ſubſtances, qui ne ſont jamais d'un grand prix, on trouveroit dans les ports des perſonnes qui, après les avoir préparées exactement, en auroient toujours de fraîches, prêtes à être embarquées. On peut ajouter ceci à la préparation indiquée ci-devant; c'est qu'il faut que les végétaux soient le moins humides possible: il faut que les couches soient minces, & que le sel, qui sera entre deux, ait été desséché auparavant; quand on voudra en faire usage, on les lavera simplement dans de l'eau chaude, de façon à enlever la plus grande partie de sel marin. Il est fâcheux que les Matelots n'aient des gages que fort modiques: on pourroit les obliger à se fournir eux-mêmes, outre la provision générale, d'une certaine quantité de quelques-uns des préservatifs du scorbut, dont j'ai fait mention. S'ils étoient un peu à leur aise, le desir de se maintenir en santé, si naturel à tous les hommes, & la certitude de la bonté de ces préservatifs, acquise par l'épreuve de leurs effets, engageroient vraisemblablement les Matelots à une dépense qui leur paroîtroit légère en comparaison de son utilité.

Plusieurs Auteurs, qui ont présumé que les limons, les oranges & les autres fruits aigrelets s'opposoient au vice scorbutique par leur seule acidité, ont cru qu'on pouvoit par analogie substituer à ces substances salutaires des acides qui, étant concentrés, pourroient dans une petite dose communiquer une agréable acidité à une très-grande quantité de boisson, tel que l'élixir de vitriol, qui a été tant recommandé en Angleterre. Si ce moyen avoit pu remplir l'objet pour lequel on l'avoit proposé, il auroit été d'autant plus avantageux, qu'une très-petite portion de cet acide minéral auroit suffi pour guérir du scorbut un Équipage nombreux. Mais bien loin que les différentes expériences qu'on a faites, aient prouvé qu'il eût la vertu de détruire cette maladie, on a même eu occasion de remarquer qu'elle s'étoit souvent manifestée chez des personnes qui, depuis un temps assez long, faisoient usage de ce faux préservatif; d'où l'on peut conclure que c'est de son union avec la partie muqueuse & huileuse des fruits, que l'acide qu'ils contiennent tire son efficacité contre le scorbut. Il faut cependant convenir que c'est un remède qui ne doit pas être absolument proscrit; on peut l'employer avec ſuccès pour combattre, non pas la cauſe, mais les ſymptômes du ſcorbut qui s'annoncent dans la bouche : il arrête l'hémorragie des gencives, & les raffermit ; il ſuffit alors de l'employer en gargariſmes. Si cependant on n'avoit rien de mieux en ſa diſpoſition, on pourroit y avoir recours ; mais en ce cas, il faudroit, au lieu de le faire prendre dans un véhicule purement aqueux, le joindre aux alimens mucilagineux, dont on nourrit communément les Matelots : par exemple, après l'avoir uni à une ſuffiſante quantité de ſucre, & en avoir formé une eſpèce de corps ſavonneux, on l'incorporeroit exactement avec les pois, les haricots, le riz & les autres légumes que mangent les Matelots.

C'eſt ſans doute en partant des mêmes principes, qu'on a eu depuis long-temps recours à l'acide du vinaigre pour s'oppoſer au ſcorbut ; ſon efficacité, lorſqu'il eſt employé convenablement & mélangé ſur-tout avec les ſubſtances dont on ſe nourrit, n'eſt point équivoque dans cette maladie : mais il s'en faut beaucoup qu'il puiſſe être comparé aux

aux ſucs des fruits dont j'ai parlé. Cet acide qui, mêlé avec des ſubſtances végétales, eſt moins concentré que l'acide vitriolique, jouit d'une vertu anti-ſcorbutique plus marquée. Ce même acide, beaucoup inférieur en vertu au vin dont il eſt tiré, & aux ſucs des fruits aigrelets, nous annonce qu'une combinaiſon exacte & proportionnée d'acides, de corps muqueux & d'huile, eſt le véritable remède du ſcorbut, & que par conſéquent c'eſt dans les végétaux où cette combinaiſon a été faite plus parfaitement par la Nature, qu'on doit chercher les ſecours les plus propres à corriger le vice ſcorbutique.

L'eau de la mer, regardée par quelques-uns comme une cauſe du ſcorbut, a été recommandée par d'autres comme un moyen pour le prévenir; & en effet, loin qu'elle nuiſe dans cette maladie, ſon uſage, à la doſe d'une pinte par jour, le matin à jeun, verre à verre, pendant une ſemaine ou deux, a produit pluſieurs fois un ſoulagement ſenſible dans les premiers temps de la maladie; rien de plus aiſé que de rendre raiſon de ſes effets ſalutaires: elle purge comme tous les liquides qui tiennent des ſels neutres en diſſolution, & par cette ſeule qualité ne doit-elle pas opérer quelques bons effets dans une circonſtance où tous les ſymptômes de la maladie annoncent qu'il y a pléthore & épaiſſiſſement des humeurs ? Une dyſſenterie modérée, qui ſeroit un très-grand accident dans les derniers temps du ſcorbut, n'eſt-elle pas ſecourable dans le premier état du mal ?

L'uſage de l'eau corrompue étant une des cauſes du ſcorbut, rien n'eſt plus précieux que de pouvoir la conſerver, ou lui rendre ſa première bonté lorſqu'elle l'a perdue. Ce point eſſentiel a été l'objet des recherches de la plupart des Médecins. Il eſt, je penſe, fort difficile d'empêcher que l'eau ne ſe corrompe lorſqu'on la tranſporte d'un climat froid dans un climat chaud, parce qu'il eſt de l'eſſence de tous les corps de tendre plus ou moins vîte à la putréfaction (non que l'eau élémentaire puiſſe ſubir aucun changement), mais c'eſt que l'eau commune contient beaucoup d'hétérogénéités : des inſectes ſans nombre y écloſent, y vivent & y prennent accroiſſement, &c. & par-là l'eau qui, dans l'état de pureté parfaite, ne devroit jamais ſe corrompre, devient ſujette à une dépravation relative aux ſubſtances dont elle eſt chargée : c'eſt un effet auquel on a tâché de s'oppoſer par différens moyens. Dans cette vue, pluſieurs Médecins qui ont ſuivi de près cette matière, ont recommandé, pour qu'on conſervât à l'eau qu'on embarque ſa première bonté, d'ajouter une quantité convenable d'acide vitriolique ou marin, ou bien d'y mêler ſuffiſamment de bon vinaigre; quelques-uns ont conſeillé de faire brûler du ſoufre dans les tonneaux avant de les remplir : d'autres ont propoſé le mercure crud pour tuer les inſectes qui pourroient y éclore, & y prendre accroiſſement. M. Lind a recours aux ſucs d'oranges, de limons, &c. pour l'aciduler. Mais tous ces moyens, ſi aiſés à pratiquer, ne ſont malheureuſement pas aſſez efficaces pour s'oppoſer parfaitement à la putréfaction de l'eau; ils ne ſont cependant pas à négliger, puiſqu'ils éloignent du moins ce pernicieux effet, & qu'ils font de cette boiſſon un préſervatif contre le ſcorbut, ſur-tout en ſuivant la méthode du Docteur Lind.

On peut aider l'efficacité de ces additions par des précautions priſes dans le temps de l'empliſſage des tonneaux ; il faut qu'ils ſoient toujours pleins, & qu'ils ſoient exactement bouchés : car pourquoi la communication avec l'air extérieur, qui eſt un des principaux agens de toutes les fermentations & dépravations des ſubſtances végétales & animales, n'agiroit-elle pas ici, comme dans toutes les autres circonſtances connues ? Il ſeroit cependant utile de les ouvrir de temps à autre pour les remplir s'il s'étoit fait quelque perte ou quelque évaporation. On pourroit, par la réunion de tous les procédés qui ſont indiqués ici (& qu'on peut trouver plus en détail dans les expériences que M. Hales a faites ſur cet objet), parvenir à écarter ſuffiſamment la tendance que l'eau a à ſe corrompre, pour la conſerver potable dans un voyage de long cours ; ce qu'on obtiendroit d'autant plus aiſément, que l'on embarqueroit l'eau moins de temps avant le départ du Vaiſſeau.

Il arrive cependant (& cela n'eſt que trop ordinaire), ſoit que les précautions ci-dessus énoncées aient été prises, soit qu'on les ait négligées : il arrive, dis-je, que l'eau ou presque toute l'eau d'un Vaisseau se trouve corrompue après un certain temps, & sur-tout quand on passe sous la Ligne, de façon que l'Équipage est dans la fâcheuse alternative de boire de cette eau mal-saine ou de mourir de soif, & se voir par là forcé de quitter sa route pour aller faire de l'eau sur la côte la plus voisine. Mais comme ce n'est qu'à l'extrémité qu'on se résout à ce dernier expédient, & que l'usage d'une pareille eau peut non-seulement concourir à produire le scorbut, mais encore à donner naissance à d'autres maladies très-graves & très-meurtrières, il faudroit trouver & indiquer quelques moyens simples & aisés de la purifier & de la rendre potable sans danger.

L'ébullition a paru propre à lui restituer son premier état ; elle détruit tous les animalcules qui peuvent exister dans cette eau : les parties volatiles, qui sont le produit des substances putréfiées qui y sont contenues, s'exhalent ; celles qui sont terrestres, se précipitent après cette opération, & un nouvel air plus pur & plus élaſtique remplace bientôt celui que l'eau a perdu par la chaleur qu'on lui a fait éprouver: dès-lors ce liquide, auparavant pernicieux, peut être bu ſans danger. Mais il a toujours perdu, par le moyen du feu, un certain principe volatil qui ne lui eſt jamais rendu; ce qui le prouve, c'eſt que l'eau qui a ſouffert l'ébullition, au lieu de lâcher le ventre, le reſſerre: or comme la liberté du ventre eſt eſſentielle pour prévenir la maladie que nous cherchons à combattre, cette qualité aſtringente qu'elle acquiert par le feu, eſt ſans doute un inconvénient qu'il faudroit pouvoir éviter. D'ailleurs ce procédé étant embarraſſant ſur un Vaiſſeau où la conſommation eſt grande, où le bois & le charbon ſont toujours un article d'approviſionnement fort ménagé, il ſeroit avantageux d'y parvenir par une méthode plus facile.

Celle que propoſe M. Lind de placer un grand tonneau dans le lieu le plus chaud du Vaiſſeau, comme dans la cuiſine, ſeroit ſans doute préférable, ſi les effets en étoient plus prompts; on hâteroit bien par ce procédé la putréfaction de l'eau, & sa dépuration qui en est une suite nécessaire ; mais cette opération exige toujours un certain temps avant que d'avoir produit son effet, elle peut même le manquer dans les circonstances où il est essentiel que l'Équipage soit promptement pourvu de bonne eau : il me semble que l'on pourroit rectifier cette méthode & en hâter les effets ; voici ce que je proposerai à cette occasion. On communiqueroit, en introduisant dans une barrique une suffisante quantité d'eau chaude, une chaleur de 20 à 25 degrés à celle qui y seroit contenue, & on répéteroit quelquefois cette manœuvre dans l'endroit le plus chaud du Bâtiment ; on pourroit même ne pas s'en tenir à cette seule précaution : un mucilage fait avec de la colle de poisson qu'on jetteroit dans les tonneaux, en se précipitant, entraîneroit dans le fond les matières putréfiées & errantes : rien alors n'empêcheroit qu'on ne soutirât l'eau, & qu'on n'y joignît les substances antiputrides dont on a fait mention. Ce seroit faire un beau présent à l'humanité, que de trouver tout-à-la-fois un moyen de purifier l'eau, & de la rendre propre à s'oppoſer à la plus cruelle des maladies.

Ce n'eſt pas ſeulement par les ſubſtances dont on ſe nourrit, que l'on peut prévenir efficacement le ſcorbut; il faut tendre au but que l'on ſe propoſe par tous les moyens poſſibles. L'exercice modéré en eſt un des plus ſalutaires; on le conſeillera donc aux Matelots; qui plus eſt, on les y forcera dans les temps où la manœuvre du Vaiſſeau leur laiſſera aſſez de relâche. Mais que l'on ſe ſouvienne de cette réflexion; autant un exercice modéré eſt avantageux, autant l'exercice pouſſé trop loin, eſt nuiſible. Ceux pour qui une convaleſcence trop prolongée laiſſe craindre qu'ils ne ſoient affectés du ſcorbut, ne peuvent pas, à cauſe de la foibleſſe où ils ſont dans les premiers temps, mettre en pratique un ſecours auſſi utile; l'on y peut ſuppléer par divers moyens, qui, ſans demander de la part du convaleſcent aucune action muſculaire, ne laiſſeroient pas de le ſecouer de façon à réveiller le ton de ſes fibres engourdies & relâchées par la maladie.

Voilà les ſecours généraux que l'on peut

employer avec le plus d'efficacité pour prévenir le ſcorbut. Il ſeroit inutile, je penſe, d'entrer dans de plus longs détails à ce ſujet; les cauſes d'une maladie connues, leur manière d'agir expliquée, & la marche des ſymptômes qui la caractériſent, exactement expoſée, ſuffiſent à l'Homme de l'art inſtruit, pour employer les moyens qui ſont à ſa diſpoſition, de la manière & dans les temps les plus convenables.

On ne peut que donner des préceptes généraux; c'eſt aux perſonnes éclairées à en faire la juſte application. Si les précautions que j'ai ſommairement propoſées pour s'oppoſer au ſcorbut, ſont infructueuſes, ou ſi l'on a manqué des ſecours les plus efficaces, la maladie pourra ſe manifeſter, mais ce ſera toujours plus tard qu'elle ne l'auroit fait, & ne parviendra pas auſſi promptement à ſon dernier degré; les ſymptômes en ſeront plus légers & les accidens moindres; c'eſt toujours un bien réel: l'ennemi auquel on a à faire, eſt moins redoutable, & dès-lors on a déjà beaucoup gagné. Mais la grande affaire eſt de guérir & de détruire cette maladie lorſqu'elle eſt déclarée & manifeſte; c'eſt ce que l'on nomme la *curation propre*, dont je vais m'occuper eſſentiellement.

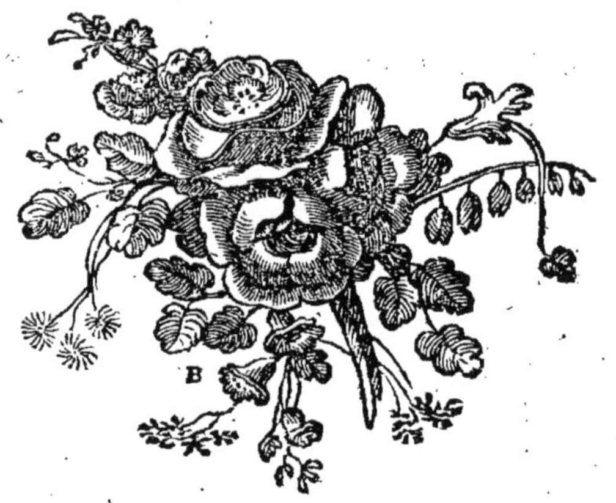

DE LA CURATION PROPRE DU SCORBUT.

LES Auteurs recommandent un ſi grand nombre de remèdes dans cette maladie ; il y en a qui ſont ſi contraires, ſi diſcordans, & dont les principes oppoſés paroiſſent ſi peu pouvoir convenir dans la même maladie, que l'on eſt fort embarraſſé ſur le choix. En effet, les uns vantent les adouciſſans, les muqueux & les mucilagineux, lorſqu'ils ſont ſuffiſamment fournis de ſel & d'huile, comme les raiſins, les figues, les pommes douces, le riz, &c. Les autres ordonnent les âcres, les amers, les alkalis volatils, comme la ſcille, les oignons, l'ail, le *ſedum vermiculare majus*, le quinquina, l'abſynthe, l'écorce de Winter, l'alkali fixe des végétaux ; les plantes qui contiennent des eſprits volatils, comme le chou, le navet, le raifort, la moutarde, le creſſon, le cochléaria, l'eſprit ardent de ces deux dernières plantes, &c. D'autres preſcrivent les ſubſtances ſavonneuſes, les ſucs de certaines plantes, de certains fruits, les liqueurs fermentées, telles que le vin, la bière, le cidre, le punch des Anglois; d'autres enfin, outre les ſucs des végétaux, propoſent les acides de tout genre, comme des ſpécifiques du ſcorbut. Tous citent des exemples nombreux de ſuccès, & donnent des raiſons très-propres à autoriſer leur conduite : alors le Médecin, incertain & flottant, ne ſait à quoi ſe déterminer; frappé de la contradiction qu'il croit entrevoir dans le choix des moyens employés, (mais qui n'eſt qu'apparente) il lui faudroit une expérience de pluſieurs années, pour qu'après des eſſais multipliés, il pût ſe rendre propre une méthode curative, pourvu encore qu'il ne ſe fût pas laiſſé ſubjuguer par le préjugé & par l'eſprit de ſyſtème. Je parle de l'homme inſtruit & rempli de toutes les connoiſſances qu'exige ſon état; ce langage eſt-il également applicable aux hommes chargés du ſoin de la ſanté de la plupart des ſujets qui navigent! Je le ſouhaite pour le bien de l'humanité. Mais comme il n'eſt pas à préſumer que tout ce que je pourrois dire à ce ſujet, fît changer l'uſage établi, je me renferme dans ce qui eſt de mon miniſtère, en tâchant d'inſtruire & de conduire dans la voie d'une ſaine pratique ceux entre les mains de qui ſe trouveront la plupart des perſonnes attaquées du ſcorbut.

Cette maladie eſt une par-tout; il faut cependant convenir qu'elle a été guérie par des méthodes qui paroiſſent totalement opposées; cette propoſition auroit l'air d'un paradoxe ſi on examinoit les choſes légèrement: mais qu'on réfléchiſſe, & on verra, ou que les remèdes ordonnés en pareil cas, ont été adminiſtrés dans les différens états de la maladie, ou que ces remèdes, qui ſemblent ſi diſcordans, ont une vertu à peu-près ſemblable; rien de ſi ordinaire dans la pratique. Les alkalis, par exemple, ne ſont-ils pas diaphorétiques? la plupart des ſels neutres n'ont-ils pas la même qualité? certains acides ne jouiſſent-ils pas de la même vertu? D'où je crois que, pour marcher avec ordre dans la méthode curative d'une maladie ſi commune, & dont le traitement a été ſi varié, il ſera bon de développer d'une manière ſatisfaiſante comment les remèdes évidemment composés de principes constitutifs différens, peuvent remplir la même indication. C'est ainsi que l'on pourra assigner à ces remèdes leur valeur & le terme de la maladie où chacun d'eux peut être employé avec succès, & où il peut être nuisible. Si parmi les substances proposées contre le scorbut, il y en a dont l'usage puisse être salutaire dans toutes les époques de la maladie, il y en a aussi dont on ne pourroit se servir, lorsqu'elle est parvenue à un certain degré, sans augmenter l'intensité & la violence des accidens qui l'accompagnent; l'expérience l'a malheureusement démontré plusieurs fois. C'est pourquoi rien ne seroit si avantageux, que de pouvoir écarter par des raisonnemens solides, appuyés d'une bonne pratique, les méprises dans lesquelles tant de personnes sont tombées à cet égard.

Le scorbut a trois temps qui le font changer de face, & qui par conséquent exigent une grande variation dans le traitement. Tous les symptômes de cette maladie commençante, donnent des signes de pléthore & d'épaississement des liqueurs. Dans le second temps, la diſſolution des liquides eſt manifeſte, & dans le troiſième elle eſt pouſſée au point que l'acrimonie qui en eſt l'effet, détruit juſqu'aux ſolides qui les contiennent. C'eſt ſous ces trois points de vue qu'il faut, ce me ſemble, conſidérer le ſcorbut, afin d'en déduire un plan curatif raiſonné, d'après lequel on puiſſe ſe diriger dans le choix des remèdes, & dans leur application relativement aux circonſtances.

Il n'eſt pas étonnant que ces différens états du ſcorbut l'aient fait diviſer en froid & en chaud. Le ſcorbut froid n'eſt que la maladie conſidérée dans ſon premier période; & le ſcorbut chaud eſt cette même maladie parvenue à ſon ſecond degré; le troiſième période n'eſt que la continuation du ſecond. Si le ſcorbut demeure quelquefois, en voyageant dans les mers du Nord, plus longtemps qu'ailleurs dans ſon premier état, on ne peut pas inférer de-là qu'il n'y paſſe jamais aux ſecond & troiſième degrés; c'eſt la marche naturelle de cette maladie, dont la progreſſion eſt plus ou moins lente, ſuivant les circonſtances. Dans les climats chauds, on voit assez pourquoi dans cette maladie le passage d'un état à un autre est très-prompt & souvent très-marqué. Ce qui a pu encore induire en erreur ceux qui ont distingué deux espèces de scorbut, c'est que dans le premier les sels volatils, les remèdes âcres, irritans, échauffans, sont utiles, pendant qu'ils deviennent pernicieux lorsque la maladie a atteint le troisième & même le second période; les sucs acides des végétaux sont alors les remèdes les mieux indiqués, & dont les malades reçoivent le plus de soulagement.

L'engourdissement des membres, la lassitude, le défaut de transpiration, &c. de ceux chez qui le scorbut commence à se déclarer, nous forcent de considérer alors les solides dans un état de langueur & d'atonie qui ne leur permet pas d'agir avec assez de force sur les liquides, pour les broyer & les diviser de façon à en extraire & à en expulser les humeurs séreuses, surabondantes, vicieuses ou inutiles, par les pores de la peau & les autres excrétoires; il faut regarder ces mêmes liquides, & spécialement le sang, comme embarrassés dans leurs propres couloirs, &

comme

comme fournis de beaucoup de particules groſſières & viſqueuſes, premier produit d'un chyle de même nature. Dès-lors on conçoit que cet état préſente deux indications principales à remplir ; celle de donner du reſſort aux ſolides, & celle de fouetter & de diviſer les fluides.

Rien de plus énergique ſans doute pour ſatisfaire à cette double indication, que les remèdes anti-ſcorbutiques chauds proprement dits, tels que le creſſon, le raifort, le cochléaria, la moutarde, l'ail, les oignons, les choux ; les ſpiritueux, les volatils, tels encore que l'eſprit ardent de cochléaria, l'eſprit de corne-de-cerf, de ſel ammoniac ; les diaphorétiques chauds, comme l'infuſion de ſerpentaire de Virginie, de *contra-yerva*, de germandrée ; les bois ſudorifiques, la thériaque, le camphre, ſont encore de très-bons moyens à propoſer. Ces différens ingrédiens ne manquent preſque jamais leur effet dans le premier période de la maladie ; ils ſont réellement de nature à faire ceſſer le déſordre, en combattant tout-à-la-fois la cauſe immédiate & les accidens qui en ſont les ſuites. En effet, que desire-t-on dans cette circonstance? de relever & de soutenir le ton des solides récemment affoiblis, & de produire par ce moyen une plus grande trituration des fluides, & de-là une secrétion plus abondante de l'humeur transpiratoire qui, comme l'on sait, ne se sépare qu'en très-petite quantité dans cette maladie, & cela par les raisons que j'en ai données.

Or les substances que je viens de désigner, possèdent à un degré supérieur la vertu de ranimer les solides, & sont reconnues en outre pour d'excellens incisifs & diaphorétiques; donc il faut convenir que le scorbut commençant doit céder à l'action de ces remèdes. Elle est prompte, il est vrai, & pour ainsi dire momentanée, & devroit ce me semble par cette raison, laisser les vaisseaux dans un état d'atonie plus grand que celui dans lequel ils étoient auparavant; cela arriveroit sans doute, si, à mesure que ces remèdes agissent sur les solides, ils n'avoient aucune prise sur les liquides qui y circulent: mais comme ils ont aussi une qualité incisive très-grande, ils les divisent, diminuent leur résistance, rendent aux vaisseaux la liberté de reprendre leur ton & leur ressort; dès-lors une transpiration plus abondante doit être la suite d'une pareille opération.

D'après ces réflexions, l'on voit qu'il faut recourir avec confiance aux anti-scorbutiques âcres & chauds, dans le premier état de la maladie. On en fait l'usage le plus heureux dans les pays froids, sur les côtes maritimes septentrionales & dans l'intérieur des terres où le scorbut reste plus long-temps dans le premier période *; par la même raison, les cordiaux acidules, les liqueurs fermentées, comme la bière, le vin, le vinaigre dans les alimens, les amers stomachiques, tels que le quinquina, l'absynthe, peuvent aussi trouver

* Sur terre, on le voit presque toujours dans son premier degré, parce que l'action des causes qui le produisent, est combattue assez ordinairement par les nourritures dont on fait usage; il n'y a que dans les villes assiégées, & dans des circonstances de disette, où l'on voit cette maladie parcourir tous ses degrés, & chez le menu peuple qui ne peut se procurer de bons alimens.

place dans la curation de cette maladie parvenue à ſon premier degré. Car en rétabliſſant l'eſtomac, en facilitant la digeſtion, en augmentant l'action des vaiſſeaux, & les rendant plus propres à atténuer les fluides, & à les pouſſer à la périphérie du corps, on s'oppoſe tout-à-la-fois à la pléthore & à l'épaiſſiſſement: ce qui arrivera d'autant plus ſûrement, ſi à l'effet de ces remèdes on joint l'exercice & les autres moyens préſervatifs énoncés plus haut. On doit cependant obſerver que, quoique les anti-ſcorbutiques, qui contiennent beaucoup de ſel volatil développé, ſoient indiqués, & produiſent de bons effets dans le ſcorbut commençant, il n'en faut jamais faire uſage dans le ſecond & le troiſième période; la diſſolution, l'acrimonie des humeurs & la foibleſſe dans le ſyſtème vaſculeux, qui caractériſent alors la maladie, ne pourroient qu'être augmentés par ce genre de remèdes, dont j'expliquerai plus amplement l'action dans un autre endroit.

Pour ne pas trop m'écarter de mon ſujet, je vais propoſer en précis les moyens les plus propres à ſatisfaire toutes les indications que préſente la maladie, lorſqu'elle n'eſt encore qu'à ſon premier période. On peut mettre en queſtion ſi la ſaignée peut être utile ou nuiſible dans ce cas; la pléthore ſemble l'exiger, pendant que le relâchement des ſolides, l'abattement & la proſtration des forces la contre-indiquent, de ſorte qu'on ne doit pas recourir indifféremment à ce remède. Cependant la ſaignée peut être utile aux perſonnes qui auparavant étoient fortes & vigoureuſes, qui n'avoient pas été épuiſées par des maladies, & qui n'avoient encore eu aucune atteinte du ſcorbut; la ſaignée, loin de nuire, ſera alors un remède préparatoire, qui en diminuant la maſſe des liquides, & en augmentant leur fluidité, ôtera aux vaiſſeaux une réſiſtance qu'ils avoient à vaincre de la part de l'épaiſſiſſement: dès-lors les remèdes adminiſtrés ſucceſſivement, agiront avec plus d'énergie & d'efficacité ſur les ſolides & les fluides.

Quant aux purgatifs, ils diminuent évidemment la pléthore, & s'oppoſent à l'épaiſſiſſement en enlevant les humeurs trop viſqueuſes des premières voies, &c. Il faut donc y avoir recours avec confiance dans le commencement de la maladie, avec une forte de modération cependant; & dans ce cas on donnera toujours la préférence aux purgatifs acidules, comme les tamarins, la crême de tartre, la manne jointe avec les amers, tels que le quinquina, la rhubarbe, où les purgatifs incisifs, comme les sels neutres, le vin scillitique, rien n'étant plus avantageux que de faire vomir une fois avec ce remède. L'on conçoit bien que le ventre étant libre, c'est une voie d'excrétion ouverte qui empêche la pléthore, & qui défend les humeurs de l'acrimonie qu'elles acquièrent par leur trop long séjour dans les différens couloirs.

En partant des mêmes principes, & en raisonnant par analogie, les vésicatoires, pour l'usage desquels M. Lind marque tant de défiance, & qu'il proscrit si ouvertement, sont d'un excellent secours dans le premier période de la maladie, peut-être même dans le second. M. Rouppe en a reconnu la bonté; il en fait avec raison le plus grand éloge, & les a appliqués avec beaucoup de succès en différentes occasions.

Il a remarqué, en effet, que c'étoit le remède le plus propre à faire diſparoître les douleurs vagues ſcorbutiques; j'en ai auſſi éprouvé l'efficacité dans un cas où le ſcorbut étoit très-manifeſte. Je fus appelé, il y a deux ans, pour une perſonne qui avoit habité pendant long-temps, dans une Maiſon de force, une chambre ſi froide & ſi humide, qu'elle fut attaquée d'une affection ſcorbutique; elle avoit la bouche & les gencives dans un très-mauvais état, la peau étoit couverte en pluſieurs parties de ſon corps, de petits tubercules, les jointures étoient très-douloureuſes, les bras ne faiſoient qu'avec peine les mouvemens les plus ordinaires: on entendoit le cliquetis des os de l'articulation du genou; il y avoit même rétraction des tendons des fléchiſſeurs à la jambe gauche: tous ces ſymptômes, qui ne permettoient pas de douter de la nature de la maladie, ne m'empêchèrent pas de lui faire placer au milieu du dos un emplâtre véſicatoire de dix pouces de long ſur ſept de large; il donna lieu à une évacuation étonnante de ſéroſités: je fis entretenir & ſuppurer pendant vingt jours ; l'érosion à laquelle il avoit donné lieu, les douleurs, la rétraction des muscles, la difficulté du mouvement, &c. diminuèrent très-promptement, & disparurent dix à douze jours après l'application de cet emplâtre : par des remèdes appropriés à la maladie, & continués pendant environ deux mois, je parvins à la détruire sans retour.

Le bon effet des vésicatoires doit d'autant moins surprendre, que l'on connoît mieux leur manière d'agir. L'évacuation d'une grande quantité de sérosités qu'ils procurent, ne diminue-t-elle pas la pléthore, en même-temps qu'elle purge le sang de l'humeur transpiratoire surabondante & acrimonieuse, à laquelle le passage de la peau étoit en partie fermée ? Ce remède n'ouvre-t-il pas une voie de décharge salutaire, & ne réveille-t-il pas, par la partie volatile des cantharides, qui passe dans la circulation, l'action languissante du système vasculeux ? Ne satisfait-il pas conséquemment d'une manière bien frappante aux deux principales indications, que la maladie présente à remplir dans son premier état ? Ainsi le raisonnement & l'expérience ſont ici d'accord pour faire ranger les véſicatoires dans la claſſe des moyens propres à oppoſer au ſcorbut. La crainte que la gangrène ne ſoit une ſuite de leur application, n'eſt pas auſſi fondée que quelques Auteurs le préſument; elle ne ſauroit du moins produire cet effet dans la première époque de la maladie, où il y a tout-à-la-fois pléthore, épaiſſiſſement & atonie : il n'y a que dans le cas d'infiltration, & dans ceux où la diſſolution feroit très-marquée, que l'uſage de ce remède pourroit être dangereux.

Les malades ayant donc été préliminairement ſaignés ſuivant le beſoin, quelques purgatifs appropriés ayant été mis en uſage, de même que les véſicatoires, ſi les circonſtances ont paru les requérir, on les fera paſſer auſſitôt aux anti-ſcorbutiques qu'on aura ſous ſa main, & dont j'ai déjà fait l'énumération. Il eſt difficile de tomber dans aucun inconvénient, relativement au choix des remèdes, dans les premiers temps de la maladie; les végétaux qui contiennent des eſprits volatils, ceux qui renferment des principes oppoſés, les ſucs doux des fruits, les liqueurs fermentées, les nourritures fraîches, les âcres, les amers, les incisifs, les sudorifiques, les relâchans même, pourvu qu'ils puissent concourir au rétablissement de la transpiration, comme les bains, seront des secours salutaires dans cette circonstance. Si cependant les causes, qui ont produit le scorbut, agissoient avec force, l'on présume bien qu'il faudroit alors choisir & faire usage des remèdes qui sont reconnus pour les plus efficaces, parce qu'on auroit tout-à-la-fois à combattre la maladie actuelle, & à s'opposer à l'action constante des causes qui tendroient à lui faire parcourir tous ses périodes; mais si ces causes agissent foiblement, ou qu'il s'en trouve peu qui soient réunies, l'expérience a démontré depuis long-temps que les différens moyens proposés, quoique indistinctement administrés, s'opposoient efficacement au scorbut, & le guérissoient même dans son premier degré. Mais il ne faut pas, à beaucoup près, suivre la même marche, lorsque la maladie a atteint son second ou troisième période; les remèdes que l'on doit alors employer, demandent beaucoup de choix.

La plupart de ceux qui ſont reconnus pour être très-propres à guérir le ſcorbut commençant, ſeroient ſûrement nuiſibles dans un autre état de la maladie : c'eſt pourquoi, il faut une grande ſagacité, pour déterminer l'inſtant qui exige qu'on abandonne une méthode curative, qui auroit été utile dans d'autres cas.

Dans le ſecond période, le défaut de tranſpiration ſubſiſtant, les humeurs ayant paſſé de l'état d'épaiſſiſſement à celui d'une diſſolution marquée, leur acrimonie étant manifeſte, & l'atonie des vaiſſeaux pouſſée beaucoup plus loin que dans le premier degré de la maladie, l'on conçoit qu'un pareil état offrant, dans la curation, des indications différentes, exige des remèdes différens. En effet, ce qu'on doit avoir en vue, eſt de s'oppoſer à la diſſolution des humeurs, de corriger leur acrimonie, de faciliter la tranſpiration, & de donner du reſſort aux vaiſſeaux. Les eſprits volatils, les âcres, les purgatifs, bien loin de remplir les indications, augmenteroient encore le déſordre. Les Praticiens, en effet, ont ſouvent obſervé que non-ſeulement ces remèdes étoient alors inutiles, mais encore qu'ils hâtoient la perte des malades. M. Rouppe, qui les conseille avec tant de confiance dans le commencement du mal, assure qu'ils sont suspects, dangereux, & qu'on doit les éviter avec grand soin, lorsque la maladie est plus avancée. On pourroit cependant lui reprocher que, malgré les craintes légitimes & bien fondées qu'il inspire sur leur usage dans le second période de la maladie, il y a eu recours dans des circonstances où ils devoient être pernicieux; c'est-là sans doute que sa théorie sur cette maladie, dont il assigne la cause immédiate à un vice d'épaississement, influe sur sa pratique : en général, cet Auteur, très-louable à tant d'autres égards, me paroît pousser trop loin l'usage des remèdes âcres, chauds, aromatiques & spiritueux, quoiqu'ils lui aient, dit-il, souvent réussi.

Les esprits volatils trop développés, & les remèdes âcres devant être exclus avec raison du traitement du scorbut, parvenu à son second période, il faut chercher dans la Nature, des substances qui puissent satisfaire à toutes les indications que préfente alors la maladie. Ces fubftances ne font point rares; on peut fe les procurer affez aifément, & j'en ai déjà annoncé plufieurs dans le corps de cet Ouvrage, qui pofsèdent à un haut degré les qualités les plus propres à combattre tous les défordres qui caractérifent cette maladie. Elles appartiennent toutes au règne végétal; ce font des plantes, des fruits, dont les fucs font compofés d'une certaine quantité proportionnée d'huile, de corps muqueux, de fel, foit neutre, foit alkali, foit acide, & qui par conféquent contiennent une efpèce de favon naturel, délayé dans l'eau de la compofition de ces différentes fubftances. On peut ranger dans cette claffe prefque toutes les herbes potagères fraîches, mais fpécialement le chou, le creffon, le cochléaria, le pourpier, le *meniantes paluftre*, la laitue, les poireaux, la bourache, les navets, les oignons, l'ail, les oranges, les citrons, les pommes, les grofeilles, l'épine-vinette, les fucs de ces fruits, foit en nature, foit épaiffis, & édulcorés avec le fucre, le moût de vin cuit, le cidre, le vin, la bière forte, le punch très-acidule & édulcoré avec le miel ou le ſucre, le pain frais, &c.

C'eſt certainement parmi des ſubſtances de cette nature qu'il faut chercher les remèdes propres du ſcorbut déjà avancé. On ordonnera donc aux ſcorbutiques des repas qui auront pour baſe quelques-uns de ces végétaux. Une ſoupe aux choux, par exemple, faite avec du bouillon de viande fraîche, des oignons, des poireaux, de l'ail cuit & mêlé dans les ragoûts, ou ajouté dans la ſoupe dont on ſe nourrit ordinairement, du creſſon, du pourpier en ſalade, de l'oſeille, &c. ſi ces plantes ont pu être conſervées, elles ſeront des moyens à employer dans cette circonſtance. Mais, comme on a rarement de ces ſortes de légumes en aſſez grande quantité ſur un Vaiſſeau pour fournir à une conſommation conſidérable, il faudroit un peu ménager ces ſecours pour les cas abſolument urgens, & ſe ſervir d'alimens médicamenteux qu'on peut conſerver & ſe procurer avec plus de facilité. On donnera donc par repas à chaque malade un demi-ſetier de bon vin, ſoit ſimple, ſoit compoſé avec les amers, ou une demi-bouteille de bière forte ; ou enfin, ſi ces ſecours manquent, on leur diſtribuera, deux ou trois fois par jour, un petit verre de punch fort chargé de ſuc de limons & de ſucre : l'uſage du cidre ſur-tout ſera excellent dans ces momens. M. Lind a ſpécialement recommandé cette boiſſon, & il la reconnoît pour un des meilleurs anti-ſcorbutiques. Les ſucs aigrelets ſeront donnés aux malades en plus ou moins grande doſe, ſuivant la proviſion ; mais toujours eſt-il indubitable que leur uſage fréquent ne ſauroit être que très-avantageux. Les ſucs des plantes qui ont de l'eſprit volatil pourroient leur être unis avec ſuccès ; il réſulteroit de leur combinaiſon un ſel ammoniac végétal & ſavonneux qui produiroit de bons effets. Le riz aromatiſé avec la canelle, & édulcoré avec le ſucre, devroit être un des principaux articles de la nourriture des Matelots ſcorbutiques. Les viandes ſalées ſouvent rances, & le biſcuit, devroient du moins n'entrer pour rien dans les alimens de ceux qui ſont les plus malades ; ou bien, ſi l'on ſe trouvoit dans la dure néceſſité de les nourrir en partie avec ces ſubſtances, il faudroit les faire tremper pendant un certain temps dans de l'eau bouillante qu'on jetteroit ensuite ; elle se chargeroit des particules les plus dépravées de ces alimens, & ils deviendroient par-là moins nuisibles. On se trouveroit encore très-bien, dans le traitement de cette maladie, de l'usage de la crême de tartre exactement combinée avec du sucre non rafiné, à la dose d'un gros sur une once de sucre, en ajoutant à ce mélange quatre grains de résine de gayac ; on feroit de ces trois ingrédiens, par une trituration assez longue, un composé savonneux capable de s'opposer avec efficacité aux accidens & aux progrès de cette maladie. La dose par jour seroit d'une once pour chaque malade, dans leur soupe, dans du bouillon, ou dans une boisson quelconque. La préparation méthodique d'un pareil remède seroit aisée, & l'on pourroit, sous un petit volume, avoir un secours qu'il seroit facile de se procurer, dont la grande consommation ne seroit point dispendieuse, & dont la conservation n'auroit besoin d'aucun art. Le suc des prunes édulcoré avec une suffisante quantité de sucre, & épaissi au bain-marie, conservé dans des vases

vases de grès, seroit un excellent moyen à employer dans la circonstance dont nous parlons; on le donneroit à une dose plus ou moins grande, suivant que le cas seroit plus ou moins urgent: en le délayant dans l'eau, il formeroit une boisson agréable & tiendroit le ventre libre. Il est bon d'observer que si, dans le second période du scorbut, on croit l'indication de purger manifeste, c'est à un minoratif de cette nature qu'il faut avoir recours; tout purgatif âcre & irritant seroit nuisible. Pour rendre ce suc épaissi, ou tel autre à peu-près du même genre plus efficace, plus agréable & plus facile à digérer, on feroit très-bien d'y ajouter quelques aromates en substance.

En administrant les remèdes proposés, on tâchera de soustraire, autant qu'il sera possible, les personnes de l'Équipage attaquées du scorbut, à l'action des causes qui l'ont produit; je veux dire le froid, la trop grande humidité & le défaut d'exercice. C'est ainsi que l'on doit se conduire dans la curation du scorbut, lorsqu'il a atteint son second période. Je ne proposerai point dans ce cas des remèdes purement acides, tels que le vinaigre, quoiqu'il contienne encore une certaine quantité de ſubſtance muqueuſe qui maſque un peu ſon acide. Les eſprits de vitriol, de ſel, de nitre dulcifiés, méritent encore moins d'égards. On ne ſauroit eſpérer que la maladie fût efficacement combattue par ces remèdes, lorſqu'elle eſt parvenue à un ſi haut degré que celui dans lequel nous l'envifageons; on peut tout au plus les joindre, faute d'autres moyens, à des alimens qui ſont trop mucilagineux, & qui ne ſont pas aſſez fournis de ſels eſſentiels, tels que la plupart de ceux dont on eſt forcé de ſe nourrir dans les Vaiſſeaux, comme les pois, les fèves. Mais auparavant il faudroit chercher à rendre ces eſprits ſavonneux, en les incorporant exactement à du ſucre, & cela par une trituration un peu longue; on pourroit de cette manière rendre leur uſage de quelque utilité; car tant qu'ils ne feront unis à aucun corps qui puiſſe lier & envelopper l'acide, le neutraliſer, pour ainſi dire, avec une ſubſtance graſſe, ils produiront rarement de bons effets.

Un peu de réflexion ſuffit pour ſe convaincre

que la méthode curative que je propoſe porte ſur de bons principes, & que ſi la pratique journalière des Médecins qui ont traité des ſcorbutiques en a démontré la bonté, une théorie raiſonnée vient à l'appui de l'expérience, de façon à faire voir un rapport très-direct entre la manière d'agir des remèdes propoſés & les effets qui s'enſuivent. Il y a dans cette maladie ſécheresſe à la peau, défaut de tranſpiration, diſſolution, acrimonie des humeurs & atonie dans le ſyſtème vaſculeux. Quoi de plus propre à diminuer & à détruire tous ces ſymptômes, que l'uſage des ſubſtances que j'indique! L'eſpèce de *mucus* qui entre dans leur compoſition étant très-délayé & très-fluide, paſſe aiſément, & ſans être preſque dénaturé, dans la voie de la circulation par les ſels dont il eſt ſuffiſamment fourni; il a de l'analogie avec l'humeur tranſpiratoire, ſe mêle avec elle, l'inviſque un peu, de même que les humeurs & le ſang avec leſquels il ſe trouve confondu. Dès-lors ce *mucus* tend à rendre à cette humeur excrémentielle, le corps & la conſiſtance qu'elle avoit perdus par une trop grande atténuation, qui, loin de la rendre plus propre à passer à travers les filières de la peau, lui en avoit au contraire fermé les passages, à cause de l'acrimonie qu'elle avoit acquise, & de la trop grande quantité de sel dont elle s'étoit chargée; ce corps muqueux, qui a la faculté de passer plus facilement par les plus petits pores qu'aucune autre substance, s'avance de proche en proche, porte avec lui de quoi faire cesser l'érétisme cutané, s'insinue dans les pores de la peau, sort par leur ouverture, & entraîne avec lui la portion de l'humeur transpiratoire avec laquelle il s'est uni, & dont il a corrigé l'acrimonie. Il arrive de-là que le sang proprement dit, en conservant une partie de ce corps muqueux, & étant préservé de l'action trop immédiate de l'humeur de la transpiration, qui par son âcreté détruisoit l'union de ses globules, reprend peu-à-peu sa consistance naturelle, & présente aux vaisseaux une résistance qu'il n'auroit pu leur offrir sans ce secours. Voilà comment les légumes & les fruits qui contiennent un corps muqueux chargé d'une certaine quantité de sel & d'huile, parviennent à rétablir la transpiration, à augmenter la consistance des humeurs & à dissiper leur acrimonie.

Cependant, comment concevoir, dira-t-on, qu'une ſubſtance mucilagineuſe, rende aux ſolides leur ton & leur reſſort? Un remède de cette nature, qui ne ſeroit pas pourvu d'une ſuffiſante quantité de particules ſalines, ne produiroit ſans doute pas cet effet; mais, comme la partie muqueuſe de tous les végétaux dont j'ai parlé en eſt très-fournie, on eſt forcé de convenir que ces ſels agacent un peu les vaiſſeaux, les ſollicitent, & excitent en eux des vibrations un peu plus fortes, qui ſubſiſtent d'autant plus long-temps que ces ſels ſont de nature à être détruits ou décompoſés plus difficilement, & que les liqueurs ayant acquis plus de liaiſon & de corps, offrent à ces mêmes vaiſſeaux une réaction plus ſenſible.

Mais pourquoi, pourra-t-on dire encore, dès que vous reconnoiſſez le danger des ſubſtances âcres & fort échauffantes dans le ſecond période du ſcorbut, employez-vous dans ſa curation l'ail, les oignons, les poireaux, le cochléaria, &c? C'eſt que toutes ces ſubſtances contiennent beaucoup de mucus qui enveloppe la plus grande partie de leur eſprit volatil, de ſorte qu'il n'en paſſe dans la voie de la circulation qu'autant qu'il en faut pour agacer les vaiſſeaux & augmenter un peu leur ton, pendant que la partie purement muqueuſe *inviſque* les humeurs âcres, ſe fraye une route du côté de la peau & augmente l'union des humeurs. Le vin, le cidre, la bière, le punch doivent être enviſagés ſous le même point de vue; ce ſont de vrais corps mucilagineux, délayés dans beaucoup d'eau, & unis avec une aſſez grande quantité de ſels & d'huile, qui entrent dans la compoſition des eſprits ardens qu'ils fourniſſent dans la diſtillation.

Il faut donc, pour ſe permettre l'uſage de quelques ſubſtances âcres & échauffantes dans le ſecond période de la maladie, que leurs particules actives ſoient combinées avec une eſpèce de mucilage: tous les remèdes âcres qui manquent de cette condition, doivent néceſſairement être exclus du traitement. C'eſt pourquoi je rejette alors l'uſage de la moutarde, parce que, malgré le mucilage qu'elle contient, ſon eſprit volatil eſt trop développé. Par la même raiſon, le *ſedum vermiculare minus*, la décoction de l'écorce de Winter, de *contra-yerva*, de ſerpentaire de Virginie, qui fourniſſent à l'eau dans laquelle on les fait infuſer beaucoup de particules âcres, & peu de mucilage propre à les maſquer & en modérer l'action, ne ſont pas des moyens à propoſer dans un cas où l'on a (indépendamment de l'action des vaiſſeaux) à combattre ſpécialement la diſſolution & l'acrimonie des humeurs. Il en eſt de même des huiles aromatiques, comme celle de menthe, &c. unie au camphre; de l'eſprit volatil de corne de cerf que M. Rouppe fait entrer dans une maſſe pillulaire qui a pour baſe des poudres amères, ſtomachiques & fort échauffantes. Ces différens ingrédiens ne ſauroient qu'augmenter les déſordres que nous préſente la maladie lorſqu'elle eſt avancée: l'emploi de ces remèdes doit être borné au premier période du ſcorbut, & c'eſt dans ce temps que l'Auteur que nous venons de citer les a ordonnés avec le plus grand ſuccès. La fièvre artificielle, qui eſt ſouvent une ſuite de l'action des remèdes de cette nature, ne permet pas de douter de la vérité de cette aſſertion. Cette fièvre ſeroit un accident très-grave dans le ſcorbut avancé, pendant que

(comme le dit le même Auteur) elle eſt ſalutaire dans le premier état de la maladie: ce phénomène eſt facile à expliquer.

Dans le premier degré du ſcorbut, il y a pléthore & épaiſſiſſement des humeurs. Or, ſoit qu'une fièvre éphémère ou de quelques jours vienne naturellement, ou qu'elle ſoit produite par l'uſage de quelques remèdes chauds & irritans, elle doit, par l'action augmentée des vaiſſeaux, par la trituration plus grande des liqueurs à laquelle elle donne lieu, par la ſueur ou par la tranſpiration plus abondante qui en eſt ordinairement la ſuite; elle doit, dis-je, ſatisfaire à la double indication que la maladie préſente alors à remplir; d'où l'on peut préſumer avec fondement, que c'eſt en rapprochant le ſyſtème vaſculeux de l'état dans lequel il ſe trouve lorſqu'il y a fièvre, que tous les volatils, toutes les ſubſtances âcres & échauffantes propoſées dans le traitement de la maladie, lorſqu'elle n'eſt que dans ſon premier degré, font diſparoître les ſymptômes qui la caractériſent.

Dans le ſecond période, au contraire, la diſſolution & l'acrimonie des humeurs ſont évidentes. Or tout moyen dont l'effet se borneroit à augmenter le ton des vaisseaux, & qui le pousseroit même assez loin pour faire naître une fièvre d'une durée plus ou moins longue, seroit très-dangereux; il occasionneroit un désordre qui porteroit bientôt la maladie à un point où elle seroit incurable; d'où il faut nécessairement conclure que les remèdes âcres & chaux, proprement dits, n'ont jamais été employés avec succès dans le second période du scorbut, & qu'ils ne sauroient alors convenir, sans que leurs particules actives ne soient dûment combinées avec une substance muqueuse qui les *invisque*, en émousse l'action & qui soit de nature à combattre la dissolution & l'acrimonie des humeurs. Il est si vrai qu'il faut un composé de cette nature pour s'opposer efficacement à la maladie parvenue à ce terme, que les remèdes qui ne contiendroient qu'un simple mucilage seroient très-nuisibles. Telles sont, par exemple, les décoctions de mauve, de guimauve, de graine de lin, &c. parce que l'action de l'estomac & des vaisseaux, qu'on doit se proposer d'augmenter, seroit affoiblie par leur usage.

Les pois & les fèves, qui ſont une nourriture fort ordinaire aux Matelots, ne fourniſſent-ils pas beaucoup de mucilage, qui, au premier coup-d'œil, paroîtroit très-propre à *inviſquer* les humeurs âcres, & à rendre au ſang ſa conſiſtance naturelle ? Cependant l'on voit que cette eſpèce d'alimens ne ſauroit combattre efficacement le ſcorbut, en ce que le mucilage que ces ſubſtances donnent, n'étant chargé que d'une très-petite quantité de ſel, il manque de qualités néceſſaires pour s'oppoſer aux progrès de la maladie ; mais on peut leur rendre par l'aſſaiſonnement ce qui leur manque : les oignons, le poivre, le vinaigre & le ſel qu'on leur aſſociera, les rendront alors d'excellens anti-ſcorbutiques.

Quant au troiſième période du ſcorbut, l'atonie des vaiſſeaux, la diſſolution, l'acrimonie des humeurs, & tous les déſordres qui en ſont inſéparables, étant dans le plus haut degré d'intenſité, on ne ſauroit prendre trop de précautions pour empêcher la progreſſion de ces accidens, & pour les détruire. Quoique cet état en général paroiſſe préſenter les mêmes indications à remplir que la maladie considérée dans son second période, il ne s'ensuit pas qu'il faille mettre en usage indistinctement tous les moyens proposés dans la curation du scorbut parvenu à son second degré. C'est ici sur-tout qu'il faut beaucoup de choix dans les remèdes; le moindre écart sur ce point seroit une faute irréparable, & principalement dans une circonstance où les symptômes de cette maladie sont si graves, qu'ils cèdent rarement aux moyens curatoires les mieux administrés.

La saignée seroit le plus dangereux des remèdes; les purgatifs presque exclus de la curation de la maladie à son second période, le seront avec bien plus de raison dans ce cas-ci. Il n'y a que les lavemens que l'on puisse permettre, ou tout au plus les sucs laxatifs indiqués ci-devant. Les vésicatoires, dont l'efficacité n'est point équivoque dans le premier, & même dans le commencement du second degré du scorbut, doivent être absolument proscrits. Les anti-scorbutiques même les plus vantés, dès qu'ils sont âcres & chauds, bien loin de satisfaire à aucune des indications que présente la maladie, ne feroient que la porter à ſon dernier degré; les ſpiritueux produiroient le même effet: les oignons, les poireaux, le creſſon, &c. quoique très-utiles dans le ſecond période, feroient ici des remèdes dont il faudroit ſe défier. La décoction de quinquina, d'abſynthe, le vin dans lequel on auroit fait infuſer les amers, le punch, le vin ſeul, la bière forte, ne ſont pas même des moyens à propoſer indifféremment dans cette circonſtance. Il faut paroître perdre de vue le rétabliſſement du ton & du reſſort des vaiſſeaux, pour ne penſer qu'à s'oppoſer à la diſſolution & à l'acrimonie des humeurs, qui ſont pouſſées ſi loin qu'il eſt à craindre que les malades ne ſoient d'un inſtant à l'autre les victimes des accidens qui en ſont ordinairement la ſuite.

Tout ce qui pourroit réveiller un peu trop bruſquement l'action du ſyſtème vaſculeux, & y occaſionner des ſecouſſes un peu vives, augmenteroit ſûrement le déſordre. Cela eſt ſi vrai, que dans cet état de la maladie les mouvemens muſculaires un peu forts & trop ſubits, quelquefois même l'action du grand air, font tomber les ſcorbutiques dans une foibleſſe qui ſe termine aſſez ſouvent par la mort; d'où l'on doit inférer qu'il faut alors éviter tout ce qui pourroit exciter des ſecouſſes un peu fortes dans les ſolides.

Il faudroit donc avoir ſous la main des végétaux fournis de parties mucilagineuſes douces, onctueuſes, & combinées de façon à donner un ſuc ſavonneux, peu piquant, & qui n'auroit de parties actives développées que ce qu'il en faudroit pour porter dans le ſyſtème vaſculeux de petits ébranlemens propres à réveiller doucement ſon action, pendant que la partie muqueuſe *inviſqueroit* peu-à-peu l'humeur âcre, l'entraîneroit par les différens excrétoires, & augmenteroit par des degrés inſenſibles la liaiſon & la conſiſtance des humeurs.

Le ſuc d'oranges douces paroît poſſéder les qualités les plus propres à ſatisfaire aux indications que préſente la maladie parvenue à ſon troiſième période; il eſt à préférer à celui de citrons, de groſeilles, d'épine-vinette, &c. Il eſt plus doux, plus onctueux, plus parfaitement ſavonneux, & peut par ce moyen *invisquer* l'humeur âcre dominante, & s'opposer plus efficacement à la dissolution ultérieure des liqueurs, pendant qu'il ne produit sur les vaisseaux que des vibrations insensibles qui réveillent par degrés leur ton presque détruit.

C'est sans doute dans des états approchans de celui sous lequel nous considérons le scorbut, que M. Lind a reconnu que l'usage des oranges l'emportoit sur celui des autres fruits. On conseillera donc avec assurance, dans les cas dont il s'agit, soit les fruits, soit leur suc épaissi, & cela à des doses relatives aux bons effets qu'ils produiront. Il seroit à souhaiter qu'on les eût alors frais, & le plus près de leur maturité. Quoique je donne ici la préférence aux oranges sur les citrons : je ne prétends pas en exclure l'usage; on peut les substituer & les mélanger, lorsque la provision n'est pas assez considérable pour pouvoir fournir à la longue & forte consommation qu'exigeroit un grand nombre de scorbutiques; mais je veux dire seulement qu'autant qu'on le pourra, on commence la curation du scorbut parvenu à son troisième degré, par l'uſage des oranges, en conſéquence des raiſons que je viens de déduire.

D'après ces mêmes principes, le vin pur, la bière forte, le punch doivent céder la place au cidre; il agit dans ce dernier cas avec plus d'efficacité que toutes les autres boiſſons fermentées; il eſt très-fourni de mucilage, & ſes principes ſpiritueux & ſalins ne ſont développés qu'autant qu'il eſt néceſſaire pour occaſionner ſur le genre nerveux & vaſculeux des vibrations qui ne pourroient être conſidérables ſans augmenter le danger de la maladie: auſſi M. Lind le regarde-t-il comme un des plus ſûrs anti-ſcorbutiques. La bourache, le pourpier, la laitue & toutes les chicorées ſeroient d'excellens ſecours; mais, comme il n'eſt guère poſſible d'avoir une proviſion de ces plantes, d'ailleurs fort difficiles à conſerver, il faut tourner ſes vues du côté des moyens qu'il eſt plus aiſé de ſe procurer. Le jus des pruneaux épaiſſi que j'ai recommandé dans le ſecond degré de la maladie, pourroit être adminiſtré avec ſûreté dans le troiſième; ſi cette ſubſtance étoit trop aigrelette, on y joindroit un peu de ſucre. Les choux dans la ſoupe ſeront quelquefois la nourriture des malades ; ils pourront retirer quelque ſoulagement de leur uſage.

Quoique j'aie annoncé que les oignons, les poireaux, &c. à cauſe de leurs particules actives, étoient à rejeter dans ce cas, on peut, par des procédés raiſonnés, les rapprocher de la claſſe des ſubſtances que nous venons de déſigner. Il ſuffit de leur faire ſouffrir une ébullition plus ou moins longue, & de ne pas les laiſſer manger cruds dans cette circonſtance ; ils perdent, comme l'on ſait, par ce moyen, leurs principes volatils les plus âcres & les plus actifs ; de ſorte qu'il n'en reſte dans leur parenchyme & dans le véhicule qui a ſervi à les cuire, que la portion la plus fixe & la plus intimement liée avec la partie mucilagineuſe de ces végétaux ; & dès-lors, par cette ſimple précaution, d'alimens nuiſibles, ils deviennent très-propres à combattre efficacement la maladie.

La crême de tartre combinée ſans addition avec une certaine quantité de ſucre, ainſi que je l'ai déjà annoncé, peut être un ſecours à ne pas négliger dans cet état. Le lait, s'il étoit poſſible

possible de s'en procurer, seroit un excellent remède à opposer aux désordres qui sont la suite du vice scorbutique. Les melons, & les concombres, par exemple, qui contiennent, lorsqu'ils sont à leur point de maturité, un suc si onctueux, si doux & si parfaitement savonneux, pourroient être très-efficaces dans cette circonstance. Les citrouilles seroient susceptibles d'une assez longue conservation en les plaçant dans des caisses où elles seroient entourées de terre; la soupe que l'on feroit avec ce légume seroit tout-à-la-fois un aliment sain & agréable, & un médicament du premier ordre. On peut être d'autant plus persuadé de cette assertion, que M. Rouppe nous donne un exemple de l'efficacité du concombre & du melon dans un scorbutique très-avancé.

C'est ainsi qu'en changeant la nature des provisions, on parviendroit à rendre exempt de la plus cruelle des maladies, le nombre infortuné de Matelots qui en sont les victimes.

D'après tout ce que je viens de dire, il paroît que, pour procéder avec ordre dans le traitement du scorbut parvenu au troisième degré, il faut commencer par les substances les plus douces, les plus onctueuses & les plus savonneuses, qui soient peu fournies de particules actives, développées, capables d'agir trop ouvertement sur les vaisseaux; mais il ne faut pas toujours s'en tenir à l'usage de pareils moyens: dès que, par leur application, on est parvenu à empêcher non-seulement la dissolution & l'acrimonie ultérieure des liqueurs, mais encore à diminuer leurs pernicieux effets, & que, par les secousses insensibles que les mêmes remèdes ont imprimées aux fibres vasculaires, on est venu à bout de réveiller leur action presque détruite, il faut passer aux remèdes un peu plus actifs, tels que ceux que l'on emploie dans le traitement de la maladie, lorsqu'elle n'est que dans son second période, comme les sucs aigrelets, la bière forte, le punch, &c. & enfin terminer la curation par les amers stomachiques; tels que l'absinthe, le quinquina infusés dans le vin, dans la bière, ou donnés en décoction.

Quoiqu'il y ait peu à espérer pour les malades chez lesquels le scorbut est à son dernier degré, il me paroît cependant que ce que je viens d'indiquer est la seule marche qu'on doive suivre dans le traitement : ce qui semble le prouver, c'est que le cochléaria du Groënland, que M. Lind dit être un spécifique contre cette maladie parvenue au plus haut degré, est fort doux, n'a aucune âcreté, & ne paroît contenir qu'un suc purement savonneux, qui ne laisse pas sur la langue ce goût piquant que celui de nos contrées y imprime. Je présume bien qu'aucun homme instruit n'ira, dans une pareille occasion, prescrire les esprits ardens & volatils ; par l'explication sommaire que j'ai donnée de leur action sur les vaisseaux, l'on voit combien de tels remèdes seroient funestes.

En donnant le traitement général du scorbut, je n'ai pas prétendu satisfaire à tout ce qui a trait à la maladie ; elle est fort souvent accompagnée de certains accidens qui demandent une curation & des soins particuliers ; tels sont, par exemple, l'asthme scorbutique, les ulcères des gencives & des autres parties du corps, & la dyssenterie scorbutique.

Il est vrai que les remèdes indiqués pour le scorbut peuvent faire disparoître ces accidens, sans qu'il soit nécessaire de s'en occuper essentiellement ; il est cependant bon de ne pas les perdre de vue, & de faire un choix particulier des remèdes qui, en remplissant l'indication générale, soient appropriés à la maladie locale.

Quant à l'asthme, ou à la difficulté de respirer, s'il vient d'une dilatation variqueuse des vaisseaux pulmonaires, ou d'un épanchement d'eau dans la poitrine, qui est souvent une suite du scorbut parvenu à son dernier dégré, tous les remèdes & tous les soins sont inutiles, le malade ne peut échapper à la mort; mais si cet état reconnoît pour cause l'épaississement du sang, ordinaire dans le premier dégré de la maladie, on a des remèdes à opposer à un pareil symptôme. Les discussifs propres à diviser le sang & l'humeur bronchiale, seront indiqués, & pour le scorbut en général & pour la maladie particulière. L'oxymel scillitique donné d'abord à une dose assez forte pour exciter le vomissement, & continué ensuite à une petite dose, agira alors avec beaucoup d'efficacité sur le sang qui traverse le poumon, & sur l'humeur des bronches qui auroit acquis trop de ténacité; le jus d'oignons

& de poireaux, ainſi que la décoction de ces végétaux, feroient certainement dans ces cas d'excellens moyens à mettre en uſage.

Comme les ulcères des ſcorbutiques préſentent des chairs fongueuſes, & qu'au lieu de pus, on les trouve fort ſouvent couverts de ſang tenace & glutineux, il faudra néceſſairement s'oppoſer, dans le traitement local, à l'éroſion ultérieure des vaiſſeaux qui y aboutiſſent, & chercher à leur donner un peu de ton & de reſſort. Pour remplir ce point de vue, on lavera les ulcères à chaque panſement, avec une décoction de quinquina, de roſes de provins, ou d'écorce de chêne, à laquelle on ajoutera quelques gouttes d'acide vitriolique: on pourra auſſi ſe ſervir de l'eau alumineuſe, ou de celle de Rabel affoiblie; par ces moyens ſimples, on vient à bout de diminuer le volume des chairs blafardes de l'ulcère, elles prennent un peu de reſſort & de vie, il s'y établit une ſuppuration de meilleure qualité, & à meſure que les remèdes internes combattent efficacement la maladie principale & ſes cauſes, les ulcères approchent de plus près de leur guériſon.

Si ce ſont les gencives qui ſoient ulcérées, les mêmes remèdes ſeront utiles, l'élixir de vitriol noyé, avec lequel on ſe laveroit pluſieurs fois la bouche, un mélange en proportion convenable de miel-roſat & d'eſprit de vitriol, avec lequel on toucheroit les ulcères, ſeroit un excellent déterſif; il raffermiroit les gencives, & empêcheroit les ravages que les ulcères y produiſent ordinairement.

Pour ce qui eſt de la dyſſenterie ſcorbutique, il n'eſt pas rare de la voir ſubſiſter dans le temps même que les autres ſymptômes ont diſparu; c'eſt, il eſt vrai, un égout que la Nature ſe ménage pour procurer la ſortie complette de l'humeur acrimonieuſe, qui étoit le principal agent des déſordres qui caractériſoient la maladie; mais dès qu'il y a d'autres voies ouvertes, comme celle de la tranſpiration, il faut chercher à combattre cet accident; l'hypécacuanha, infuſé dans de l'eau-de-vie, a paru dans ce cas un excellent remède à M. Rouppe: mais il ne doit convenir que lorſque les ſymptômes de la maladie principale ſont preſque évanouis; ce remède peut alors, en donnant du reſſort aux inteſtins & aux tuyaux excréteurs des glandes qui s'y distribuent, & qui laissent échapper les sucs qu'elles filtrent, diminuer une évacuation qui ne peut qu'épuiser les forces du malade. La rhubarbe donnée à petite dose, le diascordium, l'infusion d'écorce de chêne, de germandrée, de quinquina, les bols faits avec la conserve de roses, & quatre ou cinq grains d'alun sur chaque prise, peuvent satisfaire à cette indication. Un bon moyen auquel il faut aussi avoir recours, c'est de faire tenir les personnes qui sont dans cet état, bien couvertes pendant la nuit, & bien habillées pendant le jour. La transpiration plus abondante, à laquelle cette précaution donnera lieu, sera une voie de détour salutaire. Les vésicatoires n'auroient-ils pas pour l'atonie des intestins, le même avantage que pour celle de la vessie, pour laquelle leur application sur la région lombaire est le plus salutaire remède que l'on puisse employer!

Je me permettrois sur le scorbut plus d'étendue dans les détails, s'il faisoit mon principal objet, & si cette maladie n'avoit été spécialement traitée par plusieurs hommes célèbres, qui n'ont rien négligé de ce qui peut ſatisfaire à cet égard : c'eſt pourquoi je renvoie ſur ce point particulièrement à Boërhaave & à ſon Commentateur, à l'excellent Traité qu'a donné M. Lind ſur cette maladie, & à l'Ouvrage que M. Rouppe, Médecin Hollandois, vient de publier ſur les maladies des Gens de mer.

Cependant, avant de finir entièrement ſur ce qui regarde le ſcorbut, je vais expoſer quelques réflexions qu'on peut, il eſt vrai, trouver par-tout, mais qui ne ſeront pas déplacées ici. Le ſcorbut n'eſt pas contagieux, puiſque des perſonnes qui couchent avec des ſcorbutiques, qui boivent dans le même verre qu'eux, & qui ſont toujours dans leur ſociété, en ſont très-ſouvent exemptes. Les Chirurgiens qui prennent ſoin de ces malades, en ſont ordinairement garantis. L'État-major d'un Vaiſſeau, n'eſt preſque jamais attaqué du ſcorbut, parce qu'étant mieux pourvu des choſes propres à combattre l'action des cauſes qui le produiſent, ces mêmes cauſes ſont contre eux ſans effet, pendant qu'elles font naître aſſez promptement cette maladie parmi les gens en ſous-ordre, qui n'ont pas les mêmes moyens à lui oppoſer.

Quant à la curation, l'on peut assurer que le scorbut est susceptible de guérison, sans quitter le Vaisseau, pourvu qu'il ne soit pas parvenu à son troisième période, ainsi que l'a observé plusieurs fois le docteur Lind, & pourvu qu'avec un concours de circonstances favorables, on ait quelques-uns des moyens que nous avons indiqués, à mettre en usage. Mais si le scorbut tend à son troisième état, la mort de l'individu en est une suite presque certaine, malgré le traitement le plus méthodique fait en mer. S'il y a quelque chose à espérer pour lui, c'est en le débarquant dans son pays ou dans un autre, dont la température de l'air & la situation favorisent l'action des remèdes. Quoique dans cette circonstance, la nécessité de mettre à terre les gens malades, soit évidente, il faut cependant prendre garde qu'ils ne trouvent la mort dans le temps que l'on a recours pour eux au moyen le plus propre à rétablir leur santé.

C'est pourquoi on les transportera à terre avec la plus grande précaution; il faudra les empêcher de marcher & de faire des mouvemens un peu forts, quand même ils montreroient du courage & paroîtroient avoir encore de la vigueur. Le grand nombre de ceux qui ſont tombés morts en marchant ou en exécutant des mouvemens même très-modérés, doit nous tenir en défiance ſur ces apparences trompeuſes. On évitera auſſi d'expoſer les malades au trop grand air : il n'y a que les perſonnes qui connoiſſent le mérite de ces précautions qui ſoient en état de les faire prendre ; & pour en faire ſentir la valeur, il ſeroit bon de développer la cauſe de l'accident ſubit auquel on peut parer par ces mêmes précautions.

Lorſque le ſcorbut eſt à ſon dernier degré, il y a évidemment diſſolution des liquides, atonie des ſolides, & il y a même des parties où il ſe fait éroſion dans les vaiſſeaux, & d'autres où elle eſt prête à ſe faire. Or, d'après ce tableau, on voit que l'action muſculaire ſe joignant à la force ſyſtaltique des vaiſſeaux, doit augmenter le mouvement progreſſif du ſang, & le pouſſer ſubitement en plus grande quantité vers les poumons, qui en recevoient infiniment moins auparavant. Ces parties étant compoſées d'un réſeau vaſculeux, déjà très-lâche de sa nature, & qui participe plus qu'aucun autre à l'atonie générale, se trouveront nécessairement surchargées d'un liquide qui pourra d'autant moins être chassé jusqu'au ventricule gauche, que les tuyaux capillaires qui l'auront reçu auront moins d'action & d'énergie ; ils en manquent sans doute dans le troisième degré du mal, & c'est pourquoi les mouvemens un peu forts peuvent alors donner lieu à un prompt engorgement dans les poumons, & produire un étouffement qui ne se terminera qu'avec la vie.

Les syncopes mortelles qu'éprouvent quelquefois les scorbutiques qu'on expose brusquement au grand air, trouvent aussi leur explication dans le refoulement du sang vers l'organe de la respiration ; refoulement qui est l'effet de l'action organique des vaisseaux veineux cutanés, augmentée par un air plus froid, plus élastique & plus en mouvement que celui dont le malade étoit environné auparavant. Il ne suffit pas d'avoir reconnu l'utilité des précautions que j'indique, pour éviter la suffocation, & de les avoir mises en pratique, il faut encore, lorsque le malade eſt à terre, le placer dans un lit chaud & ſec, dans un hôpital ou ailleurs, lui laiſſer un peu de tranquillité, & commencer bientôt après à lui adminiſtrer ceux des remèdes qui conviennent le plus à l'état de la maladie.

Le ſcorbut n'eſt plus ſi effrayant, ni ſi meurtrier qu'il étoit autrefois. Il ne faiſoit alors tant de ravages, que parce qu'on ne connoiſſoit pas ſa nature, & que, d'après de fauſſes ſpéculations, on donnoit préciſément tout ce qu'il falloit pour y diſpoſer & le rendre plus grave. L'eau-de-vie, par exemple, tous les eſprits ardens, &c. que l'on recommandoit contre cette maladie, & dont on pourvut inutilement les miſérables Matelots que la flotte Angloiſe laiſſa dans le Groënland *, nous démontrent aſſez combien on étoit en défaut ſur les qualités que doivent avoir les ſubſtances capables de s'oppoſer à cette maladie. Mais rien n'étoit plus propre à ouvrir les yeux ſur les moyens à employer contre le ſcorbut, que ce qui arriva, quelques années après, à d'autres Matelots qui furent oubliés dans le même pays, & qui y paſſèrent

* M. Lind, *Traité du ſcorbut.*

l'hiver sains & saufs, sans aucune provision *. L'exercice qu'ils furent obligés de prendre pour pourvoir à leur subsistance journalière, le gibier frais dont ils se nourrirent pendant tout l'hiver, leur furent aussi avantageux que les provisions qu'on avoit laissées aux autres leur avoient été funestes.

Il y a, il est vrai, atonie & relâchement dans les solides de ceux qui sont attaqués du scorbut, & dès-lors l'eau-de-vie & les autres liqueurs spiritueuses distillées paroissent indiquées dans ce cas. Mais quand on considère que l'action de ces substances est très-vive & ne dure qu'un instant, à cause de la volatilité de leurs principes, on voit pourquoi le désordre doit être plus grand après leur action qu'auparavant; car on sait que plus le ton des solides a été monté haut par une cause passagère, plus le même ton se trouve affoibli lorsque cette cause vient à cesser. C'est ce qui arrive par l'usage des liqueurs spiritueuses: leur action éphémère ne fait que prêter secours aux agens qui produisent les désordres que nous remarquons dans le scorbut; & toutes

* Le même, *Traité du scorbut.*

les obſervations nous prouvent que ce n'eſt pas dans les remèdes de ce genre qu'il faut chercher les préſervatifs contre cette maladie.

CHAPITRE II.

Des Fièvres intermittentes qui attaquent les Gens de mer.

APRÈS avoir vu comment, par des progreſſions quelquefois lentes, d'autres fois plus promptes, la cachexie ſcorbutique parvient à ſon dernier degré parmi les Matelots; après avoir déduit les cauſes qui la font naître, les ſymptômes qui l'annoncent, & parlé du traitement qui lui eſt propre, il convient de donner ici l'hiſtoire & la curation des autres maladies auxquelles les Matelots ſont expoſés dans les Vaiſſeaux, & de commencer par celles qui ont plus de connexion & de rapport avec le ſcorbut, qui ſont entées, pour ainſi dire, ſur une diſpoſition prochaine à cette maladie.

Les fièvres intermittentes ſont de ce nombre; elles tiennent de ſi près à la cachexie ſcorbutique, que dans les pays où elles ſont communes, les cauſes qui produiſent ordinairement le ſcorbut ſont manifeſtes. Dans les pays bas, marécageux, froids, dans leſquels il règne ſouvent des brouillards, ſoit en été, ſoit en hiver, il n'eſt pas rare de voir chez les gens qui vivent de mauvais alimens, tels que des grains qui ont commencé à fermenter, qui ne boivent que de l'eau; & qui couchent dans les rez-de-chauſſée, ainſi que le font preſque tous les payſans, il n'eſt pas rare, dis-je, de voir parmi eux un grand nombre de perſonnes attaquées de fièvres quotidiennes, tierces ou quartes. Ces mêmes maladies ſont preſque toujours accompagnées de pluſieurs ſymptômes qui appartiennent au ſcorbut, comme la ſtupeur, l'engourdiſſement des membres, la laſſitude, la roideur des articulations, la douleur dans les membres, le ſaignement des gencives, la puanteur de la bouche, &c. La province de Suffolk en Angleterre, pluſieurs cantons de la Hollande, des Pays-bas Autrichiens, de l'Allemagne, de la Pologne, une partie de la Breſſe en France, &c. où les fièvres ſont endémiques au printemps & en automne, fourniſſent des preuves de ce que j'avance.

Mais sur-tout ce qui ne permet pas de méconnoître le rapport de ces deux espèces de maladies, c'est que les remèdes indiqués dans la curation des fièvres intermittentes, conviennent très-bien dans le premier degré du scorbut. La saignée, les purgatifs, les amers stomachiques, les toniques, les alkalis, tant fixes que volatils, si utiles alors, sont les véritables secours qu'il faut administrer dans les fièvres intermittentes. Mais quelles sont les causes qui, dans des sujets disposés à la cachexie scorbutique, font naître ces différentes espèces de fièvres intermittentes ? Comment agissent-elles pour les produire ? C'est ce qu'il importe de savoir ; car la disposition prochaine au scorbut, cause de l'atonie graduée dans laquelle tombent alors les solides, semble exclure toute idée de fièvre, qui est une maladie qu'une action forte & fréquente des vaisseaux caractérise essentiellement.

On sait, par les raisons que j'en ai données ailleurs, que, chez les Marins, la transpiration est souvent moins abondante qu'elle ne doit l'être ; qu'une portion de cette humeur restant toujours dans la voie de la circulation, devient

peu-à-peu

peu-à-peu acrimonieuſe, produit un érétiſme cutané général, & occaſionne, par des degrés inſenſibles, la vraie cachexie ſcorbutique, & cela ſans que la fièvre paroiſſe, lors même que l'acrimonie eſt extrême. Voilà bien quelle eſt la marche de la Nature dans la production de cette maladie, lorſque les cauſes qui la font naître agiſſent d'une manière graduée; mais ſi elles agiſſent plus bruſquement, elles pourront cauſer, ſuivant leur intenſité, une fièvre qui durera plus ou moins long temps.

Sous quelque point de vue & par quelque côté qu'on enviſage la fièvre, ſoit intermittente, ſoit continue, on ne peut s'empêcher de reconnoître pour cauſe éloignée de cette maladie l'action d'une matière âcre, qui donne lieu à un érétiſme dans les ſolides; & pour cauſe prochaine, la difficulté du paſſage du ſang dans les artères capillaires. Si la matière âcre eſt aſſez exaltée & aſſez fixe, & que les ſolides ſoient dans un état de tenſion conſidérable, la fièvre ſera continue. Si la matière âcre, au contraire, eſt mobile, en petite quantité, ſuſceptible d'évacuation, & que d'ailleurs le ſyſtème vaſculeux ſoit dans un état d'atonie plus ou moins grand, cette humeur ne causera qu'un accès de fièvre plus ou moins long, ainsi que je vais l'expliquer.

Les Gens de mer sont si souvent exposés à l'action de tant de causes propres à diminuer la transpiration, qu'on peut les regarder comme des êtres en qui un petit résidu de l'humeur transpiratoire, soumise à des circulations qu'elle ne devoit plus éprouver, acquiert plus ou moins promptement un certain degré d'acrimonie. Or les causes qui tendent à rendre cette évacuation moindre ne faisant qu'augmenter, & agissant avec plus de force par un concours de différentes circonstances, les effets qui en sont la suite prennent une marche accélérée. Le système nerveux & vasculeux entre alors dans un érétisme presque subit, & un accès de fièvre, précédé de frisson & d'horripilation, annoncera les désordres qui se passent dans l'économie animale. Cet accès durera jusqu'à ce que l'âcre soit, pour la plus grande partie, expulsé ou émoussé; c'est à quoi la Nature travaille, en détruisant la cause du mal par son effet.

L'âcre produit l'érétisme & retarde la

circulation dans les vaiſſeaux capillaires ; pour lors les artères & le cœur, par le moyen du reflux ou du mouvement ralenti des liquides, trouvent plus de réſiſtance, redoublent leurs oſcillations, leur action devient plus forte, la chaleur & la trituration des liqueurs augmentent, les ſucs ſont plus élaborés, deviennent plus tenus, & l'action plus forte des vaiſſeaux donne lieu (ainſi qu'on peut le préſumer d'après M. Queſnay *) à un mélange de pluſieurs humeurs, forme un compoſé doux & onctueux qui *inviſque* la matière âcre, ſeule cauſe de l'érétiſme. L'action de cette matière étant émouſſée par ce moyen, l'érétiſme baiſſé, les liquides traverſent librement les capillaires, la fièvre diminue, & une ſueur ou une tranſpiration abondante, qui chaſſe au dehors l'humeur vicieuſe, eſt la ſuite d'un déſordre ſalutaire. Tout ſe calme alors, & la maladie paroît être terminée ſans crainte de récidive.

Cependant rien de plus ordinaire que de voir des fièvres avec des retours périodiques qui ont ſouvent mis à la torture l'eſprit de

* Traité de la ſuppuration.

ceux qui en ont cherché la cause. Le type de ces fièvres, quand elles sont véritablement intermittentes, est très-souvent de vingt-quatre heures, quelquefois de quarante-huit, & d'autres fois de soixante-douze: pendant cet intervalle, d'après la constitution & la disposition actuelle du sujet, les liquides conservent la tendance qu'ils ont à la dépravation. Une nouvelle humeur âcre se forme par l'action viciée des vaisseaux, & suivant que la Nature aura employé plus de temps à porter cette humeur au degré d'acrimonie propre à faire naître un nouvel érétisme & un nouvel accès, plus aussi la durée intermédiaire de l'un à l'autre sera longue. Il semble que le système vasculeux étant monté à un certain ton, le conserve & nous donne assez régulièrement des accès qui reviennent à des termes à peu-près réglés, qui constituent la fièvre quotidienne, tierce, quarte, double tierce, double quarte, &c. Il y a donc tout lieu de croire que le foyer des fièvres intermittentes, qu'on place dans tant de différentes parties, a son siége dans les voies générales de la circulation & n'existe nulle part séparément.

La criſe ordinaire de ces maladies, qui eſt une ſueur ou une tranſpiration fort abondante ſur la fin de chaque accès, l'état de foibleſſe & d'abattement dans lequel ſe trouvent ceux qui ſont attaqués de ces fièvres, pendant les jours même qu'elles leur donnent du relâche, forcent à en reconnoître tout-à-la-fois pour cauſes une diminution dans la tranſpiration, un épaiſſiſſement dans les humeurs & une ſorte d'atonie dans les vaiſſeaux: or, ces cauſes exiſtant principalement chez les Matelots, ils ont ſouvent des fièvres intermittentes. On doit cependant obſerver qu'ils ſont moins expoſés à ce genre de maladie, lorſqu'ils ne quittent pas leurs Vaiſſeaux que lorſqu'ils mouillent dans des ports pleins de vaſe, entourés de marais, & dans leſquels l'air eſt de mauvaiſe qualité. Les climats froids, & ceux où il règne ſouvent des brouillards, diſpoſent auſſi à cette eſpèce de fièvre. Il n'en eſt pas de même lorſque les Matelots débarquent dans des pays chauds: les fièvres intermittentes font place à des maladies plus vives & plus à craindre, dont je développerai les cauſes quand je parlerai ſpécialement de leur nature & de leur traitement. Mais, pour revenir à mon objet actuel, il eſt aiſé de rendre raiſon pourquoi hors du Vaiſſeau, & dans les pays de la nature de ceux que je viens de déſigner, ces ſortes de fièvres s'annoncent aſſez fréquemment; c'eſt que l'air propre à ces climats prête ſecours aux cauſes prédiſpoſantes dont j'ai parlé, & augmente leur action qui auroit été preſque ſans effet dans le Vaiſſeau, ou qui, par des gradations inſenſibles, n'auroit pu que produire une diſpoſition prochaine à la cachexie ſcorbutique.

Voilà ce que je crois pouvoir dire en général ſur les fièvres intermittentes des Matelots; une théorie plus approfondie doit être réſervée pour des traités particuliers: il s'agit cependant ici de les ranger par ordre & de paſſer du plus ſimple au plus compoſé; afin qu'en épiant de plus en plus la marche de la Nature, on reconnoiſſe mieux la progreſſion des déſordres qui ſe paſſent dans l'économie animale.

De la Fièvre intermittente quotidienne.

LES ſymptômes qui caractériſent cette maladie ſont trop connus pour que je m'arrête à les détailler. Je dirai seulement que la fièvre intermittente quotidienne laissant un moindre intervalle entre ses paroxismes, devroit paroître plus dangereuse que la fièvre tierce & la fièvre quarte, dont les accès sont plus éloignés. Cependant l'expérience nous démontre que c'est celle des trois qui cède le plus aisément aux remèdes, & qui laisse le moins à craindre sur l'évènement, puisqu'en général les suites de cette fièvre ne sont jamais funestes, pendant que plusieurs personnes sont les victimes de la fièvre tierce ou quarte. Pourquoi cette différence? dira-t-on que le foyer de la matière fébrile est plus tenace, moins mobile dans l'un que dans l'autre cas, & que les humeurs sont, dans la fièvre tierce ou quarte, trop épaisses & trop grossières, pour être suffisamment broyées & atténuées par l'action des vaisseaux, tandis que le levain fébrile de la fièvre quotidienne est d'une nature plus tenue & moins visqueuse, qui offre moins de résistance aux solides? Je laisserai ces raisonnemens pour donner, s'il est possible, sur les causes de cette différence, quelque chose de plus simple, de plus sensible & de moins obscur.

Nous avons considéré, 1.° tous les individus qui sont affectés de ces maladies, comme ayant été préliminairement exposés (soit qu'ils aient navigé ou habité la terre) à des causes qui ont diminué la transpiration & produit un relâchement & une atonie dans les solides. 2.° Nous avons reconnu pour cause matérielle de ces fièvres un âcre qui fait entrer en éréthisme le système vasculeux; or, d'après ces deux points de doctrine qu'on ne peut révoquer en doute, toutes les fois qu'une matière âcre, qui est le produit des causes détaillées ci-devant, pourra, après un intervalle de vingt-quatre heures, solliciter de nouveau l'action des vaisseaux de façon à faire naître l'accès; ce sera une preuve que ces mêmes vaisseaux ne sont pas fort éloignés de leur ton naturel, & qu'ils jouissent encore d'une assez grande vertu de ressort. Au lieu que si l'accès ne revient que quarante-huit heures après, il nous annoncera qu'il y a dans le système vasculeux plus de relâchement & d'atonie que dans le premier cas, puisqu'il faut plus de temps avant que l'humeur fébrile soit parvenue à un degré d'acrimonie assez fort pour y produire cet érétisme, cette tension & cette action organique outrée qui caractérisent la fièvre; ce que je dis de la fièvre tierce, peut s'appliquer à la fièvre quarte. Le retour de l'accès étant plus éloigné, nous démontre que les solides sont dans un état de relâchement plus grand que dans aucune autre circonstance, & qu'il faut par conséquent une cause irritante, très-active, pour en réveiller l'action, & la monter au point de produire un accès de fièvre; c'est pour cette raison qu'elle doit être, comme elle l'est en effet, une maladie chronique difficile à détruire, & qui demande un plan curatif raisonné. De ce qui vient d'être dit, on peut conclure que la fièvre quotidienne tient de plus près que les autres à la fièvre continue, non-seulement parce que ses accès reviennent tous les jours, mais encore parce que le ton & le ressort des vaisseaux sont moins affoiblis que dans la fièvre tierce, &c.

La fièvre continue ne s'annonce en effet jamais d'une manière plus violente & mieux soutenue que chez les personnes qui ont le ton des solides fort haut. Plus une personne est vigoureuse, moins elle a essuyé de maladies, plus vive eſt auſſi la fièvre continue qu'elle éprouve. C'eſt pourquoi l'on voit, d'après l'expérience, que plus un homme eſt fort, plus promptement il eſt la victime d'une maladie aiguë, lorſqu'il eſt abandonné à lui-même. Il réſulte donc de ces réflexions que, la fièvre quotidienne ſe rapprochant à pluſieurs égards de la fièvre continue, ſon traitement doit avoir quelque rapport avec celui de cette dernière maladie. La conſéquence eſt juſte, & en général on peut aſſurer que c'eſt parce que la fièvre intermittente quotidienne tient de plus près aux maladies vives qu'elle ſe termine plus promptement, pendant que la fièvre tierce & la fièvre quarte y tenant de plus loin, doivent durer plus long-temps & prendre le caractère des maladies chroniques ; ce qui doit néceſſairement mettre de la variété dans le traitement de ces différentes fièvres.

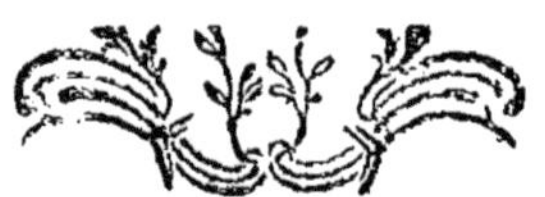

CURATION

De la Fièvre intermittente quotidienne.

Le traitement de cette maladie chez les Matelots n'offre rien de particulier ; ses causes étant les mêmes sur mer que sur terre, il ne faudra pas des moyens différens pour la combattre. Elle présente trois indications principales à remplir : la première, de diminuer la tendance que peuvent alors avoir les malades à l'érétisme inflammatoire & à l'épaississement des humeurs ; la seconde, de faciliter l'expulsion de la matière âcre ; la troisième, de rendre aux solides leur ton naturel, & d'empêcher qu'il ne se forme, par l'action viciée des vaisseaux, une nouvelle matière acrimonieuse propre à reproduire journellement la maladie.

La saignée satisfera à la première indication ; en diminuant le ton des vaisseaux, elle s'opposera à l'érétisme des solides ; & en enlevant une plus grande masse proportionnelle de la partie rouge du sang, elle éloignera l'épaississement des humeurs ; il ne faut cependant pas abuser de ce moyen ; une saignée faite pendant la chaleur de l'accès suffit ; il y auroit à craindre d'insister sur l'usage d'un remède dont l'effet est de faire perdre aux solides une partie de leur ressort, dans un temps où l'atonie des vaisseaux est un vice qu'il faut combattre. D'ailleurs les fièvres intermittentes quotidiennes ne dégénèrent ordinairement en tierces ou en quartes que lorsque, par des saignées répétées, on a rapproché les solides du ton où ils sont ordinairement chez ceux qui sont attaqués de ces dernières fièvres.

Quant à la seconde indication, il n'y a rien de mieux pour détruire la plus grande partie de l'humeur acrimonieuse, qui est la cause principale de la maladie, que de faire vomir avec une ou plusieurs prises de tartre stibié ou d'hypécacuanha ; ce n'est pas que par le vomissement la cause formelle de cette espèce de fièvre soit évacuée, mais c'est qu'en enlevant par ce moyen les viscosités qui tapissent l'estomac, qui diminuent l'action du suc gastrique sur les alimens, ou qui empêchent son abord dans ce viscère, les alimens qu'on lui fournit après l'action de ces remèdes, pouvant être touchés par tous les côtés poſſibles par ce diſſolvant, paſſent par le pylore plus pénétrés, plus diſſous, & donnent un chymus plus propre à fournir un chyle doux & onctueux qui s'oppoſera lui-même à la propagation de l'acrimonie. Les purgatifs amers ſur-tout & les ſalins ſecondent à merveille l'action des émétiques; ils font ſur les inteſtins ce que les autres font ſur l'eſtomac. Ils rempliſſent avec ſuccès l'intention qu'on a de faciliter l'expulſion de la matière fébrile, en s'oppoſant aux cauſes auxquelles elle doit ſon origine. Ces voies ne ſont pas les ſeules que la Nature préſente à l'excrétion de l'âcre qui occaſionne le retour de cette maladie; les remèdes qui pouſſent par les urines & par la tranſpiration ſont des moyens à employer. Les diurétiques, comme les infuſions de chicorée, de pinprenelle, de racine d'*eryngium*, de bardane, priſes en grande quantité pendant & après l'accès, ne peuvent que faciliter la tranſpiration & la ſueur, qui eſt la criſe ordinaire qui termine chaque paroxiſme. La tiſane de ſalſepareille, de ſcorſonnère, à laquelle on ajouteroit quelque amer, tel que la germandrée, la véronique, la petite centaurée, eſt un remède efficace pour ouvrir tout-à-la-fois la voie de la tranſpiration & celle des ſueurs. Le ſel de Glauber, le tartre vitriolé, le ſel d'Epſom dans une infuſion de racine de patience, à laquelle on joindra quelques pincées de ſommités d'abſynthe, ſont auſſi efficaces pour ſatisfaire au double point de vue que la ſeconde indication préſente à remplir. Ils ſont d'autant meilleurs dans ce cas, qu'on obtient par leur uſage des évacuations dont nous venons d'annoncer la bonté; il faut cependant conſidérer que c'eſt autant comme toniques que comme évacuans que tous ces remèdes produiſent de bons effets dans la fièvre intermittente quotidienne; ils réveillent l'action des ſolides, & tendent à les rapprocher du ton où il faut qu'ils ſoient pour qu'il y ait ſanté; dès-lors ils ſatisfont à un point bien eſſentiel du traitement.

Le but de la troiſième indication étant de rendre ſpécialement aux ſolides leur ton naturel, & de s'oppoſer à la formation d'une nouvelle humeur acrimonieuſe propre à perpétuer la maladie, il faudra s'occuper particulièrement des moyens qui doivent opérer ces deux effets. L'expérience a démontré il y a long-temps, dans quelle classe il falloit les chercher. Les amers stomachiques, les toniques astringens, les alkalis fixes & volatils, le quinquina en décoction ou en substance, son sel essentiel, l'extrait de gentiane, d'absynthe, de centaurée, de germandrée, ces plantes en infusion, leur sel fixe, le sel ammoniac, &c. sont des moyens dont l'efficacité est reconnue, lorsqu'on les prescrit avec connoissance & après des évacuations préliminaires proportionnées au besoin. Voici un opiat qui m'a presque toujours réussi, donné à la dose de deux gros trois fois par jour, lorsque les fiévreux avoient été émétisés & purgés au moins deux fois auparavant.

PRENEZ,

Quinquina en poudre.......... *quatre onces.*
Écorce de citron en poudre..... *deux gros.*
Extrait de gentiane........... *demi-once.*
Sel d'absynthe............... *trois gros.*
Sirop d'absynthe, suffisante quantité pour former un opiat de moyenne consistance.

On peut donner par-dessus chaque prise une tasse d'infusion légère de fleurs de camomille romaine ou de germandrée, & permettre au malade de prendre une petite soupe une heure après chaque prise. L'usage de cet opiat, celui de tous les amers, de tous les stomachiques, remplit la double indication que présente alors la maladie. Tous ces remèdes ont la vertu de ranimer le ton des vaisseaux, & de le porter au point où il doit être, pour que les humeurs qui sont soumises à leur action, parviennent à leur dernier degré d'élaboration, sans acquérir ce vice d'acrimonie qui reproduiroit le mal. C'est ainsi qu'en agissant sur les solides, & en rétablissant leur ressort, les remèdes concourent secondairement à la perfection des humeurs. Pour finir sur ce qui regarde la fièvre quotidienne, je ferai observer que cette maladie se rapprochant (comme je l'ai dit) un peu des maladies aiguës, il ne faut pas trop se presser de faire prendre les spécifiques propres à la détruire. Elle se guérit avec plus de facilité après quelques accès que dans les premiers temps; il suffit alors d'écarter ce qui pourroit la rendre plus rébelle, & de prescrire un régime convenable.

De

De la Fièvre tierce.

LES causes de la fièvre tierce sont les mêmes que celles que nous avons assignées à la fièvre quotidienne, & si les types sont différens, la cause efficiente n'entre pour rien dans cette différence; elle agit, comme nous l'avons observé, suivant la disposition dans laquelle se trouvent les solides, & produit telle ou telle espèce de fièvre relativement à cette disposition : d'où l'on peut conclure avec assez de vraisemblance, que la cause matérielle de toutes les fièvres est à peu-près la même, c'est-à-dire, toujours une humeur âcre plus ou moins développée.

La fièvre tierce n'est pas difficile à connoître; on peut même, sans être Médecin, ne pas s'y méprendre : quand une fièvre s'annonce par un abattement considérable, par des inquiétudes, une douleur de tête vive, par un frisson plus ou moins long, suivi de chaleur, &c. & que cet accès cesse pour ne se renouveler que le troisième jour, on a les symptômes, le caractère, & de quoi asseoir le diagnostic de cette maladie. Quant au prognostic, j'ai déjà dit que cette fièvre étoit plus difficile à détruire que la quotidienne, & j'en ai, je pense, donné des raisons suffisantes. Mais ce qui doit le plus intéresser, c'est le traitement dont je vais m'occuper.

Curation.

La curation de cette fièvre ne présente pas d'autres indications à remplir, que celle de la fièvre quotidienne. Cependant, pour rendre cette curation méthodique, il faut se souvenir, que dans la fièvre tierce, les solides sont plus relâchés que dans la fièvre quotidienne, & que c'est pour cette raison que le retour des accès est plus éloigné : il faut, dans ce cas, que la matière séjourne plus long-temps dans les vaisseaux, & y acquière plus d'activité, afin de pouvoir monter le ton des solides assez haut pour produire la fièvre. Cette réflexion doit suffire pour diriger dans ce traitement tout Praticien un peu instruit.

On a ici, comme dans la fièvre quotidienne, un double objet; le premier, d'évacuer, de détruire, ou d'invisquer l'humeur acrimonieuse, cause matérielle de la fièvre; le ſecond, de rétablir le ton naturel des ſolides: la ſaignée, les émétiques, les purgatifs, les amers, tous les fébrifuges, & le quinquina par préférence, ſont des moyens très-propres à ſatisfaire à ces deux indications; mais on pourroit faire un uſage pernicieux de ces mêmes moyens, quelque ſalutaires qu'ils ſoient dans cette maladie: c'eſt le choix des remèdes, & le temps de les appliquer, qui décèlent les connoiſſances du Médecin.

La Nature, par des accès répétés, travaille à la guériſon de la maladie; le moyen qu'elle emploie ne nous eſt pas aſſez connu: il doit même y avoir dans cette fièvre une eſpèce de criſe ſalutaire après un plus ou moins grand nombre d'accès, ce qui annonce un temps marqué pour l'efficacité des remèdes; il faut donc attendre, & ne pas agir avec trop de précipitation. On a ſouvent remarqué que l'on rendoit cette maladie plus grave, lorſqu'on vouloit la combattre trop promptement.

On ſe permettra dans cette maladie une ſaignée dans la chaleur de l'accès; il ſeroit inutile & même nuiſible de la réitérer. On donnera l'émétique en lavage à doſe convenable; on purgera enſuite deux jours après, avec une médecine dans laquelle on fera entrer la rhubarbe; on la réitérera à trois jours de diſtance, & on y joindra quelques amers: & enfin dans une troiſième, on y ajoutera deux gros de quinquina en infuſion; on aura encore recours à cette même médecine, ſi la nature du mal paroît l'exiger. Ce traitement préliminaire rempli, les amers, les toniques, & les fébrifuges proprement dits, ſeront mis en uſage; on donnera, par exemple, au malade trois gros de l'opiat décrit ci-devant, tous les matins à jeun, pendant trois ou quatre jours, & on lui fera prendre avant ſon dîner, une poudre compoſée avec dix grains de rhubarbe, quatre grains d'acier porphiriſé, & deux grains de canelle. On fera boire par-deſſus chaque priſe d'opiat, une taſſe d'infuſion de feuilles de germandrée ou de fleurs de petite centaurée: par l'uſage bien dirigé de ces remèdes, les accès s'affoibliſſent, diminuent, & enfin diſparoiſſent.

C'eſt ainſi qu'en agiſſant par progreſſion, tant pour la qualité des remèdes indiqués, que pour leur quantité, on parvient à détruire, à invisquer, & à évacuer peu-à-peu la cause matérielle de la maladie, & à rétablir par des degrés insensibles le ton énervé & affoibli des solides. L'expérience démontre journellement ce qu'il y a à craindre en s'écartant de cette marche, & en prescrivant trop précipitamment & à trop grande dose les fébrifuges; la maladie paroît, il est vrai, s'évanouir, mais ce n'est ordinairement que pour un temps: heureux le malade, si elle ne prend pas un plus mauvais caractère! la fièvre en effet dégénère fort souvent, & revient avec tous les symptômes d'une synnoche putride. On doit s'attendre à cette métamorphose toutes les fois qu'on ne suivra pas les règles de la saine pratique, & qu'on ne se laissera pas guider par le flambeau de la théorie & de l'observation. La Nature n'éprouve jamais un changement subit sans danger; & voici sur ce point l'axiome peut-être le plus vrai de la Médecine: *omnis mutatio subita malum.* Ce changement ne portât-il que sur des objets excellens en soi; dans la fièvre tierce le ton des solides étant fort éloigné de celui qui leur est propre dans l'état de santé, & ce ton leur étant ſubitement rendu par l'action forte & continue des fébrifuges & des amers employés coup ſur coup, la fièvre s'éclipſe quelquefois promptement : mais cette humeur âcre, cauſe matérielle de la fièvre, dont l'évacuation ou l'*inviſcation* n'aura pas été préparée inſenſiblement, reſte dans les voies de la circulation, s'y fortifie, ſe développe, & agit enſuite ſur le ſyſtème vaſculeux, dont le reſſort a été augmenté trop bruſquement ; elle produit une fièvre double tierce qui, ſi elle eſt traitée par la même méthode, dégénerera infailliblement en fièvre continue. M. Rouppe nous cite un exemple qui prouve les inconvéniens de l'uſage du quinquina donné à trop grande doſe, & dans le commencement de la fièvre tierce intermittente, même après les émétiques & les purgatifs préalablement adminiſtrés. Il n'y a perſonne qui n'ait eu plus d'une occaſion de faire une pareille obſervation.

De la Fièvre quarte.

CETTE fièvre nous offre, dans les ſignes qui précèdent l'accès, les mêmes phénomènes que ceux que nous obſervons dans les autres fièvres intermittentes, & la même crise en est le terme; il faut attendre un second & un troisième accès pour pouvoir prononcer sur son caractère. Les symptômes qui l'annoncent ont souvent plus d'intensité que dans la fièvre tierce, l'abattement, le frisson & la chaleur sont ordinairement plus considérables. Ce qui caractérise plus essentiellement la fièvre quarte, c'est le laps de temps qui s'écoule d'un accès à l'autre; l'on sait assez qu'elle tire son nom de ce que les accès ne reviennent que le quatrième jour. Le rapport qu'elle a avec toutes les fièvres intermittentes nous permet de lui assigner la même cause matérielle. Mais pourquoi le retour des accès est-il plus long, & la maladie plus grave & plus rébelle? C'est ce qu'il importe de développer d'une manière satisfaisante avant de proposer un plan de curation.

Les accès, dans cette fièvre, demeurent plus de soixante heures avant de reparoître, parce que les solides ont moins de ton & de ressort que dans la fièvre tierce, &c. L'humeur âcre, cause matérielle de toutes les fièvres acquiert alors, par l'action radicale des vaisseaux dans lesquels elle circule, le degré d'activité & d'énergie propre à y faire naître l'érétisme fébrile. La fièvre quarte laissant pendant deux jours ceux qu'elle attaque dans un état approchant de celui de la santé, elle devroit pour cette raison paroître moins rébelle & moins dangereuse; cependant l'expérience nous apprend que, de toutes les fièvres intermittentes, elle est la plus difficile à guérir, & qu'elle dégénère souvent en des maux incurables, suite des obstructions qui accompagnent le plus souvent cette espèce de fièvre, & voici pourquoi: l'atonie & la perte de ressort, dans lesquelles sont les solides pendant cette maladie, ne permettent pas aux sucs de recevoir dans les vaisseaux & dans les différens organes où ils passent, l'élaboration qui leur est nécessaire; ces sucs s'épaississent, deviennent visqueux, peu susceptibles de mouvement, & forment des obstructions auxquelles la Nature semble vouloir s'opposer par la production d'une humeur âcre qui occasionne, après des intervalles donnés, un érétisme fébrile. Ce moyen sert à briser & à atténuer les humeurs stagnantes & visqueuses & à en procurer l'expulsion par la ſueur, que l'on doit regarder comme une criſe qui termine l'accès.

Or le foie étant un viſcère parenchymateux, & l'abattement dans lequel ſont les fiévreux privant ce viſcère des ſecouſſes utiles qu'il recevroit du diaphragme dans des mouvemens modérés, il n'eſt pas étonnant que cet organe ſécréteur de la bile, dans lequel la circulation eſt ſi lente, ſoit particulièrement engorgé dans cette maladie. Il en ſera de même de quelques autres viſcères du bas-ventre; & ſi la fièvre dure long-temps, ces mêmes obſtructions deviendront la cauſe de pluſieurs accidens, tels que la jauniſſe, l'hydropiſie, &c.

CURATION.

D'APRÈS l'état d'inertie ſous lequel nous avons conſidéré les ſolides dans la fièvre quarte, & d'après l'état d'épaiſſiſſement & de viſcoſité que nous avons reconnu dans les humeurs, il eſt naturel d'établir une méthode de traitement relative à ces deux objets: on ne peut les perdre de vue, comme font la plupart des Empyriques, ſans tomber dans des inconvéniens très-préjudiciables. Il faut donc s'occuper ici principalement à rétablir les ſolides dans leur ton naturel, & à rendre aux liquides leur première fluidité. On obtiendra toujours une guériſon certaine dès qu'on remplira ces deux indications générales. Il ne faut pas penſer que ce ſoit l'affaire d'un moment; plus les ſolides ſont éloignés de cet état qui fait la ſanté, plus il faut de ménagement pour les y rappeler; & plus les humeurs ont acquis d'épaiſſiſſement, plus on doit employer de temps pour les porter au point de fluidité convenable. Tout moyen qui tendroit à opérer l'un ou l'autre de ces effets avec trop de célérité ne pourroit qu'être nuiſible.

La ſaignée, les émétiques, les purgatifs, les toniques, les apéritifs, les ſtomachiques amers & les fébrifuges proprement dits, ont toujours été preſcrits dans cette maladie. Les ſuccès dont ils ont été ſouvent ſuivis, en ont conſacré l'uſage; mais ſi dans la fièvre tierce l'application de ces remèdes exige du choix, des précautions & une conduite éclairée de la part de celui qui les ordonne, à plus forte raiſon ne doit-on pas les adminiſtrer ici indifféremment. Combien de fois les malades n'ont-ils pas trouvé dans l'usage des purgatifs & des saignées trop répétés, dans celui des fébrifuges & du quinquina sur-tout, donnés à contre-temps, au lieu de leur guérison, une source de maladies plus graves, ou au moins la prolongation de celle dont ils étoient affectés !

Il sera donc utile d'indiquer ici un plan curatif raisonné, & d'après lequel on puisse satisfaire aux indications que la fièvre quarte présente, sans tomber dans aucun des inconvéniens que je viens d'exposer, cette maladie semble exclure l'usage de la saignée, & à cet égard il faut convenir que les évacuations de sang doivent être d'autant plus ménagées, qu'elles énervent davantage l'action des vaisseaux, que nous savons être languissante dans cette fièvre : c'est pourquoi on n'aura recours à ce moyen que dans les tempéramens vigoureux, une fois seulement, & dans le temps de la chaleur de l'accès. Les sangsues appliquées aux veines hémorroïdales produiroient, en déchargeant par communication les rameaux de la veine-porte, un effet préférable à celui d'une évacuation de ſang faite par d'autres parties.

Le premier moyen, comme remède général, ayant d'abord été mis en uſage, il ſera bon de délayer & de diviſer les humeurs. Pour obtenir cet effet, on fera prendre au malade, pendant deux ou trois jours, une ample boiſſon, telle que l'infuſion de chiendent, de véronique, &c. On donnera enſuite l'émétique; ce remède agira non-ſeulement comme évacuant, mais encore comme fondant, tonique & ſudorifique; après quelques jours d'intervalle, on pourroit de nouveau y avoir recours: mais on ne le donnera jamais les jours d'accès; pris alors, il ſupprime quelquefois l'accès & la fièvre; mais la diſparition de la fièvre n'étant pas préparée, & étant d'ailleurs trop ſubite, la guériſon ne peut être conſtante. Après avoir ſuivi à cet égard le précepte que je viens de rappeler, on preſcrira une médecine dans laquelle on fera entrer quelques amers, & on la répetera deux ou trois fois ſelon le beſoin. Il ne faudra pas s'inquiéter des accès, on fera ſeulement prendre pendant leur durée de la tiſane indiquée ci-devant ; & pour produire par les ſueurs une criſe plus abondante à la fin de chaque accès, on pourra ſubſtituer à cette tiſane deux ou trois verres de celle qui ſeroit faite avec de la racine de ſcorſonère & de ſalſepareille ; on favoriſera cet effet en couvrant un peu plus le malade, & en lui faiſant auparavant quelques frictions ſur le corps avec un linge chaud & ſec. L'excrétion qui ſe fait par les ſueurs eſt conſtamment utile, & il ne faut pas la négliger.

En ſuivant cette méthode, les humeurs ſont un peu plus broyées, plus diviſées, moins viſqueuſes, les vaiſſeaux reprennent par degrés un peu du reſſort qu'ils avoient perdu, & les accès, ſans ſe détruire abſolument, commencent à s'affoiblir. C'eſt alors qu'il faut ſuivre l'ennemi pas à pas, ſans l'attaquer trop bruſquement. Des eaux minérales ferrugineuſes, naturelles ou factices, qui ſont en même temps toniques & apéritives, ſeroient excellentes pour ranimer le ton des ſolides & pour diviſer les fluides : une eau minérale factice, par exemple, faite avec un demi-gros de vitriol martial bien pur, fondu dans une pinte d'eau, ou quinze ou vingt grains de ſel de Mars de rivière fondu dans une même quantité d'eau, ou une eau de boule de Mars très-légère, conviendroient dans ce cas. L'effet d'une pareille eau factice, ſoutenu par l'uſage journalier d'une priſe de la poudre indiquée dans la curation de la fièvre tierce, ſeroit ſuivi de ſuccès.

On ne doit pas s'étonner de l'opiniâtreté avec laquelle la fièvre ſubſiſte quelquefois; car, ainſi que je l'ai fait remarquer, cette maladie étant chronique, & tirant ſon origine de loin, on ne doit pas ſe propoſer (& ce ſeroit un mal) de la guérir trop promptement: c'eſt preſque autant l'affaire de la Nature que celle de l'Art; il ſuffit que les accès diminuent en longueur, & que le malade en ſoit moins fatigué pour pouvoir eſpérer une guériſon certaine: un peu d'exercice, des ſecouſſes & des mouvemens modérés aideront l'action des eaux minérales, que l'on pourroit rendre plus énergique par degrés. C'eſt après leur uſage qu'on doit avoir recours aux amers, comme à l'infuſion de germandrée, de gentiane, de centaurée, &c. & enfin au plus excellent des fébrifuges, le quinquina, ſoit en opiat uni à d'autres remèdes appropriés, ſoit en infuſion; mais c'eſt en ſuivant la marche que j'aï preſcrite, je veux dire, en augmentant la doſe de ces remèdes relativement aux circonſtances & aux temps de la maladie.

Une attention qu'il eſt indiſpenſable d'avoir pendant tout le traitement, c'eſt d'inſiſter ſur ce que les malades ſe couvrent bien le jour & la nuit afin que la tranſpiration ſoit abondante; il faut toujours même l'exciter par la tiſane de ſcorſonère & de ſalſepareille. Les véſicatoires, comme ſtimulans, appliqués aux gras des jambes, qu'on fait ſuppurer & qu'on entretient pendant quelques jours, ſont encore un des ſecours qu'il ne faut pas négliger dans cette maladie. J'oſe aſſurer qu'ils m'ont merveilleuſement réuſſi dans des fièvres quartes rébelles qui avoient réſiſté aux plus excellens fébrifuges: le vin rouge, le vin blanc ſont auſſi un très-bon remède pris modérément; l'on peut auſſi augmenter leur vertu fébrifuge en y faiſant infuſer les amers, tels que l'écorce de bigarade, d'orange ſauvage & le quinquina.

Par tous ces moyens placés chacun dans leur temps, les ſolides reprennent peu-à-peu leur ton, & les humeurs recouvrent leur première fluidité; les accès s'affoibliſſent inſenſiblement, & diſparoiſſent enfin de manière à ne laiſſer craindre ni retour, ni ſuite de cette maladie. Il n'en eſt pas de même lorſque, tenant une conduite oppoſée, on eſt parvenu à la détruire trop tôt : ſouvent la fièvre, devenue plus rébelle, reparoît quelque temps après, ou laiſſe après elle des maladies très-fâcheuſes, telles que les obſtructions, les ſquirres du foie, la jauniſſe, la dyſſenterie, l'hydropiſie, &c. L'uſage du quinquina, quoique le meilleur fébrifuge connu, a été très-ſouvent ſuivi de ſemblables effets. Il eſt très-aiſé d'en donner les raiſons.

Le foie étant de ſa nature d'un tiſſu aſſez lâche, & les ramifications de la veine-porte qui s'y diſtribuent, participant plus qu'aucun autre genre de vaiſſeaux à l'inertie générale, il n'eſt pas à préſumer qu'un fébrifuge qui emporteroit promptement la fièvre, pût faire changer aſſez rapidement la manière d'être des ſolides & des fluides qui compoſent cet organe

organe ſécréteur, pour faire diſparoître l'engorgement & les obſtructions dont il étoit auparavant affecté; la maladie du foie devra donc par cette raiſon ſubſiſter après la fièvre. Les déſordres n'en reſteront peut-être pas là, ſi les remèdes fébrifuges ont été donnés à trop forte doſe & avec trop de précipitation, leur action pourra s'étendre juſque ſur ce viſcère, & y faire un état de criſpation & de ſpaſme qui, ne permettant pas à la bile de ſe dégorger après ſa ſéparation, la forcera de rentrer dans la maſſe générale des humeurs, & produira l'ictère; ou bien, la diſpoſition qu'a la bile à s'épaiſſir étant alors favoriſée, il ſe formera par ce moyen des obſtructions, peut-être même un ſquirre dans cette partie.

On conçoit encore que l'hydropiſie peut être aſſez ſouvent (comme elle l'eſt en effet) une ſuite de la curation mal dirigée de la fièvre quarte. La ſueur abondante, qui étoit la criſe de chaque accès, ſe trouvant tout-à-coup ſupprimée avec la maladie, ſans qu'aucune autre voie d'excrétion ait été préparée à cette humeur, ou ſans que les filières de la peau aient été diſpoſées à la recevoir plus abondamment qu'elles ne le faisoient, l'on doit craindre alors que cette humeur ne reflue du côté des intestins & du péritoine, & qu'elle ne forme un amas d'eau dans le bas-ventre. Il arrive aussi très-souvent que cette humeur, après avoir acquis de l'acrimonie par un plus long séjour dans les voies de la circulation, produit sur les intestins une irritation & des érosions qui donnent lieu à une dyssenterie très-fâcheuse. Voilà en précis des maladies très-graves qui peuvent reconnoître pour cause la curation peu méthodique d'une fièvre qu'on traite souvent avec trop peu de soin : quelques précautions sur le choix des remèdes & sur le temps de les employer peuvent suffire pour mettre à l'abri de pareils accidens.

Quoique la fièvre quarte ne soit pas & ne doive pas être fréquente dans les Vaisseaux, par des raisons dont l'exposition mèneroit trop loin, j'ai cependant cru devoir m'entretenir un peu de sa nature, de ses rapports avec les autres fièvres intermittentes simples & de sa curation. Quant aux fièvres intermittentes composées, telles que la semi-tierce, la double quarte, &c. on peut leur appliquer la même théorie qu'à celle dont je viens de m'occuper, & elles sont susceptibles des mêmes modifications dans le traitement, relativement à leur espèce & à l'intervalle qu'elles laissent entre les accès.

De la Dyssenterie.

CETTE maladie, fort commune parmi les Matelots, se présente d'abord sous un aspect peu effrayant : c'est une diarrhée sans douleur, sans épreintes, qui ne donne aucune inquiétude dans les premiers jours ; elle est sans fièvre ; les malades jouissent quelquefois d'un bon appétit & s'acquittent assez bien de leurs autres fonctions. Cet état ne dure pas longtemps ; il s'y joint bientôt des douleurs en allant à la selle, les déjections deviennent sanguinolentes & fétides, la fièvre se manifeste, le ventre se tend, devient douloureux, tous les accidens & les symptômes s'aggravent par degrés, la gangrène s'empare des intestins, & après des douleurs très-aiguës & très-longtemps soutenues, les Matelots, qui ne sont pas secourus à propos, trouvent dans la mort la fin de leur misère.

La cause de tous ces désordres est la même que celle de toutes les maladies dont j'ai déjà parlé: c'est une humeur âcre, suite trop ordinaire de la transpiration supprimée chez les Gens de mer, qui, se portant sur les intestins, cause les accidens que nous observons dans la dyssenterie. Pour que cette humeur agisse d'une manière vive sur les parties qui sont exposées à son impression, il faut qu'elle rencontre des sujets chez lesquels le ressort des solides soit peu affoibli. C'est par cette raison que ceux qui n'ont pas encore fait des campagnes de mer, sont plus exposés que les autres à la dyssenterie. C'est aussi par la même raison que cette maladie s'annonce plus volontiers peu de temps après avoir quitté le port, où l'Équipage, par l'action de l'air de terre & par la bonne nourriture, avoit pris un état de vigueur dont il ne peut plus jouir après un long cours de navigation. Cet état des solides n'est qu'une cause prédisposante générale & éloignée. Le passage rapide d'un pays tempéré dans un pays froid, comme lorsqu'on fait route du Midi au Nord; les vents du Nord qui succèdent à ceux du Sud, après les pluies froides, sont des causes plus prochaines de la dyssenterie parmi les Matelots. Peut-on en effet les envisager quittant leur travail, mouillés de pluie & de sueur, se reposant ensuite en plein air, ou se jetant sur un lit mal couvert & y dormant dans cet état, sans craindre pour eux toutes les maladies qui peuvent naître d'une transpiration supprimée? La dyssenterie, reconnoissant essentiellement pour cause la suppression de cette excrétion, doit être, comme elle l'est en effet, fort commune parmi les Gens de mer. Dans cette circonstance, elle attaquera par préférence ceux qui ont le système des solides moins affoibli, tandis que la cause qui occasionne la dyssenterie ne fera qu'augmenter l'état de cachexie scorbutique dans lequel se trouvent ceux dont les solides ont moins d'action & d'énergie. Ce que je dis ici est conforme à l'expérience; les moins vigoureux en sont ordinairement exempts; M. Rouppe l'a observé ainsi que moi: il est cependant très-possible que ceux des Matelots qui sont dans un état de cachexie décidé par le long séjour qu'ils ont fait sur mer, soient attaqués de la dyſſenterie; mais, dans ce cas, il faut qu'il y ait eu une tranſition bien prompte du chaud au froid, qu'ils aient été plus que les autres expoſés aux cauſes de la maladie, & que l'humeur tranſpiratoire ait acquis bien vîte beaucoup d'acrimonie pour pouvoir irriter des ſolides dont le ton étoit très-affoibli; auſſi la maladie en eſt-elle d'autant plus grave & plus diſpoſée à ſe terminer par la gangrène.

La dyſſenterie, dans ſon commencement, ne préſente rien de fâcheux; mais lorſqu'elle eſt tout-à-fait déclarée, la fièvre, les douleurs continuelles que le malade éprouve dans le bas-ventre, la tenſion de cette partie, les déjections ſanguinolentes, puruſentes, fétides & d'une odeur cadavéreuſe, l'épuiſement des forces, &c. font craindre pour la vie de ceux qui ſont attaqués de cette maladie. Tous les Auteurs ont cru que, portée à ce point, elle étoit contagieuſe; mais eſt-on bien fondé à la ranger dans la claſſe des maladies qui ſe tranſmettent par communication! La dyſſenterie ne ſauroit s'aggraver, ſans que le concours des cauſes qui la font naître n'augmente ou n'agiſſe avec beaucoup de perſévérance : or, dans ce cas, il peut arriver tout naturellement que ceux qui jusque-là ont résisté à l'action de ces causes, ne commencent à en ressentir les effets que dans le temps où la maladie est déjà parvenue à son dernier période chez ceux qui en ont été primitivement affectés. Je ne nie cependant pas que la dyssenterie, portée à un certain point, ne soit contagieuse, parce que les miasmes putrides, & d'une nature particulière à la maladie, se répandant continuellement dans l'air, peuvent très-bien porter dans les corps qui en sont pénétrés un levain propre à communiquer cette maladie à des personnes qui, sans cela & par la force de leur constitution, n'en auroient point été affectées. Quoi qu'il en soit, il faut s'occuper des moyens de la prévenir, & d'empêcher qu'elle n'attaque ceux qui en sont exempts.

Par le seul énoncé des causes qui produisent ce mal, on voit de quel genre doivent être les secours qui lui conviennent. Tout ce qui pourra entretenir la transpiration, la seconder ou la rétablir rentre dans le plan de curation que l'on doit suivre.

Voilà à peu-près la ſeule indication qu'on ait à remplir dans la cure préſervative ou prophylactique; on connoît aſſez les moyens propres à parvenir à ce but. Le premier ſans doute & le plus efficace eſt un exercice modéré; & à cet égard les Matelots ſont plus expoſés à pécher par excès que par défaut. Ce qu'il faudroit ſur-tout leur faire obſerver, ce ſeroit de changer plus ſouvent d'habillement, lorſqu'ils ſont mouillés, & de ne jamais ſe repoſer ſur le pont & en plein air, lorſqu'ils ſont dans cet état, ou lorſqu'après beaucoup de travail, ils ſont en ſueur. On ne leur permettra pas non plus de ſe coucher dans leurs habillemens humides.

C'eſt à leur inconduite ſur tous ces points qu'ils doivent la plupart des maladies qui leur arrivent. Il faut avouer auſſi que les Matelots ſont rarement pourvus de ce qui leur ſeroit le plus néceſſaire pour ſe garantir du froid & de l'humidité. C'eſt un défaut dans la police du Vaiſſeau, qui leur eſt plus préjudiciable qu'on ne penſe, & duquel je parlerai plus au long en temps & lieu. On devroit, dans les temps froids & pluvieux, ou lorſqu'on navige dans les mers du Nord, donner aux Matelots, au lieu d'eau-de-vie, quelques verres de vin, du punch, de la bière, de bon cidre, &c. toutes les liqueurs fermentées ſont très-propres à entretenir la tranſpiration, & par-là écarter la dyſſenterie; elles aident encore à la digeſtion; elles corrigent les mauvais levains qui ſont dans l'eſtomac, & que cette maladie reconnoît quelquefois pour cauſe. Rien ne ſeroit plus avantageux aux Matelots que de leur défendre expreſſément de ſe coucher mouillés dans leurs hamacs; il faut leur ordonner auſſi de ſe couvrir pendant la nuit: ces précautions ſont eſſentielles, & ſuffiroient peut-être ſeules pour anéantir la diſpoſition à la dyſſenterie. Cela eſt ſi vrai, que les Officiers des Vaiſſeaux, les Pilotes & les Matelots aiſés ſont moins affectés de cette maladie, parce qu'ils ſont mieux pourvus des choſes propres à ſe précautionner contre le froid & l'humidité. Voilà bien les vues générales qu'il faut avoir lorſqu'on a deſſein de s'oppoſer à cette maladie; mais toutes les précautions que j'indique, quoique bonnes, ſeroient inſuffiſantes lorſque la maladie exiſte.

Dans les premiers jours, lorſqu'il n'y a qu'une diarrhée ſimple, ſans douleur & ſans fièvre, il faut évacuer les malades, & à cet effet leur donner par préférence une priſe d'hypécacuanha; on réitèrera ce remède ſuivant les circonſtances. On ne doit leur permettre pour tout aliment que le bouillon, le gruau, le riz; on peut y ajouter quelquefois un peu de ſafran ou de canelle. Si la fièvre ſurvient, que le ventre ſoit tendu & douloureux, que les déjections ſoient glaireuſes & ſanguinolentes, on n'héſitera pas d'avoir recours à la ſaignée. Une tiſane légère, faite avec la racine de ſcorſonère, la ſalſepareille & un peu d'orge perlé, convient ici. En excitant une douce tranſpiration, elle tend à déplacer l'humeur qui irrite les inteſtins: on purgera enſuite une ou deux fois avec une médecine compoſée d'un gros de rhubarbe, une once de tamarin & deux onces de manne. Ce à quoi il faut faire le plus d'attention, c'eſt que les malades reſtent conſtamment dans leur lit, qu'ils y ſoient ſuffiſamment couverts, qu'ils ne marchent pas les pieds nuds, & que les écoutilles qui donneroient près de leur lit, ſoient toujours exactement fermées.

On doit indépendamment de toutes ces précautions, leur faire prendre pendant quelques jours, en ſe couchant, un gros de diaſcordium; ce remède eſt excellent dans le cas indiqué, parce que le propre de l'opium qui entre dans cet électuaire, eſt de calmer les douleurs, & de procurer une tranſpiration douce. Quelques frictions que l'on feroit ſur toute l'habitude du corps avec de la flanelle bien sèche, n'eſt pas un moyen à négliger; on peut auſſi à l'imitation de M. Rouppe, échauffer alors les Matelots avec des bouteilles remplies d'eau chaude, qu'on introduiroit dans leur lit, afin d'exciter une douce chaleur très-propre à produire une tranſpiration abondante. Le ſuccès avec lequel cet Auteur nous annonce qu'il a mis en uſage ce remède, eſt bien ſuffiſant pour déterminer à y recourir; les lavemens adouciſſans & émolliens doivent auſſi être employés: mais il faut exclure du traitement les abſorbans qui pourroient arrêter trop ſubitement les excrétions; il n'y auroit que certains terreux mêlés avec des ſubſtances balſamiques, le *baume de Lucatelle frais*, par exemple, qui pourroient être prescrits. Les corps gras & onctueux qui passent sans être digérés, sont de bons remèdes dans la dyssenterie; ils agissent alors comme topiques, ils adoucissent, en passant, les endroits où les intestins sont corrodés, ils en diminuent l'irritation, & par-là ils servent, lorsqu'ils sont donnés à temps, & à calmer la douleur, & à empêcher les progrès du mal. Que l'on se souvienne que c'est du côté de la transpiration qu'il faut tourner ses vues; la suppression de cette évacuation étant ordinairement la cause de cette maladie, tout ce qui pourra augmenter cette excrétion sans exciter trop de chaleur, devra être tenté, & dès qu'on sera parvenu à la rétablir, il y aura tout lieu d'espérer que la maladie se terminera heureusement.

Du Rhumatisme.

RIEN n'est plus commun parmi les Matelots que les douleurs rhumatismales, sur-tout lorsqu'ils navigent en automne, en hiver & dans les mers du Nord. Cette maladie, quoique peu dangereuse par elle-même, ne laiſſe pas que de mériter l'attention des Chirurgiens des Vaiſſeaux, en ce qu'elle annonce une grande diſpoſition à la cachexie ſcorbutique ; d'ailleurs le rhumatiſme eſt quelquefois accompagné de fièvre, & rend inutiles les Matelots qui en ſont affectés ; c'eſt pourquoi il eſt important pour le bien du ſervice, qu'ils en ſoient promptement guéris.

Les cauſes de cette maladie ſont faciles à ſaiſir ; la tranſpiration ſupprimée, & dont une portion eſt devenue très-acrimonieuſe, cauſe tous ces déſordres. C'eſt la nature des parties ſur leſquelles ſe porte l'humeur âcre, qui fait toute la différence de cette maladie, d'avec celle dont je viens de parler. Dans la dyſſenterie, ce ſont les inteſtins qui ſont affectés, & ici la membrane commune des muſcles, & tantôt les ligamens articulaires. Quand on ſait à quelle viciſſitude de l'air les Matelots ſont expoſés dans les temps froids & pluvieux, l'on voit bientôt qu'ils doivent être, par défaut, & par ſuppreſſion de la tranſpiration, dans une diſpoſition prochaine aux douleurs rhumatiſmales.

D'après la connoissance qu'on a de la cause principale de cette maladie, on ne peut méconnoître le traitement qu'elle exige. Les diaphorétiques tirés du règne végétal comme la tisane avec les racines de scorsonère & de salsepareille, une infusion de vulnéraire, &c. l'antimoine diaphorétique, le kermès minéral à très-petite dose, doivent être employés. Les malades tiendront bien couverts les endroits douloureux, ils se les doucheront avec de l'eau de la mer chaude ; le sel qu'elle contient ne fait qu'augmenter sa vertu. On ne se permettra pas de saignée dans cette maladie, excepté que les sujets malades ne soient fort sanguins, & qu'il n'y eût de la fièvre. De larges vésicatoires appliqués sur le siége de la douleur ont un succès presque certain ; ils procurent la sortie d'une espèce de sérosité, celle-ci diminue la quantité de l'humeur acrimonieuse ; dans la suite elle humecte l'ulcération, & elle sert à invisquer la portion de l'âcre qui se seroit déposée sur la partie affectée. De plus, la partie volatile des cantharides passant dans le sang, agace un peu le système vasculeux, lui rend du ton ; & par cette ſeule conſidération, la tranſpiration peut être un peu rétablie. On ne peut douter que ce ne ſoit un remède unique dans ce cas. Il eſt ſuperflu d'obſerver combien de bons habillemens chauds & ſecs ſont utiles, ſoit pour prévenir cette maladie, ſoit pour en opérer la guériſon.

Les amigdales, les glandes maxillaires & parotides, s'engorgent aſſez ſouvent chez les Matelots, de manière à former des congeſtions qui ſont accompagnées d'une abondante excrétion de ſalive, & qui, par le volume qu'elles acquièrent, gênent la liberté de la maſtication & de la déglutition. Ces indiſpoſitions reconnoiſſent les mêmes cauſes, & préſentent les mêmes indications à remplir, que les autres maladies dont je viens de parler. Les glandes expoſées preſque immédiatement à l'action de l'air froid, ne ſont engorgées que parce que la tranſpiration eſt moindre dans toute l'habitude du corps; & la ſputation fréquente, dont les malades ſont alors incommodés, eſt une évacuation qui remplace en partie celle qui devoit ſe faire par une autre voie; de ſorte que l'on n'a, dans la curation des maladies de ce genre, d'autres moyens à employer que ceux qui peuvent augmenter la tranſpiration & la ſécrétion des urines. On aura donc recours aux ſeuls remedes qui ont ces propriétés; & pour aider leur effet, on fera garnir la tête des malades, & couvrir les parties affectées, de facon qu'elles ſoient moins expoſées à l'impreſſion de l'air froid. Cependant ſi l'état des premières voies paroiſſoit exiger quelques purgatifs, on les adminiſtreroit ſans délai.

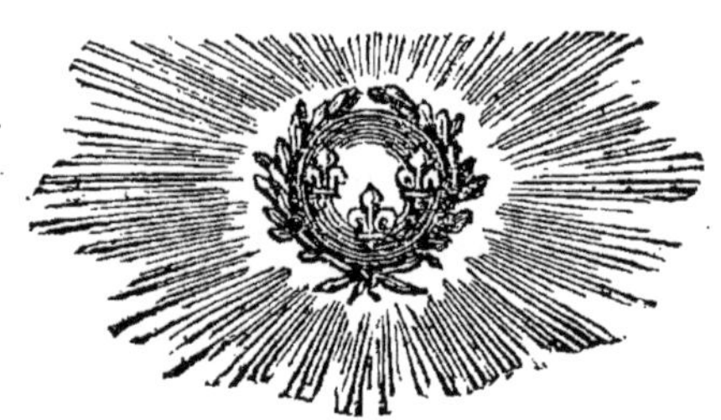

CHAPITRE

CHAPITRE III.

Des Maladies inflammatoires.

APRÈS avoir mis ſous les yeux quelle eſt la conſtitution particulière des Gens de mer, après avoir développé les cauſes qui les diſpoſent à l'eſpèce de cachexie dont ils ſont plus ou moins affectés, après avoir fait le tableau des maladies qui tiennent de plus près à cette cachexie, & aſſigné le traitement qui leur convient, il eſt dans l'ordre de s'occuper à préſent de celles qui en s'éloignant davantage du caractère des chroniques, ſe rapprochent des maladies vives. Leur hiſtoire & leur curation ne ſeront pas déplacées ici; mais elles l'auroient été, ſi, à l'exemple de M. Rouppe, on les eût inſérées au commencement de l'Ouvrage. N'eſt-il pas en effet très-important d'avoir ſur la manière de vivre des Matelots, ſur la diſpoſition plus ou moins prochaine qu'ils ont au ſcorbut, & ſur les cauſes qui le font naître, des notions ſûres, d'après leſquelles on puiſſe modifier la curation des maladies aiguës qui ſe trouvent toujours participer de cette diſpoſition, comme on aura occaſion de s'en convaincre par des faits? Si on ne ſuit pas cette marche, parlera-t-on clairement à l'eſprit? & y portera-t-on cette conviction qui tient au rapport connu des cauſes avec les effets? Penſer que le traitement des maladies inflammatoires chez cette eſpèce d'hommes, doit être le même que pour ceux qui habitent les terres, ce ſeroit avancer qu'une maladie peut toujours être guérie par les mêmes remèdes; on ne ſauroit ſoutenir une pareille propoſition ſans devenir l'apologiſte des Empyriques. Le procédé curatif ne doit-il pas varier relativement à la température de l'air qui a régné avant leur apparition, & relativement à l'état dans lequel ſe trouvoient alors les malades? La ſaignée, quoique ſouvent indiſpenſable dans ces maladies, n'a-t-elle pas été pluſieurs fois meurtrière? Il faut donc pour les traiter méthodiquement, ne jamais perdre de vue la diſpoſition antérieure dans laquelle devoit être un ſujet relativement à l'action de certaines cauſes; parce que c'eſt de-là que naiſſent ſouvent les réflexions thérapeutiques les plus propres à diriger dans la curation.

De la Pleuréſie.

QUOIQUE les Matelots, tant qu'ils ſont ſur mer, ſoient en général moins expoſés aux maladies vives qu'à celles dont j'ai fait l'énumération, ils n'en ſont pourtant pas abſolument exempts. La pleuréſie, la péripneumonie, l'eſquinancie, la fièvre catharrale, la ſynoche putride, la putride maligne & la fièvre ardente, ſont des maladies malheureuſement trop communes parmi eux: la pleuréſie ſur-tout leur eſt familière. On en reconnoît deux eſpèces; l'une vraie, qui eſt l'inflammation tant de la plèvre qui tapiſſe la cavité de la poitrine, que de celle qui ſert d'enveloppe extérieure aux poumons; l'autre fauſſe, dans laquelle l'inflammation n'attaque que les muſcles intercoſtaux internes & la portion de la plèvre qui leur répond. La vraie pleuréſie s'annonce aſſez ſouvent par un friſſon qui dure plus ou moins long-temps; il ſurvient enſuite une chaleur très-grande; le pouls s'élève & devient dur; le malade a de la toux; il ſe plaint d'une douleur de côté pungitive plus ou moins violente; il reſpire avec peine, & cette fonction ne s'exécute qu'avec une douleur qui s'accroît beaucoup lorsqu'il tousse; les crachats qu'il rend sont teints de sang; les yeux sont vifs & étincelans ; il a des redoublemens de fièvre plus ou moins réglés, & un mal de tête violent est souvent de la partie: tous ces accidens prennent promptement beaucoup d'intensité, & trois jours suffisent pour que les désordres soient portés à leur plus haut degré: aussi cette maladie est à juste titre rangée dans la classe des maladies aiguës. Dans l'état où nous venons de considérer la pleurésie, on doit s'attendre qu'elle se terminera comme les autres maladies de cette nature: ou la résolution aura lieu, ou la suppuration se déclarera, ou les parties affectées tomberont en induration, ou enfin la gangrène s'emparera de ces mêmes parties. Le malade dans la résolution n'aura rien à craindre, & tout le but de l'Art tend à la favoriser; dans la suppuration, il s'en tire quelquefois heureusement; dans l'induration, il ne peut échapper à la mort que par la production d'une nouvelle maladie qui durera autant que sa vie; dans la gangrène, sa fin est inévitable.

La fausse pleurésie n'intéresse que les muscles intercostaux ; & l'inflammation, dans cette maladie, ne s'étendant pas assez dans la substance de la plèvre pour que la portion de cette membrane qui revêt le poumon y participe, ce viscère doit être moins en souffrance, l'étouffement & la toux sont moins considérables, le malade ne rend que des crachats pituiteux & rarement du sang; la douleur de côté est plus sourde, plus supportable & se fait plutôt sentir à l'extérieur; la fièvre est moins ardente, les redoublemens sont plus légers & l'issue en est ordinairement moins fâcheuse: cependant, dans les deux cas, le traitement est à peu-près le même, & n'exige que certaines modifications qui se déduisent aisément & du siége de la maladie, & de la nature des parties affectées.

Les distinctions qui ne portent que sur l'espèce d'inflammation, & qui nous la montrent tantôt comme appartenante au phlegmon, & tantôt comme caractérisant un érésipèle, me paroissent assez futiles, puisque, quand même ces différences existeroient, elles ne doivent apporter aucun changement dans la méthode curative. Il n'en eſt pas de même de la pleuréſie diſtinguée en haute & en baſſe. Lorſque la douleur a ſon ſiége dans la partie ſupérieure de la poitrine, vers la clavicule, &c, les gros vaiſſeaux ſouclaviers, qui reçoivent de la plèvre leur tunique extérieure, participent à l'érétiſme inflammatoire & augmentent les déſordres: auſſi, dans ce cas, le pouls eſt-il plus dur & plus ſerré. Si, au contraire, la douleur ſe fait ſentir dans la partie inférieure de la poitrine, du côté droit, par exemple, le diaphragme eſt un peu en ſouffrance ainſi que le foie, dont les inflammations peuvent quelquefois en impoſer pour des pleuréſies.

Voilà le tableau de la maladie & les ſymptômes qui la caractériſent lorſqu'elle attaque les habitans de la terre-ferme. Il faut maintenant la préſenter ſous un point de vue un peu différent. Chez les Gens de mer, elle n'eſt jamais purement inflammatoire; il y a peu de fièvre, peu de douleur dans les commencemens; & lors même que la maladie eſt tout-à-fait déclarée, la fièvre n'eſt point ardente; la reſpiration eſt néanmoins très-difficile; le poumon ſe remplit de matière pituiteuſe qui ſort quelquefois par le nez & par la bouche ; le ſang paſſe difficilement par le poumon ; les accidens augmentent, & la maladie ſe termine par la gangrène. Cette différence dans la pleuréſie conſidérée chez les Gens de mer, la difficulté de ſa réſolution, & le peu d'exemples que l'on a qu'elle ſe ſoit terminée par la ſuppuration, lorſqu'elle a donné la mort à ceux qui en ont été attaqués, a ſans doute ſa cauſe dans l'état antérieur des ſolides & des fluides. C'eſt cette cauſe dont je chercherai à faire ſentir l'influence en parlant de celles qui donnent naiſſance à la maladie.

Il y a ici, comme dans toutes les inflammations, ſtagnation & difficulté du paſſage des liqueurs par les vaiſſeaux capillaires de la partie affectée ; ce qui ne peut avoir lieu, ſans qu'il s'y forme un engorgement qu'on reconnoît pour la cauſe prochaine de la maladie ; elle-même n'eſt que le produit d'une cauſe plus éloignée, que nous trouvons tout-à-la-fois, & dans la diſpoſition qu'ont les ſolides à entrer en éréthiſme, & dans l'acrimonie & l'épaiſſiſſement des fluides.

Tout ce que j'ai dit juſqu'à préſent ſur les

alimens des Matelots & ſur l'action qu'ont ſur eux les élémens qui les entourent, prouve que les humeurs de ceux qui ne ſont point encore évidemment attaqués du ſcorbut tendent à l'épaiſſiſſement & à l'acrimonie. Si cette diſpoſition augmentoit par des degrés inſenſibles, elle ne donneroit jamais une maladie vive: mais ſi, par quelques cauſes auxiliaires accidentelles, l'acrimonie augmente bruſquement, elle pourra produire une inflammation quelconque. C'eſt auſſi ce qui arrive dans ce cas; que des Matelots en ſueur ſe repoſent dans un endroit frais, ſans ſe couvrir; qu'ils ſoient expoſés à une pluie froide, après avoir eu chaud, &c, ou que le temps paſſe ſubitement du chaud au froid, la tranſpiration extérieure, déjà moins abondante qu'elle ne devroit l'être, diminue encore très-promptement. Il peut en être de même de la tranſpiration pulmonaire, & dès-lors, les humeurs devenues plus abondantes & plus acrimonieuſes par le défaut d'excrétion de celles qui étoient déjà parvenues à un degré de dépravation conſidérable, pourront ſe dépoſer en partie ſur la plèvre, l'irriter, la faire entrer dans un érétisme qui, donnant lieu à l'étranglement des vaisseaux de cette partie, gênera, y retardera & y empêchera même la circulation des liquides qui les parcourent. L'engorgement & l'inflammation en feront donc la suite, ainsi que tous les symptômes qui les annoncent.

Quant aux solides, l'état relâché & affoibli dans lequel ils sont ordinairement chez les Gens de mer, & l'espèce d'habitude qu'ils ont à être touchés par une humeur âcre, sembleroient devoir exclure l'inflammation. Cet état s'y oppose bien en effet; mais il ne peut pas empêcher qu'une force majeure, une humeur hétérogène, rendue spontanément beaucoup plus active, ne fasse sortir le système vasculeux de l'espèce d'atonie dans lequel il est, pour donner lieu, par une tension presque subite qu'elle y fera naître, à des désordres très-graves. Tout ce que peut faire alors cette disposition antérieure des solides, c'est que la même cause qui, dans une personne forte & vigoureuse, produiroit une maladie de l'espèce des très-aiguës, ne donnera qu'une maladie inflammatoire avec une fièvre modérée. On croiroit, d'après cela, que cette conſtitution viciée des ſolides des Matelots eſt dans ce cas un accident dont la Nature tire avantage; cependant c'eſt cet état même qui conſtitue le plus grand danger de la maladie: par-là elle eſt moins vive, il eſt vrai; mais elle n'en conduit que plus ſûrement les malades au tombeau.

L'action des vaiſſeaux, dans cette circonſtance, n'eſt pas aſſez forte pour changer la nature de certaines humeurs, de façon à en former cette liqueur douce, onctueuſe & lubréfiante qu'on nomme *pus*, & qui eſt un des principaux agens de la réſolution. D'ailleurs, les humeurs ayant déjà contracté une eſpèce d'acrimonie particulière, ſont bientôt portées au dernier degré de dépravation par l'action augmentée des vaiſſeaux. C'eſt par cette raiſon que les maladies inflammatoires des Matelots ſe terminent le plus ſouvent par la gangrène. Voilà la différence qu'apporte dans la nature des maladies aiguës dont ils ſont attaqués, cette cachexie qui leur eſt propre. Oſeroit-on dire, d'après cela, qu'elle n'en doit apporter aucune dans le traitement? Ce ſeroit vouloir ſe refuſer aux notions les plus claires: c'eſt ſans doute parce qu'on a trop ſuivi une routine ſur cet objet, qu'on n'eſt parvenu juſqu'ici qu'à ſauver un très-petit nombre de Marins attaqués de maladies inflammatoires. Cette conſidération m'enhardit à préſenter des réflexions qui ſont des conſéquences du raiſonnement que je viens de faire, & à propoſer dans la curation des moyens qui puiſſent mieux ſatisfaire aux indications de la maladie.

Il faut avouer que la vraie pleuréſie ne peut ſe montrer que ſous un point de vue effrayant, lorſqu'on ſait que dans ce cas la réſolution eſt aſſez difficile, la ſuppuration rare & la gangrène fort commune: auſſi ne peut-on en porter qu'un prognoſtic très-fâcheux. Le danger de cette maladie varie cependant relativement aux circonſtances. Qu'un Officier, ou un Matelot nouveau, par exemple, un Soldat, un Paſſager, qui ne participe pas encore à la cachexie ordinaire aux Gens de mer, ſoit attaqué d'une pleuréſie, le danger ſera moins grand pour lui que pour ceux qui ſeroient dans un état oppoſé: les humeurs n'étant pas encore altérées chez lui par aucune eſpèce particulière de dépravation, l'action plus forte des ſolides pendant la ſièvre pourra procurer, dans le ſyſtème général des vaiſſeaux, la formation d'une humeur purulente très-propre à faire ceſſer l'érétiſme inflammatoire, tant par l'*inviſcation* de la matière âcre (cauſe première de la maladie) que par le relâchement que cette humeur douce & oléagineuſe portera dans les ſolides. On ne peut guère attendre cet effet dans des ſujets chez leſquels il y a une dépravation pré-exiſtante des ſucs. Au reſte, il y a des ſecours dont l'efficacité & le ſuccès ſont connus pour les malades qui avoient primitivement leurs fibres dans l'état naturel.

Quant à la fauſſe pleuréſie, la nature des parties affectées, la moindre intenſité des ſymptômes qui s'annoncent & des accidens qui l'accompagnent, pourroient la faire ranger dans la claſſe, des douleurs rhumatiſmales; du moins la font-ils enviſager comme moins fâcheuſe que la vraie : elle n'eſt cependant pas ſans danger. La diſpoſition antérieure des perſonnes rend ſouvent inutiles les moyens les mieux indiqués & les plus ſagement adminiſtrés.

CURATION.

IL faut ſuivre dans cette maladie le plan curatif qui ſe déduit naturellement de l'eſpèce de pleuréſie, de la connoiſſance des cauſes qui l'ont fait naître, de la vivacité des ſymptômes qui l'accompagnent, & de l'état antérieur des malades. Pour aller du plus ſimple au plus composé, il eſt bon d'expoſer ici le traitement que l'on doit ſuivre dans la curation de la fauſſe pleuréſie, avant de paſſer à celle qui convient dans la vraie. Cette maladie ayant ſon ſiége plus extérieurement, intéreſſant des parties moins eſſentielles que la vraie, & tenant de fort près aux douleurs rhumatiſmales, on peut eſpérer que les ſecours propoſés ci-devant dans la guériſon de ces douleurs, doivent être ici d'une grande utilité. En effet, la cauſe eſt la même, & les effets ne diffèrent qu'à raiſon du lieu où ils ſont produits. Il eſt donc naturel de penſer que les mêmes remèdes conviennent dans l'un & l'autre cas.

On pourra ſaigner au commencement, ſur-tout ſi les gens attaqués de cette maladie ſont vigoureux, & n'ont pas été long-temps expoſés à l'action des cauſes qui diminuent le ton des ſolides ; mais on n'aura recours à ce remède qu'avec modération : autant il eſt utile lorſqu'il eſt bien indiqué, autant il eſt nuiſible lorſqu'il eſt placé à contre-temps. Le relâchement qui en eſt la ſuite, s'oppoſe à l'érétiſme des vaiſſeaux, & promet une tranſpiration plus abondante, lorſque la diminution de cette excrétion eſt dûe à cet érétiſme porté trop haut; mais ſi le défaut d'évacuation de l'humeur tranſpiratoire a pour cauſe l'atonie du ſyſtème vaſculeux, & la viſcoſité des humeurs, on conçoit bien que la ſaignée ſeroit contre-indiquée : il faut dans ce cas, après avoir placé un émétique, ſi l'état des premières voies l'exige, s'occuper ſpécialement des moyens qui favoriſent la tranſpiration & les ſueurs. Ceux qui ſont propres à produire cet effet, ſont (ainſi que je l'ai indiqué ailleurs) les frictions ſèches, une chaleur modérée, quelques bouteilles remplies d'eau chaude, & placées dans le lit du malade, une veſſie pleine du même liquide porté à une chaleur ſupportable, appliquée ſur l'endroit douloureux, & qu'on aura ſoin de renouveler ſouvent.

Pour aider l'action de ces topiques, on fera prendre aux malades quelques boiſſons fort chaudes, telle qu'une légère infuſion de feuilles de véronique ou de vulnéraire; on pourra même donner quelques verres d'une tiſane faite avec la ſalſepareille. Je me ſuis toujours bien trouvé, dans les fauſſes pleuréſies que j'ai eu occaſion de traiter, de l'infuſion de *chamædrys* édulcorée avec un peu de ſucre, & bue le plus chaudement poſſible. Il n'eſt pas néceſſaire de recommander que le malade ſoit bien couvert, qu'il ne ſe lève pas en chemiſe, qu'il ne marche pas à pieds nus, & que les ſabords, en hiver ſur-tout, ne ſoient point ouverts ſur lui. On voit de quelle conſéquence ſont toutes ces précautions: les lavemens laxatifs, ſans être trop irritans, conviennent; mais ſi, malgré tous ces moyens réunis, le mal reſte dans le même état ou empire, il faut, ſans perdre de temps, appliquer un large véſicatoire ſur l'endroit douloureux.

Rien n'eſt plus efficace que ce dernier remède: on peut par-là venir à bout de déplacer l'humeur âcre qui caufoit tous les défordres, & en procurer l'expulfion au-dehors par l'ulcération que l'on entretient plus ou moins long-temps, fuivant qu'on le juge néceffaire. Tous les fecours qu'on vient de propofer feroient infuffifans, fi on avoit à combattre une vraie pleuréfie. La nature différente des parties affectées, l'extenfion des accidens & le fiége de la maladie plus intérieur, rendent cette maladie plus grave & plus difficile à guérir.

Le poumon, dans la vraie pleuréfie, fouffre réellement; & ce vifcère étant particulièrement deftiné à porter, par le moyen de l'air qui y entre, un rafraîchiffement propre à empêcher la trop grande raréfaction du fang & fa prochaine difpofition à la pourriture, le danger de l'inflammation de la plèvre croîtra relativement aux troubles qu'elle portera dans les fonctions de ce vifcère important; & cela chez les Marins fur-tout, dont les humeurs tendent déjà à une dépravation putride. Cette maladie eft par cette raifon très-meurtrière, & n'offre que peu de reffource; car elle n'a ordinairement que deux terminaifons :

terminaiſons, ou la réſolution ſe fait, ou la gangrène s'empare des parties affectées ; du moins la ſuppuration eſt-elle très-rare. Il s'agit donc, dans un cas auſſi critique, de s'oppoſer, autant qu'on le peut, à la gangrène menaçante, & de ne rien négliger de tout ce qui favoriſe la réſolution. C'eſt une indication générale à remplir, mais à laquelle on ne pourra jamais ſatisfaire qu'en remontant aux cauſes des déſordres qui ſont la maladie.

Une matière acrimonieuſe & irritante, qui produit ſur la plèvre un érétiſme inflammatoire, étant la cauſe prochaine de la maladie ; la diminution tant ancienne que ſpontanée de la tranſpiration, jointe au vice des liquides & à de mauvais levains qui ont ſouvent leur ſiége dans l'eſtomac, en étant une cauſe plus éloignée, il faudra mettre tout en uſage pour diminuer l'activité de ces cauſes ; & on y parviendra par le procédé ſuivant. Si la douleur de côté eſt aiguë, ſi la toux eſt fréquente & pénible, ſi les crachats ſont teints de ſang, ſi le pouls eſt dur, ſerré & intermittent ; ſi la chaleur & la fièvre ſont conſidérables, ſi le malade enfin éprouve une oppreſſion très-grande, il faut prescrire la saignée & la répéter brusquement; sans cette précaution, le sang engorgeroit de plus en plus le poumon. L'oppression, qui est une suite de la difficulté qu'il a à traverser ce viscère, augmenteroit par degrés, & le malade périroit bientôt. M. Rouppe a observé que ceux des pleurétiques qu'il a vus, & qui avoient été saignés plusieurs fois dans les premiers jours, périssoient plus tard que ceux qui ne l'avoient point été. La saignée est donc un remède indispensable auquel il faut avoir recours dès le commencement. Il suffit cependant, dans ce cas, d'en faire une ou deux un peu copieuses. Ce n'est pas par la saignée qu'on peut obtenir une guérison radicale: en diminuant le volume du sang, elle s'oppose, il est vrai, à l'oppression qui est un effet capable de faire périr le malade; mais le remède n'attaque que très-indirectement la cause du mal; il affoiblit d'ailleurs le ton du système général des vaisseaux, & par la disproportion qu'il laisse entre la partie rouge & la partie séreuse du sang, le serum qui contient toutes les substances âcres & salines en dissolution, devient plus propre à ſuivre ſa dépravation acrimonieuſe ; ce qui arrive d'autant plus aiſément, que les parties graiſſeuſes & mucilagineuſes du ſang qui ont été enlevées par la ſaignée, ne s'oppoſent plus à cette dépravation.

Il faut donc, après avoir eu recours à la ſaignée, avec la modération que je preſcris, s'occuper principalement des moyens propres à déplacer & à expulſer l'humeur âcre, afin d'en empêcher les funeſtes effets. Les premières voies farcies de mauvais levains, comme elles ne peuvent manquer de l'être chez des Matelots nourris d'alimens de la plus mauvaiſe qualité, indiquent la néceſſité de donner promptement l'émétique ; les Praticiens les plus ſages l'ordonnent très-ſouvent avec le plus grand ſuccès dans le commencement de cette maladie, après avoir conſulté l'état des premières voies : ce remède peut avoir ici un double avantage ; c'eſt qu'après avoir procuré par les vomiſſemens & par les ſelles, des évacuations ſalutaires, il procure quelquefois une ſueur copieuſe qui ne ſauroit qu'être utile dans la circonſtance.

Les ſecours préliminaires mis en uſage, il ſera bon d'employer les moyens propres à exciter & à entretenir une ſueur ou une tranſpiration abondante : on pourra ſe ſervir de ceux que j'ai indiqués ci-devant, ou de tous autres qui ſeront capables de remplir ce point de vue curatif : l'eau de riz, par exemple, rendue active par un peu de ſafran & de canelle, bue à petite doſe, & que l'on pourroit fréquemment répéter, ainſi qu'une légère infuſion de capillaire aiguiſée par quinze grains de nitre dépuré ſur chaque pinte ; mais le ſecours ſur lequel on doit le plus compter, ſont les véſicatoires appliqués en même temps aux jambes & ſur l'endroit de la poitrine où la douleur répond : on peut eſpérer par cette méthode une réſolution aſſez prompte, ſur-tout ſi l'on met en uſage, dès les premiers momens, tous les moyens que j'indique ; on préviendroit peut-être par-là l'étouffement qui détermine à employer trop ſouvent la ſaignée, remède qui, quoique peu efficace, eſt cependant néceſſité par un accident qui deviendroit bientôt funeſte.

Si, malgré tous ces ſecours, le poumon

restoit toujours engorgé, on seroit alors trop heureux si l'expectoration se faisoit & devenoit une voie de décharge pour ce viscère; dans ce cas, il ne faudroit rien négliger pour rendre l'excrétion des crachats plus abondante & plus facile. Le miel scillitique est un excellent incisif, & un expectorant du premier ordre. Les infusions chaudes de quelques plantes béchiques, auxquelles on ajouteroit un peu de miel, & du kermès à dose convenable, seroient aussi d'un grand secours; ces remèdes sont d'autant mieux indiqués, qu'ils produisent un double effet : ils facilitent l'expectoration, & rendent la transpiration plus copieuse. On n'emploiera pas les remèdes gras, tels que l'huile d'amandes douces, le blanc de baleine, &c. Ces substances ne pourroient par la dépravation, dont elles sont susceptibles, qu'augmenter l'acrimonie des humeurs; les narcotiques ne méritent pas plus d'égards : ils favorisent, il est vrai, l'excrétion de l'humeur transpiratoire; mais aussi ils sont très-propres à accélérer la dépravation putride que nous avons à combattre chez les Matelots.

Quoique M. Rouppe les ait conſeillés avec circonſpection, j'oſerois d'autant moins en preſcrire l'uſage, qu'il n'aſſure nulle part qu'ils lui aient réuſſi.

Voilà bien la méthode curative qu'on peut ſuivre dans la pleuréſie; mais il faut l'avouer, & l'expérience ne l'a prouvé que trop ſouvent, que lorſque la maladie s'eſt déclarée avec une certaine violence, on a peu de ſuccès à attendre des remèdes qui paroiſſent le mieux indiqués, & cela, parce que la fièvre aiguë qui accompagne alors l'inflammation, l'engorgement du ſang dans les poumons, & ſa trop grande ſtagnation dans ce viſcère, diſpoſent très-promptement les parties enflammées à la pourriture.

De la Péripneumonie.

CETTE maladie a tant de rapport & tant de ſymptômes communs avec la vraie pleuréſie, qu'on peut aiſément les confondre; ce qui pourroit arriver ſans danger, la curation étant preſque la même. Toute la différence qui ſe trouve entre ces deux maladies, c'eſt que dans la péripneumonie, l'inflammation occupe spécialement & primitivement le poumon. Les symptômes qui la caractérisent, sont ordinairement plus graves que dans la pleurésie; la toux est plus difficile, quoique souvent moins importune; la douleur est plus profonde & plus obtuse; les crachats sont quelquefois plus teints de sang; souvent même on rend le sang sans mélange: l'étouffement & l'oppression sont plus considérables, l'abattement & la prostration des forces plus grands, la fièvre plus ardente; la maladie parcourt plus promptement tous ses degrés, & laisse par conséquent moins de temps pour l'application des remèdes. Quant aux causes, celles des deux maladies sont absolument les mêmes, & la péripneumonie se termine communément comme les autres inflammations. Mais par les raisons que j'en ai données ailleurs, la gangrène est celle qui chez les Matelots est la plus ordinaire, si la maladie parcourt tous ses types. La péripneumonie s'annonce presque toujours par un frisson suivi de fièvre avec chaleur; le pouls est dès le commencement dur & élevé: il ne tarde quelquefois pas beaucoup à devenir intermittent,

& tous les autres symptômes augmentent bien vîte, de façon que, dès le second jour, il y a tout à craindre que le malade ne périsse à ce terme.

Il est inutile de se rabattre sur les causes, sur le diagnostic & le pronostic de cette maladie; l'application de ce que nous avons dit dans la pleurésie, doit suffire ici. Ce qu'il y auroit de plus important, ce seroit d'assigner un traitement propre à combattre le mal dans son principe, & à s'opposer efficacement à ses progrès.

La résolution étant la seule terminaison qu'on doit avoir en vue, tout doit tendre à l'obtenir. Cette maladie, qui est du nombre des très-aiguës, rend le plus petit délai préjudiciable. Dès que la nature en est décidée, on placera le malade dans son hamac à l'abri de l'air; on le couvrira modérément, & on le saignera, avec cette précaution, que l'ouverture de la veine soit assez grande, pour qu'elle fournisse dans le moindre temps possible, quatre palettes de sang: il vaut mieux faire la première saignée copieuse, que de la réitérer trop souvent. Lorsque par ce remède, répété cependant ſuivant la violence de cette maladie & les forces du malade, on aura un peu diminué & le volume & la denſité des liquides, on cherchera alors à déplacer l'humeur âcre dépoſée ſur le poumon, & à procurer ſon inviſcation & ſon excrétion. Dans cette vue, on tâchera d'augmenter la tranſpiration, & même d'exciter des ſueurs par tous les moyens propoſés dans la pleuréſie; & ſi les premières voies paroiſſoient un peu chargées d'humeur, ou que l'amertume de la bouche & des nauſées annonçaſſent la préſence de quelques mauvais levains dans l'eſtomac (ce qui arrive très-ſouvent), il ne faudroit pas craindre de donner au malade l'émétique, & d'en proportionner la doſe à ſes forces. Lorſque ce remède aura produit ſon effet, on fera prendre une boiſſon chaude en grande quantité, afin de déterminer une abondante excrétion des ſéroſités. Une évacuation copieuſe par cette voie, quoique arrivée dans les premiers temps de la maladie, ſeroit une criſe ſalutaire.

Si par tous ces moyens on n'obtient pas l'effet que l'on eſt en droit d'en attendre, on appliquera, ſans différer, un large emplâtre de véſicatoires entre les deux épaules que l'on tâchera de faire ſuppurer abondamment. Il eſt à préſumer que, par de pareils procédés, on parviendra à déplacer en tout ou en partie la matière irritante qui, en produiſant un érétiſme inflammatoire dans le poumon, étrangloit les vaiſſeaux qui rampent ſur les véſicules pulmonaires, & s'oppoſoit à la libre circulation de la grande quantité de ſang qui parcourt ſans ceſſe ce viſcère.

Quand même ces remèdes auroient manqué leur effet, ou n'auroient opéré qu'une criſe & une dépuration imparfaite, il ne faudroit pas encore déſeſpérer du ſalut du malade; la voie des crachats peut être ouverte, ſi le ſujet eſt fort & robuſte, & s'il n'a pas le ſyſtème des ſolides dans un état de langueur & d'atonie. Les liqueurs ſtagnantes dans ce viſcère pourront ne pas y prendre le caractère putride, mais ſeulement ſe changer en cette humeur douce, blanche & onctueuſe que nous appelons toujours *pus*. Par ce moyen, l'âcre pourra être enveloppé, l'érétiſme pourra ceſſer; & ſi l'humeur acrimonieuſe n'a point fait de dépôt en rompant les vaiſſeaux dans leſquels elle s'étoit formée, (ce qui produiroit preſque néceſſairement la mort) elle rentrera ſans danger dans les voies générales de la circulation, & ſera expulſée au dehors, ſoit par les urines, ſoit par les ſueurs; ou bien, ſi le pus ne prend aucune de ces routes, & qu'il s'épanche peu-à-peu dans les véſicules pulmonaires, il les agacera & excitera une toux qui ſera ſuivie de l'expectoration d'une matière purulente mêlée avec les crachats. Son excrétion étant d'autant plus difficile, qu'elle eſt plus tenace & plus viſqueuſe, tout moyen qui tend à rendre cette humeur plus fluide rentre dans la claſſe des ſecours indiqués. Les expectorans diſcuſſifs ſont de ce nombre; & c'eſt dans cette circonſtance qu'il faut les employer. Ceux que j'ai propoſés dans le traitement de la pleuréſie conviennent à merveille; mais l'on doit par préférence ſe ſervir de l'oximel ſcillitique. L'excrétion de l'humeur purulente ſe ſoutenant, & étant rendue plus libre par tous ces remèdes, ſa ſource s'épuiſe, ſe tarit peu-à-peu, & le poumon étant entièrement déchargé de cette humeur étrangère, le malade peut se rétablir & reprendre à la longue son premier état de santé. C'est ainsi que, par des soins assidus & une conduite raisonnée, l'on peut concourir efficacement à la conservation des Gens de mer attaqués de ces dangereuses maladies.

Pour finir ce que j'ai à dire touchant la péripneumonie, il est bon d'observer que cette maladie, ainsi que la pleurésie, peut, par la rupture d'un dépôt purulent qui en a été la suite, donner lieu à un épanchement de pus dans la capacité du thorax. Cette maladie qu'on nomme *empième*, ainsi que l'opération qu'on pratique pour la guérir, exige spécialement les secours de la Chirurgie; mais si on a des succès à en espérer, c'est lorsqu'on ne diffère pas trop à les employer: en effet, dans ce cas, tout délai est préjudiciable; il suffit d'avoir des signes rationnels de l'épanchement pour être autorisé à procéder à l'opération de l'empième. Les signes sensibles annonceroient souvent le mal dans le temps où il ne seroit plus possible d'y remédier: l'opération ayant donc été pratiquée dans l'endroit d'élection, & l'humeur purulente évacuée, on introduira dans la plaie une bandelette de linge effilé, dont un des bouts sera assujetti au dehors; on fera coucher le malade de manière à déterminer l'humeur purulente vers l'ouverture; on injectera à chaque pansement des détersifs vulnéraires plus ou moins actifs; on en procurera l'issue par une situation convenable, & on se conduira sur tous ces chefs suivant les préceptes de l'Art. Quoique cette terminaison soit très-rare, & ne s'observe presque jamais chez les Matelots, j'ai cru cependant devoir exposer en peu de mots la conduite qu'un Chirurgien de Vaisseau doit tenir dans un cas de cette nature.

De la Fièvre catharrale.

LA fièvre catharrale est une maladie qui attaque assez communément les Équipages dans les derniers temps de leur départ, lorsqu'il fait froid ou qu'ils font route au Nord pendant des temps humides & pluvieux; ils en sont ordinairement exempts lorsqu'ils ont été exposés pendant plusieurs mois à l'intempérie de l'air de la mer, ou que le temps eſt ſec & chaud. Cette fièvre, toujours peu vive, n'a pris cette dénomination que parce qu'elle eſt accompagnée d'étouffement, de difficulté de reſpirer, de toux ſans expectoration; ou ſi le malade a la liberté de cracher, il ne rend qu'une humeur blanche, viſqueuſe & très-tenace avec la plus grande peine; l'eſpèce de douleur qu'il reſſent dans la capacité de la poitrine, n'eſt que gravative, & elle exclut tout ſoupçon d'une véritable inflammation; les crachats ne ſont preſque jamais teints de ſang, & la fièvre eſt toujours modérée, ce qui ne permet pas de confondre cette maladie avec la pleuréſie & la péripneumonie: elle commence quelquefois par un grand froid aux extrémités inférieures, qui reſtent ſouvent froides pendant tout le temps que dure le mal. Le malade éprouve un mal-aiſe qui augmente à proportion que la maladie parvient à ſon état; & ſi elle ſuit les types ordinaires, après un eſpace de temps plus ou moins long, il s'établit une expectoration aiſée, abondante & ſoutenue d'une humeur blanche & onctueuſe; le poumon ſe dégorge peu-à-peu & les désordres cessent. La Nature ne prend pas toujours cette route; & il arrive souvent que, l'excrétion des crachats ne devenant pas libre, l'engorgement du poumon augmente & avec lui les accidens qui doivent en être la suite. Le malade périt dans un état de suffocation.

Tels sont les symptômes qui annoncent & caractérisent la fièvre catharrale. Le rhume de cerveau & l'enrouement sont aussi des espèces de catharres; mais ils offrent peu de danger & ne méritent guère qu'on s'en occupe sérieusement. Tout le monde sait que dans le rhume de cerveau, le siége du mal est du côté de la membrane pituitaire, que plusieurs éternuemens l'annoncent, & qu'un mal de tête plus ou moins grand est souvent un des accidens qui l'accompagnent. Dans le commencement, le malade ne mouche que de la sérosité & l'odorat est anéanti; mais lorsque la tension des parties diminue vers le déclin de la maladie, l'humeur qui sort par les narines devient plus liée, plus épaisse, moins acrimonieuse, sort à la plus petite sollicitation, & tout se rétablit dans l'état naturel.

Quant à l'enrouement, on conçoit qu'une petite phlogose dans le larynx & dans la partie supérieure de la trachée-artère, suffit pour le produire; il paroît que, quelle que soit la partie affectée, la maladie a son véritable siége dans les glandes qui servent à séparer, soit le mucus du nez, soit l'humeur onctueuse qui doit lubréfier la trachée-artère & toutes les routes que parcourt l'air dans les divisions des bronches, & que si la fluxion se porte du côté de l'œsophage, de l'estomac ou dès intestins, ce sont les glandes de ces parties qui sont en souffrance: dans tous les cas, ces membranes qui tapissent les glandes, & dans le tissu desquelles elles sont placées, sont dans un léger érétisme; les tuyaux excréteurs de ces organes secréteurs sont étranglés, ne fournissent plus rien, ou ne laissent échapper qu'une sérosité âcre qui agaceroit beaucoup les parties qu'elle touche, si l'état maladif dans lequel elles sont, ne les avoit jetées dans une espèce de stupeur, ainsi qu'on le remarque dans le *coryſa*, où la membrane pituitaire est insensible à l'action des sternutatoires les plus forts: mais comme l'engorgement n'est n'eſt pas ſanguin, l'inflammation eſt peu à craindre. L'humeur ſtagnante pendant un certain temps change de nature, devient par l'action plus conſidérable des vaiſſeaux environnans, plus douce, plus onctueuſe & plus fluide; elle lubréfie alors les conduits excréteurs, & les détermine à s'ouvrir, en portant en même-temps ſur les membranes qui les entourent, un relâchement qui favoriſe encore l'excrétion de cette humeur.

De tout ce que je viens d'expoſer, l'on doit conclure que la maladie n'eſt fâcheuſe que lorſqu'elle a ſon ſiége dans les bronches: en effet, l'engorgement des glandes bronchiales & la tenſion qu'elles produiſent dans les parties environnantes gènent, retardent à chaque inſtant la circulation dans le poumon, où tout le ſang du corps doit paſſer pluſieurs fois dans une heure: de-là ce viſcère s'engorge continuellement; & comme cet effet ſe paſſe du côté des artères pulmonaires, le ventricule droit & tout le ſyſtème veineux doivent bientôt s'en reſſentir; auſſi, dans ce cas, les veines ſont-elles remplies outre meſure pendant que les artères le ſont peu. C'eſt par cette raiſon qu'elles ne ſont jamais tendues, qu'elles battent plus mollement & qu'elles ne nous offrent jamais les ſignes caractériſtiques d'une fièvre vive. De toutes ces réflexions, on doit inférer que le danger de la maladie croît en proportion que les fonctions du poumon ſont plus troublées.

Cette fièvre reconnoît pour cauſe procathartique celles de toutes les maladies dont j'ai fait mention juſqu'ici : elle eſt familière à ceux qui ont eſſentiellement les humeurs âcres ; & elle les attaque dans un temps où il y a un concours de circonſtances propres à diminuer la tranſpiration déjà peu copieuſe chez les Matelots : de-là je préſume que l'humeur tranſpiratoire répercutée, étant trop abondante dans les voies de la circulation, cherche une iſſue par différens excrétoires, & ſe porte accidentellement vers les glandes dont j'ai parlé, les irrite par ſon acrimonie, fait froncer les tuyaux excrétoires en produiſant ſur eux & ſur les membranes qu'ils traverſent un érétiſme plus ou moins grand : alors cette humeur, au lieu de trouver elle-même une voie de décharge par cette route, y ſupprime pour un temps toute excrétion, & cauſe ſouvent une phlogoſe inflammatoire dans ces parties.

La maladie préſentée ſous ſon point de vue naturel, ſes cauſes bien déduites & les ſymptômes convenablement expoſés, il ne ſera pas difficile de déterminer la curation qui lui eſt propre.

Il s'agit moins ici d'obtenir une réſolution complette que de favoriſer la coction de l'humeur ſtagnante dans les glandes : l'expérience a d'ailleurs prouvé que les remèdes les plus propres à produire une réſolution prompte, avancent peu le terme de la guériſon; on le voit du moins dans le *coryſa*, qui ſuit aſſez ſouvent tous ſes périodes, malgré l'uſage des remèdes qu'on croit les plus ſûrs & les plus efficaces.

Deux indications générales ſe préſentent à remplir dans la curation de cette maladie: la première eſt de rappeler, autant qu'on le peut, à la peau l'humeur qui a été originairement la cauſe des déſordres ; la ſeconde, eſt de procurer le plus prompt dégorgement de la matière dont les glandes ſont remplies par excès. La nature d'un pareil engorgement dans le poumon indique peu par lui-même la néceſſité de recourir à la ſaignée: c'eſt un remède très-incertain & qui peut être nuiſible en retardant la coction parfaite & l'excrétion de l'humeur ſtagnante, & cela dans une circonſtance où il ſeroit très-eſſentiel d'avancer ce terme : il ne faut pas cependant donner à ce moyen une excluſion abſolue; ſi la fièvre étoit forte, ſi l'irritation du poumon étoit pouſſée un peu loin, ſi l'étouffement & l'oppreſſion étoient conſidérables, il faudroit, pour parer à des accidens qui pourroient être funeſtes, avoir recours à la ſaignée; mais toujours eſt-il néceſſaire de ne l'employer qu'avec la plus grande circonſpection: je n'en dirai pas autant des vomitifs, des toniques, des diaphorétiques & des épipaſtiques; c'eſt dans ces claſſes de remèdes qu'il faut chercher des ſecours dont l'efficacité ſoit prouvée par les ſuccès.

Il ſera donc utile, pour remplir les vues curatives qu'offre l'état de la maladie, de recourir à tous les moyens que j'ai indiqués pour rendre la tranſpiration plus abondante

& pour exciter les ſueurs: il faudra, pour cet effet, faire coucher les Matelots dans leurs hamacs, les y tenir chaudement & convenablement couverts, fermer ſur eux les écoutilles, les ſabords, &c. Si la maladie eſt à ſon commencement, les anodins, comme ſudorifiques, mêlés avec les ſtomachiques & les amers, tels que la thériaque, peuvent être donnés avec ſuccès: ſi le malade a des nauſées, un dégoût général, &c, ce qui annonceroit du côté des glandes de l'eſtomac la même diſpoſition que dans celles des bronches, on fera ſagement de donner quelques ſecouſſes à ce viſcère par une priſe d'hipécacuanha; c'eſt un émétique tonique qui eſt d'un excellent uſage dans ce cas où il faut fondre en évacuant. Le poumon ſe reſſent avantageuſement de l'effet de ce remède; les humeurs ſtagnantes ſont plus atténuées & leur excrétion en devient plus facile: on peut donc, ſuivant les circonſtances, recourir pluſieurs fois à ce moyen curatif.

Les corps gras & les huileux ſeront proſcrits du traitement de cette maladie: ce n'eſt pas ici où il faut du relâchement; cet état étant déjà porté trop loin, exige au contraire qu'on s'occupe de tout ce qui peut donner du reſſort aux parties affectées, & cela en diviſant les liqueurs épaiſſes qui les ſurchargent. Le kermès minéral à petite doſe, dans une infuſion de vulnéraire édulcorée avec un peu de ſucre, eſt un remède auquel on doit avoir confiance; une goutte ou deux de baume de ſoufre aniſé, trituré long-temps avec un peu de ſucre, & priſe dans une infuſion béchique chaude; les réſineux inciſifs, tels que la myrrhe, le benjoin, la gomme ammoniaque, mêlés avec l'antimoine diaphorétique, & ſpécialement les pilules de Morthon, conviennent dans le cas où la maladie traînant en longueur, ſembleroit vouloir dégénérer en phthiſie. Les amers, tels que le quinquina, les purgatifs toniques & ſtomachiques, comme la rhubarbe, mêlés avec de la manne, doivent être mis en uſage lorſque le ton des parties paroît fort affoibli, & que le poumon eſt, pour ainſi dire, accablé par l'abondance des humeurs qui s'y portent. L'oximel ſcillitique & toutes les préparations qui ont la ſcille pour baſe, ne peuvent qu'être ſalutaires, ſi on les donne à petite dose ; on ne prescrira pas une boisson trop copieuse : les grands lavages de décoction chaude nuisent plus qu'ils ne sont utiles dans cette maladie.

L'on peut espérer que par tous ces moyens combinés & variés, l'expectoration s'établira, qu'elle se fera copieusement, & que l'étouffement & tous les accidens qui en sont la suite, seront diminués. Le camphre à la dose de deux grains, mêlé avec six grains de nitre & un scrupule de thériaque nouvelle, est un bon remède dans cette circonstance. Au reste, en supposant que ces soins soient infructueux, on recourra aussi-tôt aux vésicatoires, qu'on appliquera dans les endroits que j'ai désignés ailleurs. Il est rare qu'en suivant la méthode que je viens de prescrire, les Matelots périssent de cette maladie; mais si leur conservation est presque assurée en suivant un pareil traitement, leur perte est presque certaine, si l'on s'en tient pour leur guérison aux remèdes dictés par la routine. La saignée multipliée, les huileux, les délayans, les locs avec le blanc de baleine & l'huile d'amandes douces, ne peuvent qu'être suivis de beaucoup d'inconvéniens. Le ſeul cas où les huiles très-récentes ſembleroient convenir, ſeroit celui où la toux ſeroit très-sèche, très-fréquente, & devroit ſa naiſſance à une humeur fort âcre dépoſée ſur le poumon; encore cette eſpèce de remède n'eſt qu'un palliatif qui ne va point à la deſtruction de la cauſe.

Dans la violence de la maladie, on doit preſcrire un régime convenable, ſans porter la diète trop loin. On pourra donner aux malades des crêmes de riz, de bons bouillons; & ſi la maladie n'eſt pas fort vive, on permettra des ſubſtances plus nourriſſantes, & on les aromatiſera avec un peu de canelle ou de noix muſcade. Auſſitôt que les malades pourront ſoutenir un peu d'exercice, on leur en fera prendre, & ſur-tout en plein air, ſi le temps eſt chaud & ſec; l'on aura ſoin qu'ils ſoient bien vêtus, & qu'ils habitent les endroits du Vaiſſeau les moins humides. Voilà ce que l'Art peut preſcrire de plus ſalutaire dans ce cas, & ce que la prudence du Médecin doit lui dicter en faveur des Matelots attaqués de la fièvre catharrale.

De la Fièvre ſynoche ſimple.

LES Gens de mer ne ſont pas ſeulement ſujets aux maladies, tant chroniques qu'inflammatoires que j'ai déſignées juſqu'ici, un concours de cauſes accidentelles, jointes aux cauſes générales, fait ſouvent naître parmi eux des maladies d'une nature particulière, telle que la fièvre ſynoche ſimple, la fièvre putride & la putride maligne, ou peſtilentielle, à laquelle on peut donner auſſi le nom de *fièvre de vaiſſeau.* Comme ces trois eſpèces de fièvres ne ſont que des différens degrés d'une ſeule & même maladie, je tâcherai, en allant du plus ſimple au plus compoſé, d'en développer d'une manière ſatisfaiſante la nature & les cauſes; j'en ſuivrai les progrès & la marche; j'en expoſerai les ſymptômes & les accidens; & enfin je preſcrirai les remèdes les plus propres à combattre & à s'oppoſer aux ravages qu'elle fait parmi les Équipages, ſur-tout lorſqu'elle a acquis ce degré de malignité qui lui a fait donner le nom de *fièvre peſtilentielle.*

La ſynoche ſimple n'eſt pas rare dans les

Vaiſſeaux ; & l'automne eſt le temps où les Matelots en ſont le plus ſouvent attaqués. Une laſſitude ſpontanée, des douleurs dans les membres, dans les articulations, une peſanteur de tête ſans douleur conſidérable, la rougeur de la conjonctive, celle du viſage, la chaleur, la ſoif & un pouls ample & fréquent ſont les ſignes qui caractériſent ordinairement la fièvre dont il eſt ici queſtion. Il arrive quelquefois que les malades ont le pouls petit & dur ; qu'ils ont des anxiétés, un délire obſcur, & qu'ils ſont fatigués par des nauſées; les urines perdent rarement leur couleur naturelle, & dès les premiers jours de la maladie, on y obſerve aſſez ſouvent un petit nuage qui eſt d'un bon augure; mais comme dans cette fièvre les malades ont des redoublemens plus ou moins conſidérables, les ſymptômes en ſont auſſi plus violens, juſqu'à la rapprocher quelquefois de la vraie putride.

Quant aux cauſes qui la produiſent, on les trouvera parmi celles des maladies dont j'ai parlé plus haut. La principale eſt toujours une excrétion retenue ou ſupprimée; & je crois pouvoir aſſurer que, quelque extenſion que l'on donne à cette cause, elle est encore plus ordinaire qu'on ne l'imagine. L'automne est la saison où cette maladie paroît le plus ordinairement, parce que dans ce temps les variations de l'air causent de la diminution dans la transpiration. Les pluies, le froid qui succèdent promptement à un temps quelquefois assez chaud, retiennent l'humeur transpiratoire dans ses couloirs, & ne permettent pas à celle qui étoit destinée à les remplir successivement, après avoir quitté la route des vaisseaux sanguins, de s'y introduire, & de se frayer un passage du côté de la peau. Dès-lors cette liqueur, qui jusque-là n'étoit point malfaisante, acquiert d'autant plus vîte de mauvaises qualités, qu'elle touchoit de plus près à son dernier degré d'élaboration. Devenue acrimonieuse, circulant alors dans des vaisseaux où elle ne devoit plus se rencontrer, elle agace les nerfs, fait froncer les petits vaisseaux capillaires, & porte par-tout une impression désagréable; la tête devient pesante, le malade a des lassitudes, des frissons, des douleurs dans les membres; les liqueurs trouvent des obstacles dans leur circulation par l'érétisme des nerfs & des vaisseaux, & la fièvre synoche en est la suite. Avec une telle acrimonie, cette humeur produiroit sans doute des désordres bien plus grands, si le relâchement habituel dans lequel se trouvent les solides des Matelots n'éludoit en partie l'action de cette cause. C'est pour cela que les hommes nouvellement employés au service de mer, ou qui ont un tempérament fort, sont plus promptement & plus vivement attaqués de cette maladie.

La mauvaise qualité des alimens, l'abus que les Matelots en font, la malpropreté naturelle aux Matelots François, l'air impur, humide & grossier qu'ils respirent, le peu de soin qu'ils ont de se fournir de bonnes hardes, sont encore des causes qui entrent pour beaucoup dans la production de cette fièvre, dont le diagnostic est assez solidement établi par l'exposé que je viens d'en faire. On y remarque cependant quatre époques ; la première se compte dès l'instant qu'elle s'annonce jusqu'au troisième ou quatrième jour : sa grande augmentation date de ce temps jusqu'au septième jour, qui est le terme ordinaire de ſon plus haut période. Quant à ſon déclin, il commence quelquefois plus tôt, quelquefois plus tard, ſelon qu'elle approche plus ou moins de la ſynoche putride.

L'énumération & la marche des ſymptômes de cette maladie ne nous la font point enviſager ſous un point de vue fort effrayant; elle n'eſt pas en effet accompagnée de beaucoup de danger, & pour peu que le Médecin ou le Chirurgien aide la Nature, cette fièvre ſe termine heureuſement.

Quoique l'art ſoit utile dans la curation de cette maladie, il faut convenir que la Nature en prépare toujours la guériſon, & qu'elle peut quelquefois l'opérer ſans aucun ſecours étranger. En effet, qu'ont produit toutes les cauſes que nous venons d'expoſer, ſi ce n'eſt un érétiſme général, ſuivi d'une fièvre qui ne doit durer qu'autant que l'âcre fronçant ſe reproduira, ou conſervera la faculté d'irriter & d'agacer le ſyſtème nervo-vaſculeux! Or, dans ce cas, l'effet eſt lui-même le correctif & le deſtructeur de la cauſe. Le propre de toute fièvre qui dure un certain temps, eſt de former dans l'intérieur des vaiſſeaux une agrégation intime des particules les plus onctueuſes de nos liqueurs *. Cet alliage, que l'on connoît ſous le nom de *pus*, étant doux & lubréfiant, il émouſſe l'action du corps irritant, rend les vaiſſeaux moins ſenſibles à ſon action, ſe l'approprie même & l'expulſe au-dehors, ſoit par les ſueurs, ſoit par les urines. Ce dernier genre d'excrétion nous démontre ce mécaniſme d'une manière évidente; la ſuſpenſion, & le ſédiment qu'on y obſerve, ſont les débris des ſucs qui ont inviſqué l'humeur acrimonieuſe, & qui n'étant plus tenus en diſſolution, lorſque l'urine eſt froide, ſe laiſſent apercevoir: auſſi ce ſigne-là qui eſt d'un très-bon augure, n'arrive-t-il jamais avant le troiſième jour, parce que ce n'eſt que pour ce temps que les forces de la Nature peuvent préparer cette humeur bienfaiſante & ſecourable que l'Art ne ſauroit imiter. On conçoit que pour que la Nature agiſſe auſſi victorieuſement, il faut un concours de circonſtances favorables qui manque aſſez ſouvent; mais il n'en eſt pas

---

* *Voyez* le Traité de la Suppuration de M. Queſnay.

moins vrai qu'elle montre à l'Art qui l'épie, la route qu'il doit ſuivre, & que c'eſt véritablement ici que le Médecin eſt le *Naturæ Miniſter.*

D'après ces réflexions, le plan curatif de cette maladie eſt tracé ; deux indications ſe préſentent à remplir : la première eſt d'émouſſer l'action de l'humeur acrimonieuſe, & la ſeconde, de l'expulſer au-dehors. Nous avons vu comment la Nature s'y prend pour obtenir ce double effet ! Voyons ce que le Médecin doit faire pour l'aider en l'imitant.

On émouſſe de deux manières l'action de l'âcre fronçant qu'on a ici à combattre ; ou en l'inviſquant, ou en diminuant la tenſion des ſolides ſur leſquels il agit. Dans ce cas, la ſaignée eſt un excellent remède, en ce qu'elle produit un relâchement général ; c'eſt donc pour obtenir cet effet qu'on doit y avoir recours : on la réitérera ſuivant la violence de la maladie & de ſes accidens ; mais on ne pouſſera pas loin l'uſage de ce remède : deux ſaignées doivent ſuffire au commencement de cette fièvre, dans le cas même où les redoublemens ſeroient violens, ainſi que le mal de tête. Si les nausées se manifestoient dans les premiers instans de la maladie, & qu'elles reconnussent pour cause de mauvais levains dans l'estomac, les émétiques & les évacuans sont les remèdes qu'il faut employer les premiers, en se réservant de saigner aussi-tôt après leur effet, si les circonstances le requièrent.

Ces remèdes préliminaires étant faits, on donnera au malade une boisson copieuse de la tisane ordinaire, ou bien on lui fera prendre une limonade légère si on est à portée d'en avoir aisément. Du riz & une eau de gruau lui seront administrés alternativement; on tiendra le ventre libre aux malades par des lavemens fréquens, & après quelques jours de pareil traitement, on les purgera avec des laxatifs doux, tels que la manne & le sel d'Epsom. Les malades seront tenus bien chaudement, bien couverts, & placés dans l'endroit du Vaisseau où l'air se renouvelle le plus facilement. Si l'on ne guérit pas la fièvre continue simple par ces seuls secours, du moins on met la Nature dans le cas d'achever la guérison, & de travailler à l'inviscation de

la

la matière fébrile, dont l'expulſion complette doit terminer la maladie ; il ne s'agit ici que d'obſerver la voie que cette humeur étrangère veut prendre. Si c'eſt celle des ſueurs ou de la tranſpiration, les diaphorétiques légers ſeront preſcrits ; ſi la criſe s'annonce par les ſelles, les minoratifs doux & les purgatifs ſeront continués juſqu'à parfaite guériſon : & ſi enfin les urines charient beaucoup, & paroiſſent entraîner avec elles la cauſe de la maladie, il faudra exciter cette évacuation par les diurétiques.

De la Fièvre putride.

CELLE-CI commence où la ſynoche finit ; de ſorte que la fièvre putride eſt un degré plus fort de la même maladie. Son expoſé ſuffit pour le prouver : cette fièvre ne doit, je penſe, cette dénomination qu'à la promptitude avec laquelle ceux qui en meurent tombent en pourriture, ce qui a fait préſumer avec raiſon que cette dernière réſolution, naturelle à toutes les ſubſtances animales, avoit été commencée pendant cette maladie. Ceux qu'elle attaque ſont pris dès le commencement de douleurs ſourdes dans les articulations; une laſſitude ſpontanée les accable; ils ne ſauroient lever leurs membres; ils ont le dos & les lombes douloureux; un mal de tête plus ou moins fort les tourmente; les nauſées leur ſont ordinaires; des friſſons irréguliers ſe font ſentir; la chaleur leur ſuccède avec une moiteur âcre & gluante; les malades ſont altérés, & chez les Matelots forts & robuſtes ſur-tout, le pouls eſt dur & fréquent; ils ont la bouche amère & vomiſſent quelquefois une humeur bilieuſe jaune ou verte; quelques-uns ont les yeux fixes & mornes; d'autres les ont mobiles & animés. Voilà l'aſpect le plus ordinaire ſous lequel on peut enviſager la fièvre commençante. Tous ces ſymptômes ſuivent le progrès du mal & augmentent juſqu'à ce que la maladie ſoit parvenue à ſon état: il s'y en joint même toujours d'autres, qui ne ſont pas moins graves, tels qu'une douleur aſſez vive vers le cartilage xiphoïde; la voix eſt aiguë & glapiſſante; la langue devient sèche, noire & aride, &c. Les malades ont quelquefois la reſpiration gênée, d'autres fois ils l'ont aſſez libre ; mais, dans toutes ces circonſtançes, l'air qu'ils expirent eſt chargé de particules qui affectent très-déſagréablement l'odorat de ceux qui les entourent ; ils ont des inquiétudes & ſont dans des agitations continuelles. La fièvre a des redoublemens marqués ; le délire ſe joint à ces déſordres, & la déglutition eſt ſouvent difficile. Les urines ſont blanches dans les premiers temps, elles ſe colorent enſuite & dépoſent enfin dans le déclin de la maladie.

Accordons un plus grand degré d'activité aux cauſes qui produiſent la ſynoche ſimple, & nous aurons celles de la fièvre putride. Cette fièvre ſe répand ordinairement dans les Équipages après les fatigues conſidérables qu'ils ont eſſuyées pendant des temps pluvieux & chauds, & après des traverſées pénibles où les Matelots ont été mouillés à pluſieurs repriſes. La tranſpiration ſouvent diminuée, & l'humeur qu'elle fourniſſoit étant retenue en différens temps, ne peut manquer de porter un germe acrimonieux dans les liqueurs, lors même que les alimens dont uſeroit l'Équipage ſeroient les meilleurs poſſibles. Mais ſi à cette première cauſe vous joignez non-ſeulement les alimens des Matelots, mais encore leur disette, ou leur altération malheureusement trop commune, on aura une double cause très-active, & dont l'intensité peut croître, soit par la malpropreté des Vaisseaux, soit par celle des Matelots, soit enfin par les qualités pernicieuses d'un air renfermé, peu renouvelé & chargé de particules malignes qui sont le produit de la transpiration alkalisée des hommes & des animaux, ou de la dépravation de différentes substances, soit alimentaires, soit d'autre espèce, contenues dans le Bâtiment.

On m'objectera peut-être que toutes ces causes donneroient le scorbut & non point la fièvre putride. Il n'y a pas si loin de l'une à l'autre de ces deux maladies. On peut bien avancer sans absurdité qu'elles tendent au même terme; que l'une opère la dépravation lente des humeurs, & que l'autre les porte plus promptement au dernier degré de pourriture. Mais quoi qu'il en soit, c'est la différente disposition des solides qui fait la variété de la maladie. Toutes ces causes réunies produiront, chez les Matelots forts & robustes, la maladie telle que je viens de la décrire, parce que leurs ſolides en vigueur entreront aiſément en érétiſme par l'attouchement d'une humeur acrimonieuſe très-développée ; & chez les valétudinaires, chez ceux qui auront le ſcorbut ou une diſpoſition prochaine à cette maladie, le même agent ne portant ſon action que ſur des fibres vaſculaires lâches & ſur des nerfs déjà habitués à être touchés par des ſucs âcres, il ne donnera qu'une fièvre peu vive qui ne fera que hâter les progrès d'une putréfaction commencée depuis long-temps.

En effet, lorſque les cauſes qui produiſent la fièvre putride inflammatoire parmi les Matelots jeunes, forts & vigoureux, affectent ceux qui ſont foibles & ſcorbutiques, ils ont des ſymptômes bien différens de ceux que j'ai expoſés. S'ils ont des nauſées, la bouche amère, des friſſons, ils n'ont que très-peu de fièvre; le mal de tête qu'ils reſſentent n'eſt pas violent; ils ne ſe plaignent que d'une très-petite douleur vers l'épigaſtre ; ils ſont d'ailleurs rarement forcés de reſter au lit dans les premiers jours, & lorſqu'ils marchent & qu'ils veulent faire des exercices, ils ſont ſujets à de fréquentes foiblesses qui ne cessent que lorsqu'ils sont situés horizontalement ; leur pouls est lent, petit, serré & varie beaucoup ; en général ils n'ont presque aucun signe qui caractérise une maladie vive, mais seulement ceux d'une affection scorbutique qui parcourt ses différens degrés plus promptement qu'à l'ordinaire : en effet, dès que les causes générales de la fièvre putride ont été assez actives pour avoir prise sur eux, leur état devient bientôt sans espérance, & les taches noires dont le corps est parsemé dénotent que la putréfaction des humeurs est chez eux à son dernier terme : cela confirme ce que nous avons dit en traitant du scorbut, que la fièvre est l'accident le plus effrayant qui puisse s'y joindre, par les raisons que nous avons amplement détaillées ci-devant.

Les symptômes dont nous venons de faire l'énumération se trouvent en partie rassemblés dans le commencement de la maladie ; ils augmentent, deviennent plus graves à mesure qu'elle approche de son état. Les redoublemens de la fièvre sont quelquefois accompagnés de tressaillemens dans les tendons, de mouvemens convulsifs & d'un délire furieux; d'autres fois, c'est une affection comateuse qui accable les malades & les rend presque insensibles, & dont on ne peut les tirer par les épipastiques les plus forts, à moins qu'on ne les applique dans les premiers momens où le coma se déclare.

Cette fièvre, qui a des périodes plus ou moins longs, n'est guère jugée avant le quatorzième ou le vingtième jour: pendant ce temps-là la Nature prépare des sucs qui, en s'associant avec l'âcre fronçant, sont propres à émousser son action & à lui faire enfiler la route de l'organe secrétoire avec lequel leurs molécules ont le plus de rapport; d'où l'on peut conclure qu'elle se termine toujours par des crises, soit sensibles, soit insensibles, quand l'Art n'y met point obstacle: la transpiration, les urines, les selles, les crachats, les abscès critiques sont autant de routes que la Nature victorieuse prend pour se débarrasser de son ennemi; mais elle n'est pas toujours triomphante: ses efforts sont souvent impuissans; & alors, par la continuation du même mécanisme qu'elle avoit employé, elle concourt à la destruction de l'être qu'elle sembloit vouloir conserver; mais il est toujours utile de connoître son but & sa marche, pour tâcher d'atteindre l'un & d'aider ou de rectifier l'autre; tel est l'objet de l'art de guérir.

Le danger de cette fièvre est relatif non-seulement à l'intensité des symptômes qui la caractérisent & des accidens qui l'accompagnent, mais encore à l'état antérieur des sujets qu'elle affecte. Ceux qui sont forts & vigoureux en sont plus promptement les victimes que ceux qui sont dans un état opposé, parce qu'elle a tous les signes d'une maladie vive : ce désavantage néanmoins est bien compensé par les différentes ressources qui restent à l'Art dans ces circonstances, d'autant qu'on peut espérer alors une crise parfaite & un rétablissement prompt. Ceux qui auront quelques dispositions au scorbut seront moins vivement attaqués; la maladie sera plus longue, & le danger, quoique fort grand, sera plus difficilement reconnu que dans le premier cas; & enfin les Matelots gravement affectés du scorbut toucheront au terme fatal, lors même qu'ils ne paroîtront pas avoir changé d'état.

CURATION.

LA violence de la maladie, la disposition antérieure du sujet qu'elle attaque, & ce que la Nature fait pour sa guérison, sont autant d'objets qu'il ne faut jamais perdre de vue. C'est d'après ces observations qu'on peut dresser le plan curatif de la maladie. Ce plan ne sauroit être uniforme, & il est au contraire essentiel de le varier; car les indications que cette fièvre présente à remplir sont bien différentes, eu égard aux circonstances accidentelles dans lesquelles se trouvent les hommes qui en sont attaqués. Chez ceux qui sont forts & robustes, il faut mettre la Nature ou le système vasculeux en état de former cette humeur onctueuse qui doit opérer une crise salutaire; & chez ceux qui ont de la disposition à la cachexie scorbutique, il faut, en combattant la maladie principale, s'opposer à la dépravation ultérieure de leurs sucs.

La fièvre putride qui affecte les premiers, ayant beaucoup de rapport avec celle qui règne parmi les habitans des terres, la méthode curative doit être à peu-près la même dès les premiers momens : ſi le pouls eſt fort & dur, ſi le mal de tête eſt violent, &c, on n'héſitera pas de faire une ſaignée du bras un peu copieuſe, & deux heures après on donnera au malade trois ou quatre grains d'émétique en lavage ; parce que les premières voies ſont rarement exemptes de levains dépravés, chez des gens ſur-tout dont la nourriture eſt habituellement mauvaiſe. On pourroit même commencer par l'émétique, ſi les nauſées & les autres circonſtances en indiquoient la néceſſité. Après l'effet de ce remède, rien n'empêche qu'on ne pratique la ſaignée, ou qu'on ne la réitère, ſi les accidens paroiſſent la requérir.

Par ces remèdes généraux, on diminue le trop grand érétiſme du ſyſtème nervo-vaſculeux, & on ne lui en laiſſe que ce qu'il faut pour pourſuivre la guériſon de la maladie ; car, dans celles qui ſe terminent par des criſes, à moins qu'on ne coupe le mal par ſa racine, on l'empêche rarement de parcourir ſes degrés & de parvenir au terme marqué par la Nature pour l'expulſion de l'humeur morbifique : il faut pourtant bien se garder de s'en tenir pour tout traitement à ce que je viens d'indiquer. Les boissons délayantes, celles qui portent avec elles un mucilage léger & acescent, comme la décoction de pain passée par un linge, l'eau de riz, &c, rentrent dans la classe des moyens indiqués par la nature de la fièvre; l'eau acidulée avec la crême de tartre ou le jus de citron ne peut que leur être utile: les émolliens & les laxatifs conviennent aussi dans ce cas; & si l'émétique n'avoit pas produit un effet assez complet, & que l'indication qui en avoit exigé l'usage subsistât, on pourroit en prescrire la même dose pour le second jour, pourvu que la fièvre ne fût pas trop vive.

C'est à ce genre de remèdes que l'on doit avoir recours pendant les cinq ou six premiers jours de cette fièvre, & on met le malade au bouillon de viande fraîche auquel on joint un peu de riz; ce n'est qu'après ce terme que l'on doit ajouter à leur boisson de l'émétique à petite dose, afin de leur tenir le ventre libre: on n'insistera cependant pas trop sur l'usage des purgatifs dans l'état de la maladie, & sur-tout lorsque la Nature ne se prête pas à leur action. J'en ai souvent vu de mauvais effets dans ce cas; ils causent la tension du ventre, au lieu de la diminuer, & les malades ne rendent que des sérosités qui sont un produit d'expression. Il faut alors se contenter de simples délayans pendant quelques autres jours, & revenir à l'usage des légers laxatifs, telles que les décoctions avec la casse, les tamarins, le sel d'Epsom, &c. Mais quand le temps de la crise arrive, c'est-à-dire vers le quatorzième ou le vingtième jour, on aura attention à celle pour laquelle la Nature se décidera. Si l'expectoration est la voie d'expulsion qu'elle choisit, les béchiques incisifs prescrits dans la curation de la fièvre catharrale, seront employés : si c'est la transpiration ou les sueurs, on aura recours aux légers diaphorétiques ; si une légère diarrhée survient, on aura recours aux minoratifs, & si une humeur critique s'annonce aux parotides ou ailleurs, on appliquera dessus les maturatifs les plus forts, & on les ouvrira avec le caustique plutôt qu'avec le fer, dès que la suppuration y sera sensible ou même simplement présumée. Mais ce qu'il importe sur-tout de ne point négliger, c'est de purger plusieurs fois à la fin de cette maladie. La décoction d'une demi-once de quinquina, aiguisée d'autant de sel d'Epsom, suffit pour deux doses; c'est un purgatif tonique & anti-putride, dont on ne sauroit trop vanter l'excellence.

De la Fièvre putride, maligne, contagieuse & pestilentielle.

CETTE maladie, si connue par ses ravages dans les Vaisseaux & par les vides qu'elle a faits si souvent dans les Équipages de nos Flottes, est l'ennemi le plus redoutable qu'ils aient à craindre; le fer & le feu enlèvent moins de victimes. Ce seroit donc bien servir l'Humanité que de lui offrir des moyens sûrs de prévenir un mal si terrible, & de s'opposer à ses désordres; si l'on ne peut atteindre ce terme, il seroit du moins fort avantageux d'en approcher.

L'expérience éclairée par le flambeau de la théorie, & les observations réduites à leur juste valeur, peuvent nous tracer & nous ouvrir la route qu'il faut tenir; on peut sans témérité entrer dans une carrière ouverte : aidés par les travaux de nos devanciers, nous pouvons remarquer les erreurs qui leur ont échappé, rectifier leurs raisonnemens, leur en substituer de plus justes & de plus conséquens, & mettre dans un grand jour des vérités qu'ils n'ont point rendues sensibles; ainsi se dissipe peu-à-peu le nuage qui les voile : d'autres viendront après nous, & par de nouveaux efforts vaincront les obstacles que nous n'aurons pu surmonter. L'ouvrage du temps ne peut pas être l'ouvrage d'un seul homme; & s'il y a moins d'éclat, il n'y a peut-être pas une gloire moins réelle à préparer le succès qu'à l'obtenir.

La fièvre, dont j'entrepends de donner ici une notion, mériteroit un Traité à part; mais l'étendue qu'il faudroit lui donner, excéderoit de beaucoup les bornes que je me suis prescrites. Je tâcherai cependant d'exposer d'une manière méthodique, la nature de cette maladie, ses symptômes & sa marche. Je remonterai, autant qu'il sera possible, à ses causes, & j'essaierai d'en déduire un traitement raisonné & appuyé sur des faits.

Les signes qui la caractérisent, sont seuls capables de nous en développer la nature; elle tient d'assez près à la fièvre putride que je viens de décrire, pour que l'on puisse assurer que l'une commence où l'autre finit. Il est aisé de voir par la suite qu'elles ont l'une & l''autre le même principe. De l'eau-forte affoiblie par une certaine quantité d'eau commune, ne produit sur les parties qu'elle touche, qu'une simple érosion inflammatoire, au lieu que son acide rapproché détruit fort promptement tout le tissu des substances animales qui reçoivent son impression; il en est de même des deux maladies dont il s'agit: elles ne diffèrent que par la plus ou moins grande intensité de leurs causes efficientes. C'est ce que prouvera l'examen que nous allons faire de la fièvre contagieuse & pestilentielle, qui a beaucoup d'analogie avec celle qu'a décrit le Docteur Pringle sous le nom de *fièvre d'Hôpital*, & qu'on pourroit nommer *fièvre maligne des Vaisseaux*.

Pour ne nous point tromper, envisageons-la sous tous ses rapports; considérons-la dans tous ses périodes, & ne confondons point les ſymptômes qui lui ſont propres, avec ceux qui appartiennent à d'autres maladies, avec leſquelles elle peut être compliquée.

Ceux qui en ſont menacés éprouvent une laſſitude & une peſanteur accablante dans tous les membres; ils reſſentent même des engourdiſſemens; ils perdent l'appétit; la tête devient ſi peſante, qu'ils ne ſauroient la ſoutenir; une douleur ſourde s'en empare, & elle occupe principalement le ſynciput & la région des tempes. Les facultés de l'ame s'affoibliſſent; les malades paroiſſent hébétés; ils ſont pris d'un aſſoupiſſement peu ordinaire, ſans cependant pouvoir dormir. Les inquiétudes ſe joignent à tous ces ſymptômes; il ſurvient de la fièvre, mais elle eſt peu vive; le pouls eſt rarement dur & élevé; il eſt plus ordinairement flaſque, petit & ſans reſſort; les malades ont des nauſées & quelquefois des vomiſſemens; leur langue eſt plus ou moins chargée & ſouvent humectée dans les premiers jours; ils ont la bouche mauvaiſe & l'haleine fétide; quelques-uns ont les yeux abattus & enfoncés; d'autres les ont plus animés, plus vifs, & l'on obſerve aſſez ſouvent une légère inflammation

à la

à la conjonctive avec un écoulement de larmes; ils ressentent quelques petits frissons irréguliers & ont une difficulté de respirer accompagnée d'étouffement plus ou moins marqué lorsqu'ils veulent faire quelque exercice; la couleur de leur visage devient livide & plombée, & la force de leurs jambes les abandonne, &c.

Voilà quels sont les symptômes des premiers momens; mais ils n'en restent pas là. La fièvre augmente; & quoiqu'elle ne devienne jamais fort aiguë, la peau du malade laisse aux doigts du Médecin qui la touche une chaleur âcre. Le pouls reste tantôt petit & concentré; tantôt il acquiert plus de force & d'élévation; tantôt il devient tremblotant & intermittent. Les malades ont sur le soir des redoublemens précédés de frissons: ces redoublemens se correspondent entr'eux & suivent assez volontiers les types de la double tierce. Les douleurs, les inquiétudes & l'accablement augmentent. Les malades ressentent des douleurs vers la région de l'estomac, du foie; ils vomissent des matières porracées ou jaunâtres. Les hypocondres sont tendus & douloureux, de même que le bas-ventre qui paroît météorisé. Les uns ont le ventre libre, & les autres l'ont resserré. Leurs urines sont souvent claires & blanches, & plus souvent rouges & chargées d'un sédiment de la même couleur; quelquefois cependant elles sont brunes, & le dépôt qu'elles forment tire sur le noir. Le délire survient: il est tantôt sombre, tantôt furieux. Les malades ont la peau sèche; & si les redoublemens sont suivis de quelques sueurs, elles ont une odeur insupportable, de même que les matières qu'ils rendent. Leur langue, de blanche qu'elle étoit, devient sèche, noirâtre & paroît grillée; elle est tremblante; & ils ne peuvent la tirer dehors. Ils sont d'abord très-altérés, & ensuite le sont fort peu. Leur visage est agité de mouvemens convulsifs plus sensibles à la lèvre inférieure. Ils remuent toujours les mains. Leur peau se couvre souvent de petites taches pourprées, livides ou noires. Quelquefois la surdité survient, & quelquefois aussi une goutte sereine. C'est ainsi que cette maladie se présente dans son augmentation, qui date du premier jusqu'aux sixième & septième jours; & pour parvenir à ſon état, tous les ſymptômes augmentent encore de façon à rendre affreuſe la ſituation des malheureux qui en ſont attaqués.

L'intérieur de la bouche & de la gorge eſt ſouvent parſemé de petits aphtes gangréneux; les malades ont des ſueurs graſſes & froides; leur reſpiration eſt très-gênée & ſe fait par ſanglots; les agitations augmentent; le pouls eſt intermittent, & la plupart du temps ſans reſſort; les urines acquièrent dans leur réſervoir même une odeur très-forte, & les déjections infectent; il ſe fait bientôt des écorchures dans certaines parties de leur corps, & la gangrène s'en empare malgré toutes les précautions qu'on lui oppoſe. Des éruptions pétéchiales & gangréneuſes ſe manifeſtent à la peau: il ſe forme des veſſies remplies de ſéroſités, & les malades ſont à leur fin.

La facilité avec laquelle cette maladie ſe communique & ſe répand, les anthrax & les abſcès gangréneux qui l'accompagnent ordinairement, ſuffiſent pour la ranger avec quelque fondement dans la claſſe des fièvres vraiment peſtilentielles. Le petit nombre de ceux qui échappent à ſa fureur entrent dans le quatrième temps de la maladie vers le quatorzième jour, quelquefois plus tôt, d'autres fois plus tard. Alors la diminution des accidens annonce qu'elle eſt ſur ſon déclin. En voici les ſignes les moins équivoques.

La fièvre baiſſe, ou du moins le pouls eſt plus développé; les battemens ſont plus iſochrones; la chaleur de la peau ſe réduit à peu-près à l'état naturel: s'il y a délire, il n'eſt pas conſtant; le ſommeil eſt moins agité; les mouvemens convulſifs & les treſſaillemens des tendons ceſſent peu-à-peu; la douleur de tête ſe calme, la bouffiſſure du viſage ſe diſſipe ſenſiblement; la tenſion des hypocondres eſt moindre; la langue commence à s'humecter; la couleur change; les urines ſont plus colorées, elles paſſent avec liberté & dépoſent conſidérablement, ou bien le malade a des ſueurs modérées & conſtantes qui ne ceſſent d'avoir une mauvaiſe odeur que lorſque la dépuration eſt complette. Vers le quatrième temps, le ventre devient libre, & les malades rendent des matières noires ou jaunes, de moyenne conſiſtance, & d'une puanteur inconcevable qui s'évanouit à meſure que la Nature victorieuſe rentre dans ſes droits: quelquefois auſſi un ſaignement de nez dégage la tête & les narines; les malades recouvrent l'uſage de l'odorat, de l'ouïe, & l'on peut dire alors qu'ils ſont au terme de leur convaleſcence: elle eſt longue, accompagnée d'une foibleſſe qui dure long-temps; & ceux qui ont été attaqués de cette fièvre reviennent avec beaucoup de peine à leur premier état. Les rechutes ſont à craindre; & pour peu qu'on perde de vue les convaleſcens, & qu'on ſe relâche ſur le régime, ceux qu'on croyoit échappés à la mort en ſont bientôt les victimes.

Telle eſt la marche que ſuit plus ou moins uniformément la fièvre maligne des Vaiſſeaux: tous ſes ſymptômes ne ſont pas décrits; je me ſuis contenté d'expoſer ceux qui ſont les plus caractériſtiques & qui ne permettent pas de la méconnoître: cette maladie varie relativement aux individus qu'elle affecte; mais le détail de toutes ſes nuances me conduiroit trop loin.

On voit, par ce que je viens d'en dire, combien elle tient de près à la fièvre putride ordinaire ; toute la différence consiste dans des symptômes plus graves & dans des effets plus marqués de la même cause. La contagion de cette maladie est le côté le plus effrayant par lequel on puisse l'envisager : elle se communique si aisément d'un corps infecté à un corps sain, que peu de ceux qui, par état ou par charité, visitent les malades qui en sont attaqués, sont exempts de ses atteintes; preuve qu'elle a pour cause formelle une émanation animale & viciée qui peut pénétrer facilement les corps qu'elle touche, & porter dans l'économie animale les mêmes désordres que ceux dont cette émanation est le produit.

Cette fièvre, qui a été fort bien décrite sous un autre nom par M. Pringle, l'a été aussi par M. Rouppe ; du moins sa *febris critica* est-elle annoncée avec plusieurs des symptômes qui conviennent à la fièvre pestilentielle. On pourroit cependant croire qu'il a eu plus spécialement en vue, dans sa description, la fièvre putride ordinaire parvenue à un haut degré, que la fièvre maligne accompagnée de contagion : on ne peut guère porter un autre jugement, si l'on considère le peu de monde que M. Rouppe perdit devant le port de Naples, relativement au grand nombre de malades qu'il eut dans son Vaisseau, lors même que le transport à terre lui étoit interdit; car à peine lui mourut-il une quinzaine de ses Matelots attaqués. Au reste, l'existence de cette maladie n'est malheureusement que trop connue par la grande quantité de victimes qu'elle a faites, par l'effroi & les alarmes qu'elle a portés dans plusieurs Flottes en différens temps.

C'est cette fièvre qui, en 1741, causa tant de ravages parmi les Équipages de l'Escadre commandée par M. le marquis d'Antin. Celle qui désola, en 1744, l'Escadre de M. le comte de Roquefeuil, après une croisière de quelques semaines & en hiver, peut être rangée dans la même classe, quoiqu'on puisse, à la rigueur, mettre en partie sur le compte de sa complication avec le scorbut les désordres qu'elle produisit.

On ne sauroit s'empêcher de reconnoître le même caractère dans la fièvre qui affligea l'Équipage de la Flotte commandée par M. le duc d'Anville en 1746, destinée à l'expédition d'Halifax. Ceux qui échappèrent à sa fureur tombèrent sous les coups du scorbut qui étoit fort commun dans cette Flotte; de sorte que ces deux maladies combinées y portèrent la plus grande désolation. L'Escadre Angloise, commandée par l'amiral Martin, & qui, cette même année, croisoit dans le golfe de Gascogne pour s'opposer à la sortie de M. le Duc d'Anville, eut à peu-près le même sort. Pour être convaincu de l'identité de la maladie qui régna dans l'une & l'autre Flotte, on n'a qu'à lire le docteur Huxam qui en a donné l'histoire. *Vide Huxam, de Aëre & Morbis Epidemicis.*

Les Troupes Angloises, campées en Allemagne & en Flandre en 1746, furent atteintes de la même maladie; & sa contagion est prouvée par un fait que rapporte le docteur Pringle: Vingt-trois ouvriers qu'on employa à raccommoder des tentes qui avoient passé dans un Vaisseau, & qui étoient imprégnées des émanations pestilentielles des malades dont il avoit été rempli, furent tous pris de la même fièvre, & dix-sept en moururent.

Que n'eut pas à souffrir d'une semblable

fièvre l'Efcadre de M. de Piofen, armée à Toulon en 1747! Outre la très-grande perte que cette Efcadre fouffrit dans fes Équipages, elle apporta l'infection à Rochefort, où les Vaiffeaux qui la compofoient furent défarmés.

Parmi les exemples des ravages de cette cruelle fièvre, le plus récent eft celui de la défolation dont elle a rempli le port & la ville de Breft. De combien de pères néceffaires à leur famille, & d'enfans chéris, n'a-t-elle pas tranché les jours fur la fin de 1757 & au commencement de 1758! Le fouvenir des pleurs & des deuils qu'elle a caufés, ne s'effacera pas de fi-tôt chez les ames fenfibles aux fléaux qui affligent l'Humanité. C'eft cette dernière maladie que je viens de décrire, telle qu'elle a été obfervée à Breft, & dans l'Efcadre de M. Dubois de la Mothe, par un Médecin habile & intelligent*.

Mais l'expofé d'une maladie n'eft que le récit fidèle des fymptômes qui la caractérifent

* M. de Courcelles.

& des accidens qui l'accompagnent ; il ne faut pour cela que des yeux un peu exercés à l'obſervation, & quelque connoiſſance des termes de l'Art. Il n'en eſt pas de même, lorſqu'on veut raiſonner ſur les cauſes tant prochaines qu'éloignées d'une maladie. Que de connoiſſances phyſiologiques ne doit point avoir celui qui veut remonter aux principes cachés des effets qui frappent ſes ſens ! Combien ſon eſprit ne doit-il pas être ſage & meſuré dans ſa marche & dans ſes déciſions ! car il faut l'avouer, nous n'en ſommes encore à cet égard qu'aux ſimples conjectures ; cependant quand elles ſont raiſonnables, & que les notions reçues ſemblent acquérir par leur moyen un plus grand degré de certitude, on peut les propoſer en ne les donnant que pour ce qu'elles ſont ; c'eſt-à-dire, pour des probabilités, dont le ſort ne peut être fixé que par le temps & l'expérience.

Ce n'eſt donc qu'avec beaucoup de circonſpection que je vais raiſonner ſur les cauſes de cette fièvre contagieuſe ; & ſi je m'égare, ce ſera avec les Docteurs Pringle & Huxam. Je marcherai d'autant plus volontiers dans la route qu'ils ont défrichée, qu'elle me paroît indiquée par la Nature & la raiſon. Mais pour répandre plus de lumières ſur l'opinion que j'adopte au ſujet de la maladie de Breſt, il eſt bon de l'examiner dans ſon origine, de la ſuivre dans ſon émigration d'Europe en Amérique, & dans ſon retour de Louiſbourg à Breſt; nous trouverons dans la différence des climats & dans les diverſes circonſtances où les malades ſe ſont trouvés, des preuves de notre théorie.

La Flotte de M. Dubois de la Mothe appareilla de Breſt le 3 Mai 1757 par un vent de Sud-oueſt frais; elle eut, juſqu'au 20 de Juin qu'elle mouilla devant Louiſbourg, un temps aſſez favorable: les Vaiſſeaux qui la compoſoient, étoient depuis quelque temps en rade; le *Glorieux* & le *Duc de Bourgogne*, qui vinrent les joindre, ſortoient de Rochefort: ils renfermoient beaucoup de malades attaqués de fièvres putrides, parce qu'on avoit embarqué dans cette ville quelques Matelots convaleſcens qui ſortoient de l'Hôpital, maiſon ſituée au milieu des vaſes & dans un air très-mal ſain. Les Équipages de ces deux

Vaiſſeaux ſouffrirent beaucoup dans leur trajet & dans la rade même de Breſt *; ils laiſſèrent pluſieurs Matelots à l'Hôpital de cette Ville, & pendant la traverſée, ils commencèrent à perdre du monde. Cependant l'occaſion de ſe mêler n'étant pas fréquente en mer, la maladie s'étendit peu : il en fut de même dans les premiers temps du ſéjour de l'Eſcadre dans la rade de Louiſbourg: mais les Hôpitaux que chaque Vaiſſeau avoit formés à terre ſous des tentes étant trop rapprochés les uns des autres, & ſur-tout de ceux où l'on avoit placé les malades du *Glorieux* & du *Duc de Bourgogne*, la maladie ſe communiqua & devint générale : ce qui y contribua beaucoup encore, ce fut la néceſſité où l'on ſe trouva de raſſembler tous les Équipages pour les travaux qu'exigeoit la défenſe de la ville.

* *Nota*, que le nombre des malades qu'ils débarquèrent à Breſt fut d'environ quatre cents, & des Matelots qui reſtoient fut compoſé l'Équipage du vaiſſeau le *Magnifique*, commandé par M. de Villéon, qui ne put remplir ſa miſſion, parce que tout l'Équipage étant tombé malade, il fut forcé de relâcher ſur les côtes d'Eſpagne.

On doit obſerver que tous les Vaiſſeaux reſtèrent en rade tout l'été & ne partirent de Louiſbourg que le 30 Octobre de la même année ; pendant tout ce temps, il y eut beaucoup de malades, & le 25 Septembre un coup de vent furieux de la partie de l'Eſt mit tous les Vaiſſeaux dans le plus grand danger : le *Tonnant* fut ſur le point de ſe perdre, & il fut ſi endommagé qu'il fallut le radouber avant le départ ; la Frégate la *Bénaziſe* fut auſſi jetée à la côte d'où il fallut auſſi la relever. Les Équipages étoient déjà dans une poſition aſſez critique, & ils furent expoſés pour ces deux manœuvres à des travaux d'autant plus exceſſifs, que les moyens propres à ſimplifier de telles manœuvres, & qui doivent ſe trouver dans tous les arſenaux de Marine, manquoient abſolument. On fut obligé d'y ſuppléer par l'activité & le courage dont les Officiers & les Matelots étoient remplis ; on fut même forcé d'abuſer de la bonne volonté de ces derniers : la plupart des convaleſcens employés à ces travaux eſſuyèrent des rechutes ; ceux qui n'étoient que légèrement indiſpoſés furent bientôt réduits à l'extrémité ; & quant à ceux dont la ſanté n'avoit point encore été altérée, l'excès de la fatigue concourut ſans doute à développer en eux le germe de la maladie qui s'étendit ſi prodigieuſement, qu'outre le grand nombre de ceux qui périrent, on fut néceſſité en partant de laiſſer quatre cents malades moribonds, & d'embarquer environ mille convaleſcens, dont la plupart peut-être ne parurent tels que par le deſir de paſſer en France.

Six jours après avoir mis à la voile, preſque tous ces convaleſcens & beaucoup d'autres avec eux étoient déjà morts, tandis que des quatre cents abandonnés à Louiſbourg dans de mauvais logemens & mal ſoignés, il n'en périt que vingt, les autres s'étant parfaitement rétablis pendant l'hiver. Dans le reſte de la traverſée, la mortalité & la contagion s'accrurent de façon que, le 22 Novembre, jour auquel l'Eſcadre mouilla dans la rade de Breſt, il y avoit plus de quatre mille Matelots étendus ſur les cadres, tant dans l'entre-pont que dans la cale. Ils étoient dans l'état le plus déplorable qu'on puiſſe imaginer : ceux qui avoient encore un peu de force étoient hors d'état de ſecourir les autres, & suffisoient à peine à la manœuvre, puisqu'à leur arrivée il fallut leur envoyer un renfort de Matelots pour affourcher les Vaisseaux. Les secours de toute espèce manquoient; presque tous les Aumôniers & les Chirurgiens étoient morts ou mourans; & l'on fut obligé de dégarnir l'Hôpital de la Marine de Chirurgiens, où ils n'étoient pas trop nombreux, vu que les Vaisseaux le *Bizarre* & le *Célèbre*, qui étoient revenus de Québec, & qui avoient mouillé quinze jours auparavant, étoient infectés de la même maladie, & avoient jeté dans l'Hôpital environ mille malades. L'embarras étant déjà si grand, que l'on considère celui dans lequel on se trouva pour placer un nombre si prodigieux de malades qu'on n'attendoit pas; on les débarqua bien vîte sans précaution, en chemise seulement, pendant un temps froid & pluvieux; on les transporta dans des chaloupes, exposés aux rigueurs de la saison, & on les mit à terre, sans qu'il y eût de dépôts pour les recevoir. Quelques Hôpitaux furent préparés à la hâte; les malades y furent entassés pêle-mêle. Dans ces premiers momens de désordre & d'effroi, les secours qu'on leur prêta pouvoient-ils être fructueux? Les Médecins & les Chirurgiens manquoient; & les choses qui auroient été utiles dans une si affreuse conjoncture, étoient peu praticables: aussi le nombre des morts fut-il d'abord étonnant. Heureusement, par l'activité & la vigilance de M. l'Évêque, de M. l'Intendant, des Médecins, des Chirurgiens & des personnes zélées, on eut assez promptement quinze Hôpitaux dans lesquels les malades furent un peu plus à leur aise, mais toujours beaucoup moins qu'il n'eût fallu. Il vint des recrues de Chirurgiens; des Médecins des environs vinrent s'offrir, & la Cour en envoya plusieurs de Paris. Pendant les premiers temps, le mal ne fut pas seulement concentré dans les Hôpitaux parmi les Matelots & les Soldats. Les Officiers, quoique mieux pourvus des choses nécessaires à leur état, & quoique moins exposés à la contagion, à la faveur d'un Hôpital séparé qu'on leur assigna, ne furent point exempts de la maladie qui se répandit bientôt après parmi les Médecins, les Chirurgiens, les Aumôniers, les Infirmiers, les

Garde-malades, &c, au point qu'il n'y en eut presque pas un seul qui n'en fût attaqué, & la plupart succombèrent. Sur quinze Médecins, parmi lesquels quelques-uns ne suivirent pas la maladie constamment, cinq furent emportés. Cent cinquante Chirurgiens, tant de la ville & de la province que de ceux envoyés de l'Hôtel-Dieu de Paris, & plus de deux cents Infirmiers furent victimes de la contagion, sans compter les forçats qu'on obligea de faire le service d'Infirmiers avec promesse de leur rendre la liberté s'ils remplissoient exactement leur devoir. Malheureusement la contagion s'étendit encore: elle se répandit parmi le petit peuple de Brest & y fit les plus grands ravages. Les maisons étoient jonchées de mourans & de morts, & les malades étoient le plus souvent délaissés. Cependant, pour faciliter les moyens de guérison, on avoit fait publier dans tous les quartiers & aux prônes des Messes paroissiales, que les alimens & les médicamens leur seroient délivrés *gratis*, d'après la simple ordonnance des Médecins qui se transporteroient chez les malades aussitôt qu'ils en seroient requis.

Quelque ſage que fût cette précaution, elle ſe trouva inutile pour bien des maiſons dans leſquelles il ne reſtoit pas une perſonne pour aller demander la viſite ſecourable des Médecins. De ſorte que des cadavres reſtoient quelquefois pluſieurs jours ſans ſépulture; ce qui augmentoit l'infection de l'air & la contagion. Pour parer à cet inconvénient, les Médecins, accompagnés d'un Commiſſaire, furent obligés d'aller faire la viſite de toutes les maiſons où les Prêtres avertiſſoient qu'il y avoit des malades.

La crainte de l'épidémie avoit beaucoup ralenti les ſoins & la charité des gens de bien; & quiconque étoit ſain ſe gardoit bien de communiquer avec les malades. Cependant la contagion ne laiſſoit pas de gagner les gens d'un état médiocre, même les perſonnes aiſées & dont les facultés leur permettoient de prendre les précautions les plus utiles pour s'en garantir. Elle fut auſſi portée dans pluſieurs cantons de la Province, ſoit par des convaleſcens qui retomboient, ſoit par des perſonnes que la peur faiſoit fuir; car l'on obſervera ici que la terreur fut très-grande,

& que, pour ne point l'augmenter encore, on défendit de ſonner les cloches, & on ordonna d'enterrer ſans bruit.

Cette fièvre maligne peſtilentielle, & qui en avoit d'autant plus les caractères que pluſieurs de ceux qui en furent attaqués avoient des charbons, des phlictènes & des dépôts gangréneux, fut dans ſa plus grande violence depuis le 22 Novembre, moment de l'arrivée de l'Eſcadre, juſqu'à la fin de Février. Elle commença à s'affoiblir dans le mois de mars & ceſſa preſque entièrement en avril. Dans cet eſpace de temps, elle enleva au moins dix mille perſonnes dans les ſeuls Hôpitaux de Breſt, & le nombre des morts dans la ville fut très-conſidérable. Toutefois l'on doit dire à la louange de M. l'Intendant & des Médecins, qu'on procura aux malades tous les ſecours que les circonſtances permirent d'employer,

Les Gens de l'Art inſiſtoient bien ſur l'uſage de certains moyens dont ils reconnoiſſoient l'utilité, tels que la propreté, la purification de l'air, la ſéparation des convaleſcens, le moindre entaſſement des malades;

mais tout cela étoit impraticable dans les premiers temps, & si la maladie perdit de sa violence à l'approche du printemps, on le doit autant aux moyens devenus plus faciles qu'à la douceur de la saison. Nous reviendrons sur tous ces objets dans la curation.

Pour démêler l'origine de cette maladie & rendre raison de sa qualité contagieuse & pestilentielle, il faut nécessairement faire entrer ici quelques observations qui tiennent au sujet. La guerre ayant été déclarée en 1756, il y avoit plus de deux ans que les Vaisseaux tenoient la mer & qu'ils étoient équipés. La plupart des Matelots sortoient des prisons d'Angleterre & avoient déjà beaucoup souffert: plusieurs d'entr'eux étoient encore à leur apprentissage, & les Troupes de Marine qui se trouvoient sur cette Escadre n'étoient point habituées à l'humide Élément. La crainte chez quelques-uns de se voir aux prises avec l'ennemi, les mauvais alimens dont les Vaisseaux ne sont que trop souvent approvisionnés, la malpropreté qui règne presque toujours parmi les Équipages François, le séjour de l'Escadre de M. Dubois de la Mothe dans une rade qui n'eſt pas ſalubre, &c. tout enfin devoit faire naître une diſpoſition prochaine au ſcorbut, qui, comme je l'ai dit, tend par une progreſſion lente à faire tomber les humeurs dans une diſſolution putride. Les Matelots des Vaiſſeaux le *Glorieux* & le *Duc de Bourgogne*, participoient au moins à cette diſpoſition générale; l'inſalubrité de l'air de Rochefort, le tranſport de quelques-uns des Matelots dans un Hôpital dont la ſituation eſt mal-ſaine, & enfin toutes les autres cauſes que la fièvre putride reconnoît, donnèrent lieu au développement d'une matière aſſez active pour faire naître dans les ſolides un érétiſme fébrile malgré l'obſtacle que met à cet état la diſpoſition au ſcorbut, par les raiſons alléguées ci-devant. La fièvre qui en fut la ſuite, ne pouvoit donc pas manquer d'être de la nature des putrides, & c'eſt de cette maladie ſi ordinaire aux Matelots, qu'ils furent affectés dans l'hôpital de Rochefort. Mais comme il ſuffit que les cauſes qui produiſent cette fièvre, acquièrent plus d'intenſité par le concours de certaines circonſtances, & qu'elles agiſſent avec plus d'énergie, pour qu'elle ſe change en maligne, contagieuſe & peſtilentielle, je vais ſuivre cette dégénération.

Pluſieurs des Matelots convaleſcens qui furent embarqués en ſortant de l'hôpital de Rochefort, retombèrent malades en mer. En voici la raiſon; la fièvre putride ſe termine ſouvent par une tranſpiration inſenſible, & la criſe complette de la maladie s'étend bien au-delà d'une convaleſcence apparente; l'on peut en juger par la néceſſité de veiller au régime des convaleſcens, & par le beſoin qu'ils ont d'être purgés long-temps après la guériſon : or tout ce qui peut diminuer cette tranſpiration utile, dut les diſpoſer à une rechute. Quoi de plus propre à cet effet que l'air de la mer? Ce fluide étant très-chargé de vapeurs aqueuſes, ſe ſaiſit moins avidement de celles qu'exhalent les corps des animaux qui parcourent les mers. Joignez-y les variations, les injures du temps auxquelles on eſt expoſé dans les Vaiſſeaux, & le peu de moyens qu'ont les Matelots pour s'en garantir, on ne ſera point ſurpris que la quantité de cette excrétion ſalutaire (toutes choſes égales d'ailleurs) ſoit moindre ſur mer que ſur terre. La tranſpiration ralentie eſt le produit des cauſes que je viens d'aſſigner, & ſuffit bien pour occaſionner une rechute *, dans laquelle les humeurs acquièrent un degré de putridité

* M. Pringle nous donne la preuve de ce fait dans ſes Obſervations ſur les Maladies des Armées. Toutes les fois qu'en Flandre ou en Allemagne, les troupes Angloiſes paſſoient d'un camp ſec dans une poſition humide, ou que dans les villes ou dans leur cantonnement, ils étoient logés dans des caſernes baſſes & fraîches, ou enfin lorſque le temps paſſoit du chaud & ſec au froid & à l'humide, ceux qui venoient d'être attaqués de diarrhées ou de fièvres putrides, retomboient fort aiſément malades; & il a judicieuſement attribué cet effet à la moindre excrétion de l'humeur de la tranſpiration, qui ayant dans la maladie précédente acquis une atténuation outrée & vicieuſe, devoit par ſon reflux dans les voies de la circulation, occaſionner tous les déſordres dont les rechutes étoient accompagnées : auſſi cet homme célèbre obſerve-t-il que les maladies ſubſéquentes étoient toujours d'un plus mauvais caractère que les premières; que les diarrhées dégénéroient en fièvres putrides, & celles-ci en malignes contagieuſes lorſque les paſſages d'un air à un autre étoient prompts & accompagnés d'un concours de circonſtances propres à augmenter l'intenſité de la cauſe générale.

auquel elles ne parviendroient point dans un air plus chaud & plus ſec, parce que l'évacuation le plus ſouvent critique, y ſouffriroit moins de diminution. Ce que j'annonce ici, arriva aux Matelots des Vaiſſeaux le *Glorieux* & le *Duc de Bourgogne*, dans leur paſſage de l'Iſle d'Aix à Breſt, & pendant leur ſéjour dans la rade de cette ville. Les fièvres putrides dont ils furent alors attaqués, étoient d'une bien plus mauvaiſe nature que celles qu'ils avoient eues auparavant à Rochefort; elles dûrent pendant la traverſée d'Europe à Louiſbourg, ſe montrer ſous des nuances encore plus fâcheuſes par la continuité des mêmes cauſes: auſſi perdit-on beaucoup de monde dans le voyage.

Les Équipages de ces deux Vaiſſeaux ſouffrirent preſque ſeuls; ceux des autres ſe conſervèrent en aſſez bon état. Il en fut de même pendant leur ſtation à Louiſbourg, ſoit parce que l'été étoit un temps propre à modérer la violence de la maladie & à en écarter la propagation, en favoriſant l'excrétion habituelle de l'humeur tranſpiratoire, ſoit parce qu'il y eut peu d'occaſion de ſe mêler. Les choſes changèrent de face ſur la fin de cette ſaiſon. Tous les Équipages ayant été forcés de travail, & s'étant mêlés, les ſucs déjà alkaleſcens dûrent acquérir un degré d'acrimonie plus conſidérable, dont la tranſpiration ſe reſſentoit ſans doute; mais l'automne étant le temps où l'air devient froid & où les variations ſe font plus promptement ſentir (ſurtout dans l'Amérique ſeptentrionale), les pores perſpiratoires furent reſſerrés, la tranſpiration diminua, l'humeur qu'elle fourniſſoit changea de route, elle fut refoulée dans le torrent de la circulation; & comme elle entraînoit continuellement avec elle le débris des autres ſucs qui tendoient à une diſpoſition putride, ſon excrétion ne pouvoit pas diminuer, ſans porter dans les ſolides & les fluides les déſordres inſéparables de la préſence d'un tel agent: auſſi ce temps fut-il l'époque où la maladie devint plus générale.

Les convaleſcens chez leſquels la criſe continuée de cette fièvre ſe faiſoit par la périphérie du corps, paſſèrent bien vîte de l'état dans lequel ils étoient à un autre pire que celui d'où ils venoient d'être tirés. D'autres qui ne jouissoient des apparences de la santé que parce que les pores de la peau étoient pour eux un égout salutaire, ne purent résister aux suites de la diminution d'une évacuation qui leur étoit si avantageuse: ils furent donc bientôt réduits sur le grabat; & ceux chez qui les causes générales (par leur constitution naturelle) avoient été jusque-là sans effet, reçurent au moins une disposition plus prochaine à la maladie. Voilà ce qui dut arriver en effet, sur la fin de Septembre & pendant le mois d'Octobre, dans les Équipages de l'Escadre de M. Dubois de la Mothe. Il n'étoit pas nécessaire pour cela que la maladie fût de nature à se communiquer; mais si à toutes les causes ci-dessus on y joint la qualité contagieuse qu'on ne peut méconnoître, on n'est plus surpris de la propagation, qui fut si marquée, qu'elle fit dès ce moment un vide considérable parmi les Matelots. Mais, quelque grand que fût le désastre qu'elle avoit causé à Louisbourg, il n'étoit rien en comparaison de celui qu'elle préparoit pour la suite.

L'Escadre devant mettre à la voile le 30 Octobre, pour repasser en France, on rembarqua, comme je l'ai déjà dit, environ mille malades qui paroiſſoient convaleſcens en comparaiſon de quatre cents mourans qu'on fut forcé de laiſſer en Amérique aux ſoins de la Nature & à ceux de quelques perſonnes de l'Art: les convaleſcens eurent le même ſort que ceux qu'on avoit rembarqués à Rochefort & que ceux qu'on avoit employés à Louiſbourg à des travaux pénibles, ſur la fin de l'été où les jours ſont encore fort chauds, tandis que les nuits ſont très-fraîches. En effet, étant en mer, ils ſe trouvoient tout-à la-fois dans un air plus froid, plus humide & moins renouvelé que celui dans lequel ils étoient à terre; ils eurent d'ailleurs de la pluie, & ils furent expoſés aux brumes épaiſſes du grand banc. Un pareil changement pour des Matelots déjà malades doit néceſſairement entraîner après lui de dangereux effets. Les pores de la peau ſe criſpèrent & ne permirent plus une libre ſortie à l'humeur de la tranſpiration : la rechute ſuivit de près le départ. Les liqueurs, dans la maladie antérieure, étant déjà parvenues à un état de putridité très-grand, l'action ſubite d'une pareille cauſe les porta ſi promptement au plus haut degré de dépravation, qu'après six jours de navigation, presque tous ces convalescens étoient morts : plusieurs Matelots dont la santé étoit auparavant chancelante, exposés à la même cause générale, en ressentirent bientôt les pernicieux effets & succombèrent dans le même terme; enfin, pendant la traversée qui ne dura que vingt-deux jours, cette fièvre augmenta le nombre de ses victimes au point que le 22 Novembre, on comptoit quatre mille Matelots malades.

D'après une progression si prompte, il est à présumer que si la traversée n'avoit pas été aussi heureuse & que les Vaisseaux eussent tenu la mer quinze jours de plus, une si belle Escadre eût été le jouet des vents & la proie des ennemis, faute de Matelots. L'état misérable dans lequel étoient les Équipages & la nécessité d'envoyer sur les Vaisseaux des Matelots frais, lors de leur arrivée à Brest, nous forcent à cette triste réflexion ; car c'étoit sur-tout dans ce temps-là que la cause générale & la contagion se prêtoient mutuellement des forces pour accabler un si grand nombre de malheureux. Il suffisoit de se porter, par zèle ou par devoir, au ſecours des malades pour être atteint de la contagion qui éludoit même les précautions de ceux qui tâchoient le plus de s'en garantir.

Il ne ſuffit pas de dire que cette fièvre étoit contagieuſe, il convient encore de donner une idée de la manière dont elle ſe répandoit & ſe communiquoit d'un corps malade à un corps ſain. Pour ſe former une idée juſte ſur ce point important, il faut ſe rappeler:

1.° Que dans la Nature, tout tend à la diſſolution; que rien ne demeure un inſtant dans le même état; que la décompoſition de nos alimens eſt le principe de notre nutrition; que nous ſommes obligés de recourir à une nouvelle nourriture pour réparer les pertes que nous faiſons par la diſſipation, c'eſt-à-dire, par la dernière décompoſition de ceux de nos ſucs qui, après avoir contribué autant qu'il étoit en eux à notre entretien, nous quittent lorſqu'ils pourroient nous devenir nuiſibles, & vont ſervir à la nourriture ou à la compoſition d'autres corps pour leſquels la préparation qu'ils reçoivent dans les nôtres étoit peut-être d'une néceſſité indiſpenſable:

2.° Que les excrétoires du corps humain ſont les voies de décharge par leſquelles les humeurs décompoſées & détruites paſſent noyées dans d'autres liqueurs propres à s'en charger & à les expulſer au dehors ; il y a du moins grande apparence que l'humeur de la tranſpiration eſt le principal véhicule qui ſe charge du débris, ſoit des eſprits animaux, ſoit des autres ſucs décompoſés ou détruits par le mouvement :

3.° Que les ſubſtances animales reconnoiſſent pour terme la diſſolution putride, & que les ſucs des végétaux qui ont paſſé par les filières des animaux changent de nature par la trituration qu'ils y éprouvent, & donnent comme eux de l'alkali volatil :

4.° Que les liqueurs des animaux, ſoit qu'elles ſoient abandonnées à un mouvement ſpontané, ſoit qu'elles circulent encore dans des corps vivans, peuvent ſe rapprocher plus ou moins vîte du terme qui les attend.

L'action des vaiſſeaux fait tout chez l'homme; elle change la nature des principes des alimens ; elle ſe les approprie ; elle en nourrit l'animal, & les chaſſe enſuite au dehors lorſqu'ils ont dégénéré & que leur présence pourroit porter des désordres dans l'économie animale; mais pour que les vaisseaux puissent jouir de ce dernier avantage, il faut bien des circonstances qui manquent souvent. Si leur action est trop forte ou trop languissante, la Nature n'atteint qu'imparfaitement son but; l'expulsion des débris de nos sucs n'est pas complette; ils restent confondus parmi nos liqueurs en avançant toujours du côté de la décomposition qui leur est propre : la dépravation générale des humeurs devroit donc en être la suite, & elle rendroit la perte de l'animal inévitable, si la Nature, toujours attentive à sa conservation, ne tiroit de ces mêmes sucs pervers la cause d'un accident * capable d'en émousser l'action & de les expulser au dehors; mais il arrive souvent que les sucs dépravés, après avoir rendu inutiles les soins de cette mère vigilante, parviennent à un degré de dissolution assez forte pour faire périr l'animal : la fièvre maligne & pestilentielle dont je m'entretiens ici nous en fournit un exemple.

* C'est la fièvre dont j'entends parler. *Voyez* ce que j'ai dit à ce sujet.

Les sucs dans les vaisseaux des malades s'étoient rapprochés du terme où une putréfaction produite par des mouvemens spontanés les porte après la mort; & cela au point qu'au moment même où les corps étoient privés de la vie, ils répandoient une odeur infecte. Les émanations de ces corps, quoiqu'encore vivans, étoient de même nature : leurs excrétions contenoient des particules animales très-tenues, très-volatilisées, très-propres à se répandre au loin & à se soutenir dans l'air & dans les vapeurs qui étoient leur véhicule. Chaque malade avoit son atmosphère de pareilles particules: ces atmosphères, dans des endroits resserrés, tels que ceux qui servent d'hôpital dans des Vaisseaux, se réunissoient & ne formoient qu'un foyer commun, d'autant plus actif que le nombre des foyers réunis étoit plus grand; peut-être même cette activité ne croissoit-elle pas seulement en rapport du nombre des foyers, mais encore en rapport de leur proximité, de même que deux bougies allumées, placées assez près pour que leurs tourbillons puissent se réunir, donnent une nappe de lumière plus étendue que ne feroient les

les deux flambeaux à une certaine distance l'un de l'autre : tout enfin concouroit dans les Vaisseaux à augmenter l'effet pernicieux de ces émanations putrides ; la transpiration de tous les malades, les vapeurs qui s'exhaloient continuellement de leurs excrémens, l'extrême difficulté de renouveler l'air dans la cale & dans l'entre-pont, sur-tout lorsque la mer, étant grosse, ne permet pas de tenir les sabords ouverts, tendoient encore à rendre plus grande l'énergie de cet agent funeste : ainsi l'air dans lequel les malades & ceux qui les assistoient étoient plongés, devoit être tout-à-la-fois chaud, humide & sans mouvement *, & chargé d'une quantité d'autant plus grande de miasmes putrides que ces corpuscules, étant presque de la nature des sels alkalis volatils, trouvoient dans le fluide, tel que nous venons de le désigner, un véhicule plus propre à les dissoudre, à les tenir suspendus & à les porter par-tout. L'odeur infecte qu'ils répandoient ne rendoit leur présence que trop

* Lorsque ces trois qualités de l'air sont réunies, la fermentation putride parcourt promptement tous ses degrés.

ſenſible : ſi à tout cela l'on joint la trop grande activité que les molécules ſalines acquièrent par leur rapprochement & leur réunion, on trouvera dans ce que je viens d'en dire, non-ſeulement la cauſe des fièvres peſtilentielles, mais encore celle de la peſte même.

Cette maladie en effet ne prend guère naiſſance * que dans les temps chauds & humides, où l'air a peu d'agitation, & lorſque des ſubſtances animales putréfiées le rempliſſent de leurs émanations. Combien de fois, près des champs de bataille où un grand nombre de morts avoient été abandonnés ſans ſépulture, ne s'eſt-elle pas déclarée ! C'eſt un évènement infaillible toutes les fois que la température de l'air ſera telle que je viens de le dire, & qu'il ne règnera pas des vents aſſez forts pour diviſer ces vapeurs infectes & pour les diſperſer au loin. On a vu ſouvent dans de pareilles circonſtances des vents & des pluies ſalutaires éteindre des maladies terribles qui reconnoiſſoient les mêmes cauſes. Quelle admirable vue & quelle ſagacité du Père de

* Je veux dire, lorſqu'elle s'annonce ſpontanément.

la Médecine dans le conſeil qu'il donna de mettre le feu à pluſieurs forêts pour faire ceſſer la peſte qui affligeoit la Grèce ! Ce grand incendie conſuma peut-être les molécules qui produiſoient & entretenoient la maladie ; mais ſon effet indubitable fut de renouveler l'air dans les environs, & d'exciter un vent artificiel qui le purifia : idée d'autant plus digne d'admiration, que la Phyſique étoit dans le berceau au ſiècle d'Hippocrate. Mais pour revenir plus particulièrement à notre objet, nous dirons que la contagion ne peut avoir lieu que par la tranſmiſſion de quelques émanations ſubtiles & viciées d'un corps malade à un corps ſain, dans lequel elles font naître les mêmes déſordres que ceux dont elles ſont le produit.

Nous avons vu ci-devant la preuve de l'exiſtence de ces émanations, les circonſtances qui concourent à les rendre plus actives & plus propres à agir ſur les corps qu'elles touchent ; examinons à préſent quelle route elles prennent pour pénétrer dans un autre individu qui jouit de la ſanté. Il n'eſt pas difficile de leur trouver des paſſages ; la ſuperficie du corps, le poumon leur en offrent assez: les alimens ouvrent aussi une route à ces émanations. Je penserois cependant qu'elles éprouveroient dans les différens organes de la digestion un mélange avec d'autres sucs qui détruiroient leurs effets. Certaines liqueurs qui, introduites par une plaie, causent les plus grands désordres, peuvent être reçues dans l'estomac sans aucun danger. Les pores de la peau, de l'intérieur du nez & du poumon, sont autant de canaux ouverts à des vapeurs aqueuses très-pénétrantes, qui portent avec elles ces émanations pestilentielles; elles s'attachent à l'épiderme : dissoutes, elles ont la vertu commune aux sels volatils, de s'introduire & de s'insinuer en plus ou moins grande quantité, relativement à la constitution de ceux qu'elles frappent. Le sel acide des cantharides ne pénètre-t-il pas par cette voie à l'aide de l'humeur transpiratoire qui le dissout & qui lui sert de véhicules? *Salia non agunt, nisi sint soluta.* La gale, la petite vérole, prennent-elles d'autres routes pour se propager?

Mais l'action des substances mêmes les plus pernicieuses, dépend de quelques conditions ſans leſquelles elle reſte ſans effet. Certains individus peuvent auſſi, par une diſpoſition particulière, éluder l'action de ces ſubſtances lors même qu'ils y ſont le plus expoſés. Pluſieurs perſonnes ont été innoculées vainemen ; d'autres n'ont jamais pu contracter la gale; d'autres enfin qui ont fréquenté des peſtiférés ſans précaution, n'ont reſſenti aucune atteinte d'une maladie qui étoit preſque générale.

Quant à la manière dont la fièvre putride ſe répandit parmi les Matelots pendant la navigation de M. Dubois de la Mothe, à ſon retour en France, il n'eſt pas difficile de l'expliquer ni d'indiquer l'ordre que cette maladie ſuivit dans ſa propagation. Les premiers affectés après le départ furent les convaleſcens, moins par contagion, que parce qu'ils avoient en eux-mêmes le germe de la maladie, la matière putréfiée qui, ayant moins de facilité de s'échapper des corps, y fut retenue en partie. Ceux qui en furent enſuite affectés avoient déjà acquis, par l'action des cauſes générales, une ſi grande diſpoſition à cette maladie, que la communication des miaſmes putrides, exhalés par les Matelots malades & mourans, développa & augmenta bientôt les effets des causes éloignées.

C'est donc sur cette classe de Matelots que la contagion dut avoir plus de prise, parce que leurs humeurs ayant déjà acquis un certain degré de dépravation, les émanations putrides dûrent trouver plus d'analogie avec leurs sucs; leurs solides plus affoiblis devoient permettre aussi plus aisément l'intromission de cette substance pernicieuse. La fièvre continua de se répandre, suivant les mêmes loix, soit sur l'Escadre, soit dans les Hôpitaux de terre; & il est à présumer que ceux qui en furent les derniers attaqués furent ceux sur lesquels les causes générales avoient eu moins d'action; & lorsque les émanations putrides les affectèrent, les maladies qui en furent la suite dûrent être plus vives & plus aiguës, parce que leurs solides avoient conservé plus de force & de vigueur. C'est ce qu'on observa parmi les Officiers qui ne purent se dérober à la contagion: ils furent pris d'une fièvre qui se rapprochoit plus du caractère des fièvres inflammatoires.

Ce que j'avance à cet égard se trouve amplement prouvé par ce qui arriva à plusieurs Médecins & Chirurgiens de Brest dans les premiers temps de l'arrivée de l'Escadre. Frappés du nombre des victimes, leur zèle les porta à chercher dans l'ouverture des cadavres de quoi asseoir le diagnostic d'une maladie si violente & dont la nature étoit si difficile à déterminer. Ils espéroient tirer de ces ouvertures des lumières sur les causes, le siége & les effets de cette maladie. Comme les cadavres tomboient rapidement en putréfaction, ils travailloient à ces recherches peu de temps après la mort. Malgré cette précaution & celle d'opérer en plein air, l'infection que les cadavres répandoient à leur ouverture étoit presque insupportable. M.rs de Courcelles, Mauflâtre & de Préville, Médecins, assistèrent à toutes ces manœuvres. Tous les Chirurgiens qui travaillèrent sur les corps furent pris de la maladie presque dans l'instant d'une manière si vive, que deux ou trois jours après ils furent à toute extrémité & emportés très-promptement. Deux ou trois seulement échappèrent à la mort, avec beaucoup de peine, après avoir essuyé la maladie dans toute sa violence, l'un d'eux étant resté aveugle pendant plus de six semaines. M.rs Mauflâtre & de Préville, Médecins, furent aussi les victimes de la contagion; l'un mourut le neuvième jour & l'autre le quatorzième de la maladie. M. de Courcelles, dont l'activité & les soins méritèrent de si justes éloges; ressentit aussi les atteintes de cette fièvre; mais elles furent légères & ne présentèrent jamais un danger évident. Ce zèle, qu'on ne peut guère excuser d'imprudence, à en juger par l'évènement, fut mal récompensé, & les suites qu'il eut nous fourniront le sujet de quelques réflexions.

Les émanations putrides de ces cadavres encore chauds, répandues en grande masse dans des vapeurs animales fort tenues, & qui étoient à la même température que les corps dont elles partoient, avoient toutes les qualités propres à s'introduire aisément & à passer en assez grande quantité dans les corps de ceux qui étoient le plus exposés à leur action, pour exciter rapidement dans leurs liqueurs le même trouble & la même fermentation que celle dont ces émanations étoient le déplorable fruit. Pourquoi dans cette circonſtance la mort a-t-elle ſuivi de ſi près l'attaque de la maladie, pendant que chez les Matelots ſa nature paroiſſoit moins vive, & qu'elle les conduiſoit à leur fin à pas moins précipités? C'eſt que le ton des ſolides des premiers étant monté trop haut, ces ſolides entrèrent dans un violent érétiſme par l'irritation qu'ils éprouvèrent de la part de ces miaſmes pernicieux, admis & répandus dans leurs liqueurs. La fièvre dut donc être en quelque ſorte aiguë; mais, comme il préexiſtoit dans les voies de la circulation un levain très-actif de pourriture, une plus grande action des vaiſſeaux ne fit qu'accélérer ce terme, & de-là vint que les Chirurgiens qui procédèrent aux ouvertures de vingt cadavres, périrent fort promptement. On obſerva encore, dans tout le cours de cette maladie, que ceux des Médecins, des Chirurgiens, des Gardes, des Infirmiers, &c. qui la contractèrent, en furent très-vivement affectés dès les premiers jours.

Si nous avons trouvé, dans la nature des lieux où étoient placés les malades à bord, des caufes propres à augmenter l'activité des miafmes qui répandoient la contagion, nous pouvons dire que les mêmes caufes fe rencontrèrent dans les Hôpitaux qu'on établit à terre. Ils étoient trop pleins de malades; on manquoit de monde pour les fervir & pour entretenir la propreté. Les vapeurs qui partoient des corps étoient fi fenfibles, qu'en entrant dans les Hôpitaux on fe trouvoit plongé dans un air très-chaud, imprégné de corpufcules qui répandoient une odeur cadavéreufe, & dans lequel les perfonnes qui n'y étoient pas habituées pouvoient à peine demeurer quelque temps fans être attaquées d'un mal de tête; d'où l'on peut conclure que les caufes de la contagion étant ici les mêmes que dans les Vaiffeaux, elle dut s'étendre avec autant de facilité : auffi la plupart de ceux qui fréquentoient ces lieux, par devoir ou par charité, eurent eux-mêmes bientôt befoin des fecours qu'ils venoient donner.

Les pernicieux effets de cette contagion ne fe bornoient pas là; plufieurs des malades qu'on y envoyoit & qui n'étoient que légèrement affectés, au lieu d'y trouver un afyle ſalutaire, n'y rencontroient qu'une ſource de maux plus grands; leur maladie devenoit plus promptement mortelle; les convaleſcens même qui paroiſſoient avoir échappé à ſa fureur, faute de pouvoir quitter cet océan de miaſmes putrides, étoient de nouveau expoſés à leur action, & le nombre des victimes de la rechute fut très-grand.

L'hiver, qui en 1758 fut doux & pluvieux à Breſt, ne contribua pas peu à rendre les cauſes générales plus actives. L'air que l'on pouvoit tirer de dehors, pour changer celui des ſalles où étoient les malades, étant tout-à-la-fois doux & humide, avoit moins de reſſort; il ſe déplaçoit & ſe renouveloit plus difficilement, & avoit avec lui toutes les qualités propres à diſſoudre & à répandre çà & là les miaſmes putrides qui émanoient des moribonds, des cadavres, &c, & qui portoient avec eux la contagion & la mort.

Peut-on, en effet, s'empêcher de reconnoître la réunion de tous ces agens pour cauſe ſpéciale de la grande mortalité que la maladie produiſit parmi les Matelots, dans les Vaiſſeaux & dans les hôpitaux de Breſt, quand on réfléchit que, de quatre cents mourans qui furent abandonnés à Louiſbourg, vingt ſeulement périrent, pendant que de mille qui étoient infiniment mieux, & qu'on rembarqua pour paſſer en France, à peine en reſtoit-il quelques-uns au bout de ſix jours? Que l'on me permette une ſimple obſervation ſur deux évènemens dont la différence eſt ſi remarquable.

Après le départ de l'Eſcadre, les malades qu'on laiſſa à Louiſbourg, débarraſſés de leurs voiſins, furent plus à l'aiſe; le renouvellement de l'air devint moins difficile; on leur rendit des ſoins plus aſſidus, & la ſaiſon devenant peut-être plus froide & plus sèche, enleva à l'air la funeſte faculté de ſe charger auſſi aiſément des miaſmes putrides qui ſortoient des malades: par-là l'infection réciproque fut moins à craindre; & chaque individu n'ayant qu'à lutter contre ſon ennemi perſonnel, en vint plus aiſément à bout: de ſorte qu'on peut dire qu'ils dûrent leur conſervation à l'état critique où ils étoient réduits lorſque l'Eſcadre quitta les côtes de l'Amérique.

D'après tout ce que nous venons de dire, la dissolution putride des humeurs paroît évidente dans cette maladie. Le suc nerveux participoit sans doute à la dépravation générale: peut-être étoit-il lui-même le premier affecté; du moins voyons-nous souvent que des substances animales parvenues à un haut degré de pourriture, que les alkalis volatils trop tenus & trop rapprochés tuent & suffoquent sur le champ les animaux qui se trouvent dans la sphère de leur mouvement, & cela, je pense, en affectant trop vivement les nerfs & les esprits, & en portant jusque dans le cerveau un trouble, un désordre qui suspend tout-à-coup, & pour toujours, les fonctions de cet organe essentiel. Ce qui arrive subitement à l'ouverture des fosses fermées depuis long-temps, ou lorsqu'on est exposé à la vapeur du charbon, peut s'opérer petit à petit dans la fièvre maligne pestilentielle.

Il faut cependant observer que malgré les symptômes qui, dans cette maladie, sembloient annoncer une affection marquée dans le cerveau, ce viscère coupé par tranches sur vingt cadavres, & examiné avec soin, a paru toujours dans un état naturel, si l'on en excepte deux sujets chez lesquels les vaisseaux de cet organe étoient un peu engorgés. Dans tous ces cas les ventricules n'offrirent rien d'extraordinaire; mais il n'en fut pas de même lorsqu'on passa à l'ouverture de l'abdomen. C'est dans les viscères que renferme cette capacité qu'on remarqua des désordres sensibles: le foie de plusieurs se trouva livide, mollasse & parsemé de taches cendrées & noirâtres, sous lesquelles on apercevoit des gouttelettes de sang grumelé & dénaturé: la vésicule du fiel étoit très-distendue par la présence de la bile; & on trouva communément dans l'estomac & dans l'intestin *duodenum* une certaine quantité de cette liqueur verte & porracée, & qui teignoit le colon de la même couleur.

A peine, dans plusieurs sujets, restoit-il quelques traces d'épiploon; il étoit fondu. Des taches parsemoient çà & là les intestins de presque tous les cadavres; & dans quelques-uns le sphacèle s'étoit emparé d'une portion du cylindre du canal intestinal qui renfermoit tantôt des vers & tantôt des excrémens délayés, d'une puanteur insupportable. Quelquefois aussi les poumons parurent avoir été l'un des siéges du mal ; du moins y remarqua-t-on assez souvent des engorgemens & des suppurations gangréneuses. Quant au cœur, le sang qui le remplissoit étoit seulement noir & dissous : voilà les notions que l'on put acquérir par l'ouverture des cadavres; elles tendent à nous confirmer dans l'opinion où nous sommes que cette maladie étoit le produit d'une substance très-âcre & putréfiée qui donnoit lieu à une inflammation souvent suivie de gangrène. On peut tirer de ces notions des règles de conduite pour le traitement d'une fièvre si funeste.

Proposer la même curation pour tous les individus qui en seroient attaqués, ce seroit fronder tout principe & méconnoître, dans l'art de guérir, l'empire des circonstances. Cette fièvre présente plusieurs indications à remplir. Par exemple, elle offre souvent un engorgement inflammatoire dans quelque partie, formé ou à craindre : il faut ou le prévenir ou en arrêter les progrès. Les premières voies sont ordinairement farcies de matières corrompues ; on ne peut trop ſe preſſer de les évacuer. La maladie eſt longue & accompagnée quelquefois de foibleſſes conſidérables ; le pouls eſt petit & ſans reſſort ; on doit ſoutenir les forces de la Nature & empêcher qu'elle ne ſuccombe. Tout annonce que les humeurs ont une grande diſpoſition à la pourriture ; il faut tâcher d'entretenir une iſſue ouverte à celles qui ſe corrompent, & s'oppoſer à leur dépravation ultérieure par les antiſeptiques les plus propres à ſatisfaire à cette indication.

Pour ſuivre le plan curatif général de façon qu'il ſoit aſſujetti aux circonſtances, il me ſemble qu'on peut diſtribuer en trois claſſes les perſonnes que cette fièvre affecte, ſoit ſur mer dans les Vaiſſeaux, ſoit à terre dans les Hôpitaux.

1.° Elle peut naître ſpontanément & par la ſeule action des cauſes générales parmi des Matelots épuiſés de fatigue, affligés du ſcorbut, ou fort diſpoſés à en recevoir les atteintes.

2.° Des Matelots forts & robuſtes peuvent en être affectés, en partie par contagion, & en partie par l'influence des cauſes générales.

3.° La

3.° La contagion ſeule peut la répandre parmi des perſonnes très-ſaines & très-vigoureuſes, ſans qu'elles aient été expoſées à l'action des cauſes générales.

La connoiſſance de ces ſituations antérieures eſt plus eſſentielle qu'on ne ſe l'imagine; elle doit influer ſur le traitement, & dicter aux gens de l'Art ce qu'ils ont à faire. Nous avons remarqué que chez les Chirurgiens qui la prirent par contagion dans un moment où ils jouiſſoient d'une bonne ſanté, elle avoit parcouru ſi promptement tous ſes degrés, qu'elle avoit atteint ſon dernier degré dès le deuxième ou le troiſième jour; tandis que nombre de Matelots, accablés de fatigue auparavant, la portoient quelquefois pluſieurs jours ſans s'aliter. J'ai donné plus haut la raiſon de cette différence, & je crois qu'elle conduit à celle que l'on doit admettre dans le traitement de deux états ſi oppoſés.

Si des perſonnes ſont attaquées de cette maladie tout-à-coup & par contagion, dans un temps où leurs forces ſont entières; ſi la fièvre eſt vive, le pouls dur & fréquent ou ample & fort, le mal de tête conſidérable, le ventre tendu & un peu douloureux, cette maladie doit être rangée dans la claſſe des vraies inflammations, l'ouverture des cadavres nous ayant montré que ſon ſiége eſt dans l'eſtomac, dans les viſcères du bas-ventre, dans la poitrine, & que l'inflammation qui ſurvient à ces différentes parties, ſe termine ordinairement par la gangrène. On ne peut donc employer avec trop de célérité les moyens les plus efficaces pour arrêter les progrès de l'inflammation. La ſaignée paroît être le plus ſûr remède pour remplir cette indication; on la pratiquera donc au bras ſans différer: on la réitérera bientôt après, & ſi la tête ſemble être ſpécialement affectée, & que les autres accidens le permettent, on aura recours à une ſaignée du pied, & cela dans le même jour. Les délayans adouciſſans & un peu acidulés, feront mis en uſage & en grande quantité, pour préparer le malade à l'action d'un émético-cathartique, qu'on fera ſuccéder auſſi promptement qu'il ſera poſſible à l'évacuation du ſang. On peut obtenir par-là un relâchement général & une rémiſſion dans les accidens.

Ce que je dis ne peut être applicable qu'aux

perſonnes dont les ſolides avoient auparavant beaucoup de force; car le ſang dans toute autre circonſtance, eſt une liqueur qu'il faut ménager: ce n'eſt pas toujours par ſon évacuation qu'il faut commencer le traitement. En effet, ſi le malade a la langue chargée, s'il éprouve des dégoûts pour les alimens, s'il eſt fatigué par des rapports nidoreux, par des nauſées, s'il a l'haleine puante, avec la bouche amère, s'il a des envies de vomir, & qu'il rende par fois des matières bilieuſes, ſoit par haut, ſoit par bas; & enfin ſi tous ces accidens ſont accompagnés de peſanteur à la région de l'eſtomac, on eſt preſque aſſuré qu'il y a dans les premières voies un amas de matières corrompues qui agacent, qui irritent ces parties par leur préſence, & qui excitent une phlogoſe que l'eſpèce de dépravation que ces humeurs ont acquiſe, tend à faire dégénérer en véritable gangrène.

Or rien de mieux indiqué pour lors que l'émétique donné ſur le champ à une doſe convenable & en lavage. Ce remède attaque la maladie dans ſa cauſe, & il eſt eſſentiel de l'affoiblir dans le commencement.

L'inflammation n'étant ici qu'un effet de cette cause, on recourt bien vîte aux moyens propres à la prévenir. Il est encore temps d'employer la saignée après l'action de l'émétique, que l'on peut donner une seconde fois, pour peu que l'état du malade paroisse le requérir. Lorsqu'il n'a produit d'autre effet que celui d'exciter le vomissement, sans avoir agi suffisamment par bas, on lâche le ventre quelques heures après avec deux onces de manne & deux gros de sel d'Epsom.

Ces remèdes ayant été donnés brusquement, on peut, lorsque le pouls & quelques accidens le demandent, avoir recours une seconde fois à la saignée, & en suivant exactement la maladie, se réserver de faire usage par la suite des remèdes qui paroîtront indiqués ; mais même lorsqu'on a employé la saignée, comme le secours le plus urgent, il ne faut pas tarder à placer un émétique, & de quoi lâcher le ventre immédiatement après. Le mal de tête, la force de la fièvre, &c. qui sembleroient contre-indiquer ce genre de remède, sont presque toujours dans ce cas des effets qu'il faut perdre de vue pour s'attacher à leur cause.

C'eſt ſur-tout de la célérité que l'on met dans l'emploi des moyens curatifs que dépend leur ſuccès. Quand les humeurs dépravées dans les premières voies ſe ſont introduites dans le ſang & que l'inflammation qu'elles ont fait naître, ſoit dans l'eſtomac, ſoit dans le foie, ou dans les inteſtins, eſt parvenue à un certain degré, les émétiques & les purgatifs manquent le but qu'on ſe propoſe dans leur adminiſtration.

Si, après avoir ordonné ces remèdes dans le premier, ſecond ou troiſième jour au plus tard, le malade ſe trouve dans un état de force & de vigueur, on lui preſcrira d'amples boiſſons; mais s'il eſt dans un état d'anéantiſſement, indiqué par la petiteſſe de ſon pouls & par un accablement, il faut un peu ranimer ſes forces par quelques cuillerées d'une potion cordiale acidulée, faite avec le ſirop de limon ou de vinaigre, l'eau de canelle orgée, quelques gouttes de liqueur anodine minérale d'Hoffmann & l'eau de ſcabieuſe, ou, à ſon défaut, l'eau commune. On pourroit ſubſtituer dans le beſoin quelques cuillerées de vin de Rotha; mais ce qui me paroît très-avantageux dans cette circonſtance, ce ſeroit de faire prendre, ſur un petit morceau de ſucre, dix à douze gouttes d'excellent éther au malade; & s'il s'accommodoit bien de ce remède, on le réitèreroit quelquefois. Les vapeurs qui s'en exhalent, ſoumiſes à ſon odorat, lui feroient auſſi fort utiles. Revenu de cet état, & la maladie continuant ſa marche, on examine ſes progrès. Les boiſſons acidules & délayantes, les lavemens, la diète, les minoratifs doux, aiguiſés quelquefois d'un grain de tartre ſtibié, les bouillons au riz, dans leſquels on fait entrer les plantes potagères, ſont les principaux moyens qu'on doit mettre en œuvre; mais il faut ſaiſir les momens convenables. A cet égard, je ferai obſerver que les boiſſons qui tendent à lâcher le ventre doivent être particulièrement placées à la chute des redoublemens, & qu'on doit s'en abſtenir dans le temps qu'ils ont lieu, pour faire prendre alors quelques lavemens & beaucoup de boiſſon. Cette attention eſt d'une plus grande conſéquence qu'on ne ſe le perſuade communément *. On peut auſſi faire prendre tous les

* Jai ſouvent obſervé que dans les fièvres putrides

jours deux bols faits chacun avec deux grains de camphre & quatre grains de nitre. Les autres antiſeptiques à petite doſe, tels qu'une légère infuſion de quinquina, dans laquelle on met quelques gouttes d'eſprit de vitriol dulcifié, le ſuc d'orange & de citron, la gelée de groſeilles délayée dans de la tiſane, &c, conviennent auſſi très-bien pour réſiſter à la pourriture des humeurs qu'on a à combattre. Il faut moins inſiſter ſur ces moyens pour les malades dont les ſolides n'ont pas été affoiblis par l'action des cauſes générales, que pour ceux dont les ſolides & les humeurs ont déjà éprouvé des altérations.

Il ne faut pas ſe diſſimuler que l'effet des ſecours le plus ſagement adminiſtrés, ne répond pas toujours à ce qu'on en devoit attendre. La maladie augmente, le délire

---

ordinaires, les boiſſons laxatives, ordonnées inconſidérément pour toutes les heures du jour, augmentoient les accidens de la maladie; parce que, priſes dans le temps du redoublement, le tartre ſtibié & les autres remèdes qui ne purgent qu'en agaçant, augmentoient l'irritation & les déſordres, & empêchoient ou troubloient la criſe qui ſuit chaque redoublement.

ſurvient, & les malades tombent ſouvent dans une affection comateuſe. Lorſqu'ils ſont menacés de ces accidens, on doit faire appliquer ſur le champ un grand emplâtre véſicatoire aux épaules & aux jambes, & les panſer de façon à y exciter une bonne & ample ſuppuration. C'eſt un moyen curatif dont l'efficacité a été reconnue en tant de circonſtances ſemblables, qu'il eſt inutile d'inſiſter ſur ſon utilité : s'il ſe forme quelques dépôts gangréneux, on les ouvrira promptement, & on emploîra dans leur panſement les remèdes que la nature de la maladie exige & que la Chirurgie connoît.

Lorſque, par un pareil traitement, la maladie a perdu un peu de ſa violence, & qu'on obſerve une rémiſſion marquée dans la fièvre & les accidens qui l'accompagnent, il ne faut pas encore perdre de vue les malades : on doit leur faire prendre des toniques aſſociés aux purgatifs, pour achever l'expulſion des humeurs corrompues & conſerver le ton à l'eſtomac, aux inteſtins, &c. La décoction de quinquina, à laquelle on joint le ſel d'Epſom, produit d'excellens effets. On réitère cette purgation ſelon l'exigence des cas, l'on veille ſur-tout ſur le régime; car dès que la fièvre tombe, la faim preſſe les malades, & rien n'eſt ſi dangereux que de ne pas les contenir ſur cet article. Les Médecins de Breſt ont obſervé que les rechutes étoient autant l'effet du défaut de régime dans la convaleſcence que celui de l'air contagieux auquel ils étoient expoſés, & qu'elles faiſoient périr autant de perſonnes que la maladie primitive. C'eſt pourquoi des ſoupes légères, avec des légumes, des panades, du riz relevé avec un peu de canelle, des œufs frais, &c. ſont tout ce qu'on peut permettre: l'uſage de la viande doit être interdit pendant pluſieurs jours après l'entière guériſon de la maladie.

Si la fièvre ne cède pas à tous ces moyens, la diſſolution du ſang eſt bientôt portée au plus haut degré. Les malades rendent des matières brunes, mêlées de ſang noir & diſſous, qui exhalent une odeur cadavéreuſe, laquelle annonce la gangrène dans quelques portions d'inteſtins; ou bien il ſurvient des éruptions pétéchiales, livides ou noires ſur la poitrine. Il s'élève ſur l'habitude du corps des puſtules charbonneuſes qui ſont la ſuite de la dépravation extrême des liqueurs, & qui ſont preſque toujours les avant-coureurs d'une mort prochaine. Quoique l'Art, dans cette ſituation critique, offre peu de reſſource, on doit preſcrire les cordiaux antiſeptiques, le camphre, le quinquina infuſé dans du vin : ſi l'abattement eſt conſidérable, on attire à ſuppuration les charbons, les puſtules, &c. on les ouvre auſſitôt ; & on tâche de procurer par leur moyen un égoût ſalutaire. On peut par de pareils ſoins arracher quelques malades des bras de la mort ; mais il faut peu y compter, & la maladie, parvenue à ce point, épargne rarement ſa victime.

Lorſque cette fièvre ſe répand parmi des hommes que les cauſes générales ont diſpoſés auparavant à recevoir la contagion, les miaſmes putrides trouvent chez eux des ſolides plus affoiblis ; ils les portent à un état d'érétiſme moins grand. C'eſt pourquoi la maladie s'annonce d'une manière moins ſenſible ; & , comme nous l'avons déjà dit, quelques jours s'écoulent ſans que les malades ſoient obligés de garder le lit. Cela vient de ce que dans le ſecond cas le paſſage d'un état à un autre eſt moins ſubit que dans le premier. Les miaſmes n'ont pas encore, dans les premiers momens de leur intromiſſion, aſſez d'énergie pour irriter des ſolides habitués, pour ainſi dire, à leur action & peu ſuſceptibles d'ébranlement. Il faut donc que ces émanations, après s'être introduites du dehors au dedans, acquièrent, en circulant dans la maſſe des humeurs, & en y excitant l'eſpèce de dépravation qui leur eſt propre, un degré d'activité qui leur manquoit pour faire naître une fièvre ſenſible; mais lorſque cet accident paroît, on voit juſqu'à quel point les humeurs ont dégénéré; & ſi elles tendent plus lentement à leur dernière décompoſition, elles n'y arrivent que plus ſûrement.

Cette marche nous annonce moins une maladie inflammatoire qu'une dégénération des humeurs; & lorſqu'après la mort, on a trouvé des parties tombées en pourriture, ce déſordre étoit plutôt le produit de l'action immédiate des ſucs pervertis qui portoient avec eux les germes de la gangrène, que celui d'une inflammation vraie. En effet, les ſucs parvenus à un degré de dépravation extrême, éteignent fort promptement la vie dans les parties qui reçoivent le plus de sang, & dans lesquelles sont les humeurs les plus susceptibles de pourriture. Le foie, les intestins, quelques autres viscères du bas-ventre & le poumon doivent être compris dans cette classe, & l'expérience a fait connoître que ces parties sont celles qui tombent le plus ordinairement en putréfaction.

Telle est la source d'où je fais dériver les variétés que je propose dans le traitement de cette maladie; car dès qu'il est à présumer que l'on a moins à faire à une inflammation vraie qu'à une perversion des humeurs, l'on doit, ce me semble, laisser à l'écart les remèdes propres à l'inflammation, pour ne s'occuper que de ceux qui peuvent arrêter efficacement la dépravation ultérieure des sucs. Une évacuation prompte & assez copieuse de sang proposée dans le premier cas, seroit dans celui-ci un remède très-dangereux qui ne feroit que hâter la dissolution des liqueurs; du moins, si l'on a recours à la saignée, ce doit être avec beaucoup de modération, &

encore faut-il que la fièvre, la grande élévation ou la durée du pouls & d'autres ſymptômes de cette nature en indiquent la néceſſité. Les docteurs Pringle & Huxam ont prouvé l'inſuffiſance & le danger de ce moyen dans des cas à peu-près ſemblables. Les remèdes ſur leſquels il faut inſiſter, ce ſont les légers purgatifs & les antiſeptiques combinés ; ils ſont propres à remplir l'indication générale, qui eſt de s'oppoſer à la pourriture ; les premiers, en pouſſant au dehors les humeurs corrompues qui ſéjournent ou qui abordent dans l'eſtomac & dans le canal inteſtinal ; & les ſeconds, en diminuant & en changeant les conditions néceſſaires à la fermentation putride. Il faut donc, ſans perdre de temps, & autant qu'il ſe peut, lorſque la maladie n'eſt que menaçante, faire prendre aux malades une priſe d'hipécacuanha, & après ſon effet, une once & demie de manne & deux gros de ſel d'Epſom fondus dans une décoction de deux gros de quinquina.

Si au commencement on avoit jugé à propos de ſuſpendre la ſaignée, & qu'enſuite l'état du malade vînt à marquer la néceſſité d'y recourir, on la pratiqueroit, pour revenir, ſuivant les circonſtances, aux doux minoratifs mariés avec les toniques & les anti-ſeptiques, tels que le quinquina, & cela avec la précaution de les donner dans le temps ci-deſſus déſigné. Le bouillon ſera fait avec un peu de viande fraîche, du riz & quelques plantes potagères. Les malades auront pour boiſſon ordinaire une décoction de pain acidulée avec les ſucs de citron, d'orange ou d'épine-vinette; & l'on pourra pendant la journée faire prendre quelques verres d'une légère décoction de quinquina, dans laquelle on ajouteroit quelques gouttes d'eſprit de nitre dulcifié.

Il ne faut pas craindre d'employer le quinquina dans cette circonſtance, quoique la fièvre ſoit continue. On le preſcrit moins comme fébrifuge que comme un anti-putride dont l'efficacité eſt avouée. D'ailleurs il faut le placer dans le temps de la rémiſſion des redoublemens. Quant aux ſubſtances dont on doit ſe ſervir pour exciter le vomiſſement, l'hipécacuanha me paroîtroit mériter la préférence; toute ſa vertu ne conſiſte pas dans ſa qualité émétique: peut-être change-t-il le ton de l'eſtomac & des inteſtins : du moins ſa vertu eſt reconnue dans la dyſſenterie; & cette maladie eſt, pour ainſi dire, le premier degré de celle que nous avons à combattre. Pluſieurs Médecins, & ſpécialement M. Pringle, ont obſervé qu'elle peut dégénérer, par la ſeule intenſité des cauſes qui la produiſent, en fièvre putride, en fièvre maligne, &c. Le tartre ſtibié eſt un peu ſuſpect dans cette occaſion. Les ſels neutres tirés des métaux, ſi l'on en excepte les matériaux, occaſionnent dans l'eſtomac & dans les entrailles une inflammation gangréneuſe: or le tartre ſtibié eſt un ſel neutre métallique capable de produire ce mauvais effet, lorſqu'il eſt donné à une certaine doſe, ſur-tout ſi l'on eſt atteint ou même ſeulement menacé d'une maladie putride & inflammatoire. Il eſt donc prudent de recourir à un remède qui a les mêmes propriétés ſans être ſujet aux mêmes inconvéniens. Les Médecins de Breſt qui ont employé l'hipécacuanha, ont reconnu ſa prééminence dans cette maladie.

C'eſt dans ce cas-ci ſur-tout qu'on peut propoſer avec confiance quelques petites doſes d'éther vitriolique ſur du ſucre, afin de combattre plus efficacement la pourriture, & de rétablir le ton de l'eſtomac & de toutes les parties. Ce remède ranime, ſans être incendiaire, & ſemble devoir remplir ici la double indication de ſoutenir les forces de la Nature, & de s'oppoſer à la putréfaction des humeurs. Je ſais qu'à la Cayenne, où une maladie à peu-près de cette nature, a enlevé les quatre cinquièmes des perſonnes qui étoient paſſées dans cette Colonie, pluſieurs malades réduits à l'extrémité, ont dû leur guériſon à l'uſage qu'ils ont fait de ce remède, & qu'ils prenoient même en aſſez grande quantité. Si la maladie continue ſa marche malgré tous ces ſecours, on ne doit pas pour cela abandonner les malades ; mais il faut leur aſſocier un autre moyen curatif; ce ſont les véſicatoires.

Parvenu à la troiſième claſſe d'hommes qui peuvent être attaqués de cette maladie, il me reſte à expoſer ce que l'Art peut tenter pour eux, relativement à leur état antérieur. Si les malades touchoient auparavant de très-près au ſcorbut déclaré, ou s'ils en étoient déjà affectés, on conçoit bien que l'admiſſion d'une

grande

grande quantité de miaſmes propres à porter promptement la pourriture dans les humeurs, jointe à une maladie qui viſoit à ce terme, quoique d'une manière plus lente, ne peut qu'accélérer la dépravation. Or, qu'on ſe rappelle, & le degré d'activité qu'il faut que ces miaſmes putrides aient acquis pour produire dans les ſolides des ſcorbutiques un érétiſme capable de faire naître la fièvre, & le danger qu'il y a que cet accident ſe joigne au ſcorbut déclaré; on verra que, s'il y a dans ce cas quelque indication à remplir, ce n'eſt pas de s'oppoſer à une inflammation, mais de combattre la décompoſition des humeurs portée au plus haut point. Les convaleſcens qui ont des rechutes ſont dans le même cas, par des raiſons qu'il ſeroit ſuperflu de rapporter ici.

Il ne faut donc point de ſaignées pour ces deux ſortes de malades; ce ſeroit pour eux un remède meurtrier. On doit ſe contenter de leur ordonner les évacuans, les anti-ſeptiques preſcrits ci-deſſus, & les anti-ſcorbutiques indiqués dans le traitement du ſcorbut confirmé & parvenu à ſon troiſième période: car l'addition des miaſmes putrides & la fièvre l'ont bientôt poussé à ce terme. Au surplus, l'état de ces malades est si critique, que les remèdes les mieux indiqués peuvent à peine en sauver quelques-uns. Il est bon d'observer que les vésicatoires, utiles dans les autres circonstances, ne sauroient produire dans ce cas aucun bon effet.

Voilà, je pense, les moyens curatifs, tant pharmaceutiques que chirurgicaux les mieux indiqués dans une pareille maladie, & ceux auxquels on a eu spécialement recours dans les hôpitaux de Brest. Mais il est des moyens auxiliaires sans lesquels les autres ne peuvent être bien fructueux, & qu'il est très-difficile de se procurer dans les Vaisseaux : ils consistent dans la propreté des malades, du lieu où ils sont placés, & dans la purification de l'air.

Nous avons fait voir que la contagion reconnoissoit pour cause formelle, des miasmes putrides qui partoient des corps des malades & de leurs excrémens; que ces mêmes miasmes se répandoient dans l'air qui est leur véhicule; que leur activité croissoit en rapport de leur quantité & de leur réunion, & qu'ils avoient d'autant plus la funeste faculté d'affecter les gens exposés à leur action, qu'ils étoient plus atténués, & que l'air chaud & humide, par les vapeurs qui s'y mêloient continuellement, étoit plus propre à les dissoudre, à s'en charger & à les faire passer d'un corps à un autre: or l'on conçoit que dans de telles circonstances, pour tirer avantage des remèdes que l'on prescrit, il faudroit du moins pouvoir affoiblir la cause qui donne la maladie.

Le renouvellement de l'air remplit en partie cet objet; s'il ne chasse pas entièrement les miasmes putrides, il en diminue sûrement la quantité; & en dispersant ce qui reste dans une plus grande masse de fluide, il leur fait perdre de leur énergie. La propreté tend au même but; & aucun remède ne peut tenir lieu des précautions qui concernent ces deux objets. Il n'est pas aisé, il est vrai, de prendre ces précautions dans un Vaisseau sur-tout où la contagion est répandue & sur lequel il y a déjà beaucoup de malades; mais dans les premiers temps, & lorsque les malades sont encore en petit nombre, il faut y veiller avec le plus grand soin, afin que les Matelots fains ne foient pas les victimes de leur non-chalance & de leur malpropreté. C'eft aux Chefs, qui fentent les conféquences de ce que je dis, de contraindre les fubalternes à travailler malgré eux à leur propre confervation.

On doit fur-tout avoir attention à ce que les excrémens des malades foient jetés auffitôt qu'ils font rendus. On les changera de linge auffi fouvent qu'on le pourra, dans la violence même de la maladie. Ils feront toujours placés dans l'endroit du Vaiffeau où l'air peut être le plus aifément renouvelé ; & il faudra éviter de les rapprocher trop les uns des autres. L'État-major forcera ceux qui feront prépofés pour être Infirmiers à multiplier leurs foins fur tous ces objets, & les Chirurgiens y veilleront. On ne logera jamais les malades dans la cale ni près de là. Pour peu que le temps foit doux & qu'il n'y ait pas d'inconvéniens à craindre de la part d'une groffe mer, on tiendra quelques-uns des fabords ouverts, & cela de façon qu'ils puiffent fournir un courant d'air qui renouvelle particulièrement celui qui entoure les hamacs des malades. On parfumera l'entre - pont & les autres endroits, en faiſant brûler dans un réchaud rempli de charbons ardens, & fait de façon à ne laiſſer rien à craindre pour le feu, quelques ſubſtances aromatiques & réſineuſes, telles que le benjoin commun, l'encens, &c, & en y jetant du vinaigre qu'on pourra auſſi répandre dans les environs des malades.

En réitérant de pareils procédés deux ou trois fois le jour, on pourroit empêcher la maladie d'acquérir au moins la faculté de ſe communiquer par contagion, & d'attaquer par conſéquent un ſi grand nombre de perſonnes à la fois; car, comme on l'a vu, lorſqu'elle eſt parvenue à ce point, elle attaque indifféremment, & ceux qui y ſont diſpoſés par l'action des cauſes générales, & ceux ſur leſquels ces cauſes n'ont pu avoir aucune priſe. Pourroit-on mieux employer les dépenſes que de ſemblables précautions exigeroient, qu'à la conſervation de tant de Citoyens, dont on reconnoît tous les jours le beſoin! Une proviſion convenable d'éther vitriolique embarqué ſur chaque Vaiſſeau de guerre, & répandu en certaine quantité tous les jours après le lever des Matelots, & lorſque l'entre-pont auroit été bien nettoyé, ne feroit point une profufion mal placée: du vinaigre diftillé rempliroit à peu-près le même objet.

Si le nombre des malades étoit ou devenoit plus confidérable, on multiplieroit ces foins, parce que le danger croîtroit en même proportion, & un nombre donné d'hommes devroit être fans ceffe occupé de tous ces détails, & s'en acquitter avec la plus grande régularité: les Chefs intelligens & actifs rendent tout poffible. C'eft dans ce cas que le ventilateur de Sutton ou tel autre, feroit d'une grande utilité. On tiendroit toujours l'entre-pont le plus propre poffible, & on emploîroit tous les moyens capables de remplacer fouvent l'atmofphère qui entoure les malades, par des maffes d'air qui viendroient du dehors. C'eft en réuniffant toutes ces précautions aux remèdes que j'ai indiqués, qu'ils peuvent être efficaces.

Tout ce que je propofe pour les Vaiffeaux, doit s'entendre pour les Hôpitaux où la multiplicité de ces précautions falutaires doit être relative à la plus grande facilité qu'il y a de les prendre. Dès qu'il y a beaucoup de malades attaqués d'une fièvre contagieuſe, ou qui peut le devenir, il faut que les Officiers ou les Adminiſtrateurs veillent à leur donner un aſſez grand nombre d'Infirmiers pour que rien ne ſoit négligé par rapport au renouvellement de l'air & à la propreté. Il n'y a point de grande ſalle où on ne dût placer un ventilateur; ce ſeroit l'office des convaleſcens de le mettre en jeu. Les Infirmiers devroient faire ſans ceſſe leur ronde pour ne jamais laiſſer ſéjourner les excrémens & les urines des malades, & pour changer leurs draps & leurs chemiſes dès qu'ils ſeroient mal-propres*. On parfumera les ſalles avec du benjoin; on y répandra pluſieurs fois, tant dans le jour que dans la nuit, du vinaigre diſtillé: on

* De pareils ſoins ſont bien utiles. M. Pringle a obſervé que les latrines trop près d'un camp, ou le défaut de paille fraîche pour coucher les Soldats, ſuffiroient pour faire naître la dyſſenterie dans une armée, ſur-tout lorſqu'elle eſt campée dans des terreins bas, d'où les émanations qui partent des excrémens des Soldats, ſont difficilement chaſſées au loin par les vents, ou lorſqu'un air peu ſec les enlève avec peine dans les hautes régions de l'atmoſphère.

pourroit même diſtiller dans les ſalles dans des fourneaux portatifs, & laiſſer échapper dans l'air les vapeurs qui ſortiroient de l'alambic; le feu qui les élèveroit, en attirant à lui l'air & les miaſmes putrides qu'il contient, les détruiroit peut-être en partie. Il ſeroit encore très-eſſentiel de promener dans les ſalles un très-grand réchaud en forme de quarré long, monté ſur de petites roues de fer, & rempli de charbons ardens ſur leſquels on répandroit des aromates ou des liqueurs odorantes.

Quand on conſidère que quelques onces d'éther peuvent répandre l'odeur la plus ſuave & la plus ſalutaire dans un très-grand Hôpital, ſera-t-on arrêté par la dépenſe que cette prétendue profuſion occaſionnera! S'il eſt un cas où il ſoit beau d'être prodigue, c'eſt celui où l'on ſoulage les malheureux.

De grands feux allumés dans les cheminées, s'il y en a, ou dans des poêles placés de diſtance en diſtance, lorſque les fenêtres ſont ouvertes, attirent l'air, le renouvellent, & conſument peut-être, je le répète, les miaſmes putrides, dans leſquels je ſoupçonne de l'analogie avec cet élément. On pourroit auſſi faire dans les ſalles dès traînées de poudre à canon & y mettre le feu; on doit enfin tout tenter dans des cas auſſi critiques. Rien ne doit empêcher de tenir de temps en temps les fenêtres ouvertes; & ſi elles ſont placées de façon qu'elles ne puiſſent pas établir un courant d'air, il faut en percer de nouvelles, & pratiquer des ventouſes dans les endroits convenables.

La plupart de ces objets d'utilité publique s'étoient bien préſentés à l'eſprit des Médecins de Breſt; & M. de Courcelles, après en avoir reconnu la néceſſité, avoit ſouvent inſiſté ſur les moyens de les remplir; mais la trop grande quantité de malades, leur entaſſement dans les Hôpitaux formés à la hâte, le défaut de Chirurgiens & d'Infirmiers, le peu de lumières de toutes les perſonnes en ſous-ordre, le degré de contagion où étoit parvenue la maladie & la diſette des choſes néceſſaires dans un cas auſſi imprévu, ne permirent pas d'employer les moyens qu'il propoſoit; ou ſi l'on en mit quelques-uns en pratique, ils furent inſuffiſans. Ce ne fut que lorſque la mort ou les guériſons eurent fait quelques vides, que, la quantité des lits ayant été diminuée, on eut la liberté de nettoyer par-deſſous, de faire de grands feux, de répandre des ſubſtances odorantes, de renouveler l'air & de prendre quelques autres précautions qui parurent modérer l'activité de la contagion & de la maladie. L'approche du printemps n'y contribua pas peu, de même que le temps ſec & chaud qu'on eut à la fin de Mars & dans le commencement d'Avril 1758. Toute l'atmoſphère, alors avide d'humidité, s'en chargeoit de toutes parts: les vapeurs qui rempliſſoient les ſalles où étoient les malades, trouvoient dans le réſervoir général, qui eſt leur menſtrue, plus de diſpoſition à être diſſoutes & diſperſées au loin: les miaſmes qui ſuivoient la route de ces vapeurs quittoient le lieu de leur ſource & ne l'infectoient plus que foiblement. Toutes les précautions que j'ai recommandées juſqu'ici tendent à opérer par l'Art ce que la ſéchereſſe & la chaleur de la ſaiſon produiſirent naturellement dans cette circonſtance.

Pour ſuivre donc, autant qu'il eſt en nous,

la route qui nous eſt tracée par la théorie & par les faits, on voit qu'il eſt d'une indiſpenſable néceſſité qu'il y ait alors une ſalle ſéparée où l'on mette en pratique les procédés dont nous avons fait mention. Elle ſera deſtinée pour les convaleſcens qui, n'étant plus ſoumis à l'action des corpuſcules délétères qui émanent des morts & des moribonds, ſe rétabliront plus vîte & plus ſûrement : on garderoit par ce moyen les malades moins long-temps, & il y auroit moins de rechutes.

M. de Courcelles étoit perſuadé de cette vérité ; mais les vues les plus utiles & les plus ſages ne ſont pas toujours ſuivies dans les Hôpitaux. S'il y a un cas où il faille mettre de la célérité à ſéparer les morts des vivans, c'eſt celui-ci. Tout délai à cet égard ne tend qu'à augmenter la cauſe de la contagion qu'on doit auſſi chercher à affoiblir, en mettant les malades le plus au large qu'il eſt poſſible. C'eſt par de tels ſecours & de tels ſoins qu'on peut parvenir à maîtriſer des maladies contagieuſes ; mais, comme ils entraînent après eux de la dépenſe, du travail & de l'embarras, il faut convaincre les hommes de leur abſolue néceſſité, pour vaincre leur nonchalance par leur intérêt. C'eſt par ce motif que je me ſuis un peu étendu ſur cet objet, en faiſant voir le rapport des effets avec leurs cauſes.

Quoique les vérités, en Phyſique comme en Morale, ſoient perdues pour le grand nombre, il faut toujours les montrer; elles ne demeurent jamais abſolument ſtériles. J'aurois pu ajouter ici beaucoup de réflexions ſur les moyens préſervatifs de cette maladie; mais je me ſuis borné à expoſer des vues générales & le précis d'un traitement méthodique, parce que je n'ai pas cru qu'il en fallût davantage pour les perſonnes de l'Art. Je me réſerve d'ailleurs d'indiquer par la ſuite pluſieurs précautions propres à écarter des Vaiſſeaux non-ſeulement cette cruelle maladie, mais encore à diminuer le nombre & la violence des autres maux qui affligent les Équipages.

CHAPITRE IV.

Des Maladies qui attaquent les Équipages lorſqu'ils débarquent dans pluſieurs pays chauds ; lorſqu'ils reſtent à l'ancre dans certaines rades ou dans certains ports, & ſpécialement de leurs cauſes.

TOUS ceux qui ont fait des voyages de long cours, ſavent que la partie des Équipages des Vaiſſeaux qui deſcend à terre dans les pays chauds, & particulièrement dans les îles marécageuſes, éprouve ſouvent des maladies, lorſqu'elle y ſéjourne quelque temps, ſoit pour faire de l'eau, ſoit pour y prendre des proviſions fraîches ; tandis que les Matelots qui ne quittent pas le Vaiſſeau, continuent de jouir de la meilleure ſanté. En 1739, huit ou dix Matelots de la Flotte Angloiſe de l'Amiral Hadock, qui étoit à Port-Mahon, accompagnèrent des Tonneliers qui deſcendirent dans l'île pour réparer des tonneaux & faire des proviſions d'eau. Ils y reſtèrent pluſieurs jours, dans le temps le plus chaud de l'été, ſans revenir à bord, & crurent pouvoir coucher en ſûreté dans une cave creuſée dans le roc. La fièvre tierce les prit bientôt, & ils en moururent tous; au lieu que ceux qu'on y renvoya enſuite ſe portèrent très-bien, parce qu'on eut la précaution de les faire revenir à bord tous les ſoirs *. Cette maladie put être le fruit de l'imprudence que ces Matelots commirent, en paſſant les nuits dans un endroit trop frais; mais ceux qui ſont deſcendus à terre dans de pareilles circonſtances, ſans être tombés dans la même faute, ont été ſi ſouvent attaqués de fièvres, que cet exemple ne doit point infirmer ce que j'ai à dire ſur la cauſe qui les fait naître.

On a auſſi obſervé ſouvent que des Vaiſſeaux qui étoient dans un port, dans une rade, ou qui étoient à l'ancre ſur certains rivages, avoient beaucoup de maladies, pendant que les Équipages d'autres Vaiſſeaux qui reſtoient en pleine mer, quoiqu'à peu de diſtance des côtes, étoient en bonne ſanté.

* Eſſais ſur les moyens de conſerver la ſanté aux Gens de mer; *par le Docteur Lind, p. 57.*

En voici quelques exemples extraits de M. Lind *. Lorſqu'au mois de Juillet 1744, l'Eſcadre de M. Lelong croiſa à l'embouchure du Tibre, deux Vaiſſeaux qui ſe trouvoient le plus près du rivage, ſouffrirent beaucoup par les maladies de leur Équipage, pendant que d'autres Vaiſſeaux qui croiſoient en pleine mer n'eurent pas un ſeul malade**. D'après le même Auteur, plus les Vaiſſeaux pénètrent par les rivières dans l'intérieur de l'Afrique, plus auſſi le nombre des Matelots malades augmente.

M. Rouppe nous donne une preuve bien frappante de la différence qu'apporte dans la ſanté des Équipages une ſtation plus ou moins éloignée des côtes des pays méridionaux. Le Vaiſſeau dans lequel il étoit, ayant jeté l'ancre dans le port de Naples, une partie de l'Équipage fut peu de temps après attaquée d'une fièvre qui devint bientôt contagieuſe, & qui ſe répandit ſans diſtinction parmi ceux qui le montoient, pendant qu'un autre Vaiſſeau

* M. Lind, *page 51.*

** *De morbis Navigantium*, pag. 247.

de la même Nation qui avoit fait route avec lui, qui avoit eu un assez grand nombre de malades pendant la traversée de Cadix à cette ville, & qui mouilla hors du port de Naples, environ à un mille de distance du premier Vaisseau, fut non-seulement exempt de cette maladie, mais encore ceux de son Équipage, qui étoient malades, se rétablirent dans cette position. M. Lind dit aussi qu'il y a des exemples, « que des Vaisseaux qui se mettent » trop à l'abri du vent dans des havres en-» tourés de montagnes, perdent tout leur » monde, tandis que ceux qui tiennent la » pleine mer, conservent leur Équipage en santé ». * On lit au *premier Tome de l'Histoire des Voyages de l'Abbé Prevôt*, que Tourson, Capitaine Anglois, un des premiers qui commerça sur les côtes de Guinée, s'étant retiré dans la rade d'Égrand, où il demeura environ quinze jours, eut lieu de se repentir d'avoir choisi ce poste. Tout son Équipage y tomba malade; plusieurs de ses Matelots moururent, & les Nègres, effrayés de leurs maladies, n'osoient approcher de son bord.

* Essais sur la santé des Marins, *p.* 59.

Toutes

Toutes les relations des Voyages ſont remplies de faits ſemblables, & ſont d'autant plus dignes de foi, que tant de Voyageurs, dont aucun ne s'occupoit des progrès de la Médecine, n'ont pu ſe donner le mot pour en impoſer à la crédulité des lecteurs. Mais je me diſpenſerai de citer un plus grand nombre d'exemples, parce qu'ils ne feroient qu'alonger mon ouvrage ſans donner plus de poids à mes réflexions.

Les maladies qui doivent leur origine à cette cauſe, varient relativement au pays où l'on ſe trouve. Si c'eſt dans des climats très-chauds, les Équipages ſont attaqués de fièvres vives & ardentes. Dans les contrées plus éloignées de l'Équateur, ce ſont des fièvres putrides qui ſe déclarent parmi les Matelots. Lorſqu'ils abordent dans des pays froids, ce changement n'entraîne pas avec lui autant d'inconvéniens, à moins que les Équipages ne viennent des pays méridionaux; & dans ce cas, ils ſont expoſés à des rhumatiſmes, à des diarrhées, à la pleuréſie, à la péripneumonie & au ſcorbut *.

* Si un Équipage de Nègres de la Côte-d'or ou

Plusieurs Médecins paroissent surpris de ces différences, & n'osent en déterminer la cause; d'autres plus hardis leur en assignent une, & ils se croient fondés en raison. Cet objet cependant ne me paroît pas avoir été saisi sous son vrai point de vue. Tous ceux qui ont essayé d'expliquer ce phénomène se contentent de dire que la terre fournit des exhalaisons pernicieuses, & que l'air est insalubre sur les côtes où tombent malades les Matelots qui y restent en rade ou qui y débarquent pendant quelque temps. On tranche par-là les difficultés, on ne les résoût pas: ce raisonnement général peut être juste pour quelques endroits; mais cette cause qu'ils assignent sera-t-elle recevable lorsque la portion d'un Équipage qui aura pris terre sera attaquée de maladie dans ce pays où tout annonce la salubrité de l'air! Que des Matelots abordent sur une côte aride, couverte de

---

des Naturels du Pérou, descendoit dans une Isle de la Baltique, il éprouveroit sans doute des maladies auxquelles ne seroient pas alors exposés les peuples de l'Europe qui habitent des pays tempérés, & qui sont seuls en possession de faire des voyages de long cours.

cailloutages, & dans les environs de laquelle il n'y ait ni vaſe, ni eaux croupiſſantes, ou qu'ils y ſoient en rade ſans deſcendre à terre, ſi le degré de latitude de cette côte, en ſe rapprochant de la Ligne, eſt fort différent de celui où ils ont coutume d'être; s'il y a des montagnes qui mettent leur Vaiſſeau à l'abri des vents; ſi ceux qui y règnent ordinairement, au lieu de venir de la mer, ont parcouru une grande étendue de terres échauffées, en vain un tel climat ſera ſain pour ſes habitans; les Équipages n'y feront pas un ſéjour un peu long ſans être affectés de maladies: c'eſt ce qui s'obſerve conſtamment; d'où l'on peut conclure que, ſi l'air tend à produire des maladies parmi ceux qui ne ſont pas habitués à ces climats, ce n'eſt point par les exhalaiſons vicieuſes qu'on lui ſuppoſe gratuitement; mais par une action d'une autre nature qu'on auroit bien dû ſoupçonner.

Pour n'être plus ſurpris de la différence extrême que l'on remarque dans la ſanté des Matelots qui deſcendent à terre & de ceux qui reſtent à bord; dans l'état des Équipages qui ſéjournent en de certaines rades, & dans l'état de ceux qui gardent la pleine mer, il faut faire attention à la différence de leur position respective; elle nous donnera la clef de celles qu'ils éprouvent respectivement dans leur santé. Examinons chacun de ces points, & rendons nos idées sensibles.

On reconnoît deux causes de chaleur: l'une active, qui est le soleil, & l'autre passive, qui tient à la nature du sol, ainsi que je l'ai fait observer dans le commencement de cet Ouvrage. La chaleur qu'on éprouve sous le même degré de latitude est plus ou moins forte, suivant que ces deux causes se trouvent réunies ou séparées. Dans la partie de l'Afrique qui est sous la Zone torride, l'air que respirent les hommes & les animaux est brûlant, parce que les rayons du soleil tombant à plomb sur la terre, elle les réfléchit dans la même direction, & devient comme un réverbère qui redouble leur activité & leur ardeur. On ne peut marcher pendant le jour sur les sables de cette partie du Monde.

Si dans les villes pavées les rues n'étoient pas couvertes de toiles, ou souvent arrosées, les hommes ni les animaux ne pourroient les fréquenter, & la chaleur y feroit abfolument infoutenable. Il s'en faut beaucoup qu'elle foit auffi violente en mer : on paffe quelquefois la Ligne fans que les Équipages fe plaignent de reffentir une chaleur immodérée. La raifon eft que l'eau étant moins denfe, & fes furfaces étant expofées à de continuels changemens, elle ne forme pas un foyer comme la terre, & par conféquent les rayons du foleil qu'elle reçoit ne peuvent pas être renvoyés avec la même force dans l'atmofphère. C'eft un point dont la vérité eft conftante & connue, mais à laquelle on ne donne peut-être pas toute l'attention qu'elle mérite.

On voit par ce fimple expofé, combien la pofition de ceux qui font à terre diffère de la pofition de ceux qui font en pleine mer. Ces derniers peuvent fe trouver, relativement à certaines circonftances, dans un air prefque auffi tempéré que dans les pays fitués au quarante-cinquième degré de latitude, pendant que les premiers font expofés à un air chaud & étouffant. Or, s'ils féjournent quelque temps à terre, eft-il furprenant qu'ils y foient pris des maladies qui font la fuite du paffage ſubit d'un climat tempéré à un climat très-chaud ? Il leur arrive la même choſe qu'éprouvent les François qui deſcendent à Saint-Domingue, où il n'eſt pas rare de voir pluſieurs perſonnes qui avoient joui d'une bonne ſanté pendant la traverſée, tomber malades & périr peu de jours après leur débarquement, ſur-tout lorſqu'un Vaiſſeau, parti des côtes de France ſur la fin de l'hiver, aborde dans cette île au commencement des grandes chaleurs. Je crois en avoir donné la raiſon en traitant des Fièvres de Saint-Domingue *.

Les rades & les ports à l'abri des vents ſont ſujets à peu-près aux mêmes inconvéniens, à cauſe de la proximité du rivage. La réverbération s'étendant & ſe faiſant ſentir dans l'atmoſphère environnante, y produit une chaleur beaucoup plus brûlante que celle qui règne plus au large. D'ailleurs l'abri où ſe trouve le Vaiſſeau empêchant que l'air ne ſe renouvelle auſſi ſouvent que dans un lieu ouvert à l'action des vents, c'eſt une troiſième cauſe combinée avec les deux autres,

* *Voyez* le Traité des fièvres de S.t-Domingue.

qui contribue à la production des maladies dont les Équipages sont alors attaqués. Mais il ne faut pas s'y tromper; les vents dont je parle, sont ceux qui viennent de la mer: car celui qui se dirigeroit constamment d'une plage brûlante sur ce même Vaisseau, seroit au contraire un surcroît de mal, & une quatrième cause qui ne resteroit pas sans effet. On a souvent attribué à des vapeurs nuisibles, à des exhalaisons locales, ce qui n'étoit que la suite naturelle d'une pareille position.

Je crois très-possible qu'en quelques lieux l'air soit chargé de corpuscules pernicieux à ceux qui les respirent; mais il est certain que le fluide aérien, indépendamment de ces exhalaisons pestilentielles, doit produire des maladies uniquement par la façon d'agir bien réelle & bien reconnue dont j'ai parlé. Ceux qui ont été frappés de ce phénomène, ont sans doute remarqué que lorsque le vent vient de la mer, & que les Vaisseaux ou les Équipages se trouvent dans la ligne de direction que son courant suit pour se rendre dans les terres, les Matelots jouissent d'une meilleure santé que dans le cas contraire; or dire ſimplement que cet air eſt plus ſalubre, c'eſt s'en tenir au fait ſans en donner la cauſe : nous la cherchons ici, & nous croyons qu'il n'y en a point d'autre, ſinon que l'air qui a paſſé ſur les eaux, y ayant acquis de la fraîcheur, écarte néceſſairement les maladies qu'un excès oppoſé peut faire naître.

Les briſes ou les vents de mer qui règnent tous les matins à Saint-Domingue & ſur toutes les côtes de l'Amérique plus ou moins proches de l'Équateur, ſont une preuve de ce que j'avance. La chaleur, qui eſt extrême dans ces pays, & par la nature du ſol, & par la direction des rayons du ſoleil, a beſoin chaque jour d'un pareil réfrigérant. S'il manque, ou ſeulement s'il eſt plus foible qu'à l'ordinaire, les corps s'en reſſentent par une augmentation conſidérable de la chaleur & par l'état d'accablement où elle les jette.

Mais pourquoi la maladie ſe met-elle dans les Équipages lorſqu'ils ſont pris de calme en approchant de l'Équateur, tandis que, ſi le vent eſt bon, ils paſſent ſouvent la Ligne ſans que leur ſanté ſoit altérée *? Les mêmes

* Les Obſervations qui conſtatent ce fait, ſont

principes posés ci-devant, donnent l'explication de ce fait. On est bien alors sur un fluide qui renvoie moins de chaleur qu'un sol terreux, sablonneux ou couvert de cailloutages, puisque celle qu'on éprouve est bien moindre dans le premier cas que dans le second; mais la différence de position entre un Vaisseau qui vogue à pleines voiles & un Vaisseau arrêté par le calme, en doit mettre une très-grande dans la santé des Équipages.

Un vent qui a beaucoup de vîtesse dans son cours, renouvelle perpétuellement l'air qui entoure les Matelots, & cette masse d'air à chaque instant renouvelée, étant à un degré de chaleur moindre que celle de leur corps, y produit une fraîcheur relative, & devient à leur égard un air tempéré; au lieu que dans le calme, l'air privé de mouvement devient

---

consignées dans les Relations de tous les Voyageurs, & voici ce que dit à cet égard le savant Docteur Lind. « Les Matelots jouissent d'une bonne santé lorsque le Vaisseau a des vents favorables, & qu'on « passe assez vîte la Ligne; mais, ajoute-t-il, il n'en « est pas de même lorsqu'on y est surpris de calme, « l'Équipage alors tombe malade ». *Essais sur la santé des Marins, page 38.*

de plus chaud en plus chaud pour ceux qui y ſont expoſés, parce qu'ils ſe trouvent toujours dans le même milieu, & parce que ce milieu s'échauffe toujours de plus en plus dans une ſtagnation conſtante & long-temps continuée; car il faut néceſſairement pour conſerver l'homme en ſanté, ou qu'il change de milieu, ou que le milieu même ſoit changé, renouvelé & rafraîchi.

Quiconque, dans les grandes chaleurs de l'été, demeureroit expoſé au ſoleil ſur un cheval arrêté dans la même place, ne ſupporteroit pas long-temps l'incommodité d'une pareille poſition; mais ſi le cheval marche, le Cavalier éprouvera d'autant moins de chaleur que l'animal ira plus vîte; il paſſe alors rapidement à travers différentes maſſes d'air qui le rafraîchiſſent, & le mouvement du cheval produit pour lui un vent artificiel dont la vîteſſe eſt en raiſon de celle de l'animal dans ſa courſe. Les Voyageurs peu phyſiciens, qui ignorent cet effet naturel de l'agitation de l'air, s'étonnent de ce qu'en courant la poſte, ils ne ſouffrent point de la chaleur dans des temps où tout le monde la trouve excessive ; c'est même une opinion commune & vulgaire qu'on a plus d'air à cheval. Un coureur passe ainsi fort promptement par différentes masses d'air ; mais, outre qu'un homme à pied cause bien moins d'agitation dans l'air qu'un homme à cheval, il faut observer que le coureur ne se transportant d'un endroit à un autre qu'au moyen d'une action musculaire forte & constamment répétée, sa chaleur propre croît proportionnellement beaucoup plus que la fraîcheur relative de l'air ambiant, occasionnée par les mouvemens de son corps, au lieu que l'homme à cheval jouit du rafraîchissement causé par l'attouchement continuel d'un nouvel air, sans augmentation notable de sa chaleur par l'action de ses muscles.

On objectera peut-être que les Équipages des Vaisseaux en croisières faisant peu de mouvement, ressemblent par-là à ceux qui sont dans un calme, & que cependant ils ne sont pas sujets aux mêmes maladies ; mais cela vient de ce que leur position respective est entièrement différente. Ce n'est pas faute de vent que des Vaisseaux restent en station ;

ſouvent au contraire ils ſont obligés d'empêcher les effets du vent ſur leurs voiles. Or, dans cette circonſtance, le renouvellement de l'air eſt plus ſenſible pour les Matelots que ſi les Vaiſſeaux faiſoient route. Quand un Vaiſſeau ſuit la direction du vent, le vent n'agit ſur le Matelôt que ſelon la meſure de vîteſſe dont il ſurpaſſe la marche du Vaiſſeau même; au lieu que toutes les fois que les Équipages luttent contre les vents pour garder leur croiſière, l'action de l'air n'étant ni diminuée, ni partagée, ils en reçoivent l'impreſſion dans toute ſa force; mais comme la croiſière peut être accompagnée de calme, il n'eſt pas douteux que dans les pays chauds les Marins ne puiſſent être dans leurs ſtations les victimes de la ceſſation du vent & de l'inertie de l'air.

Tout cela concourt donc à prouver que cette cauſe générale entre au moins pour beaucoup dans la production des maladies qui attaquent, par une funeſte préférence, les Équipages qui ſont à terre, dans des rades, dans des ports, &c.

Quant aux émanations vicieuſes de la terre, ce ne ſont pas des êtres de raiſon; il en existe, & elles peuvent aussi concourir à faire naître des maladies fort graves parmi les Marins; mais cette cause particulière ne peut avoir lieu que lorsqu'ils abordent sur des côtes vaseuses & dans des pays remplis de marais qui se dessèchent en été. Une multitude prodigieuse d'insectes aquatiques qui se nourrissent dans le limon, cessent de vivre lorsqu'il n'est plus détrempé par les eaux; ils courent à la décomposition, se putréfient & remplissent l'atmosphère environnante de miasmes pernicieux qui se répandent au loin. Mais encore une fois, ce n'est-là qu'une cause particulière qui n'affecte que certains lieux, & non une cause générale, comme quelques Écrivains l'ont prétendu.

L'expérience ayant fait connoître le danger du séjour sur certaines côtes ou dans leur voisinage, sans que l'on sût à quoi l'attribuer, les observateurs, pour n'être point en reste sur l'explication de ce phénomène, en ont assigné la cause aux émanations vicieuses de la terre. On ne peut douter que ce ne soit dans la vue de se soustraire à leurs mauvaises impressions que les Vaisseaux qui croisent dans les pays très-chauds, se tiennent toujours à une lieue ou deux au large. Ceux qui vont à la traite des Nègres usent sur-tout de cette précaution, aussi nuisible à ces habitans de l'Afrique qu'on enlève, qu'elle est avantageuse aux Européens qui prennent aussi le parti le plus sage, sans en connoître les véritables raisons. A une ou deux lieues de distance du rivage les rayons réfléchis de la terre ont peu d'effet & les Vaisseaux se trouvent rarement dans leur ligne de réflexion: les Équipages jouissent de tous les avantages de la pleine mer, tandis que ceux qui sont plus approchés des côtes sont exposés aux pernicieux effets d'une atmosphère échauffée par la réverbération du soleil. L'exemple des deux Vaisseaux Hollandois qui n'étoient devant Naples qu'à un mille environ l'un de l'autre, est une preuve de cette vérité.

On peut cependant, lors même qu'on est à deux ou trois lieues au large, n'être pas entièrement exempt des mauvaises impressions de l'air de terre qui aura parcouru des pays très-chauds; c'est qu'à cette distance il n'aura pas assez perdu de la chaleur qu'il avoit acquiſe. Celui qui nous vient du Nord, & qui, pour avoir paſſé ſur des montagnes glacées, a acquis beaucoup de fraîcheur, ne la perd qu'à pluſieurs centaines de lieues de-là. On peut en dire autant de l'air que nous nommons *chaud* par comparaiſon. Le vent du Sud qui nous vient des plages brûlantes de l'Afrique, & qui n'a eu qu'une partie de la mer Méditerranée à traverſer pour arriver en Eſpagne & en France, eſt d'autant plus chaud, qu'il a parcouru moins d'eſpace, à compter des plages où ſa chaleur a été augmentée; il en conſerve même une partie juſque dans le Nord.

Il eſt vrai que la nature & la gravité des maladies qui reconnoîtront une pareille cauſe, doivent varier relativement à la température du climat, & à d'autres circonſtances accidentelles; mais il n'en eſt pas moins très-utile d'avoir des notions juſtes & préciſes ſur les agens généraux des déſordres que nous obſervons dans l'économie animale: ils ſont d'autant moins à craindre, qu'on eſt plus en garde contre eux, & que l'on connoît mieux leur origine. Quand le rapport de l'effet avec la caufe eft bien conftaté, il n'y a plus à héfiter fur le choix des fecours qu'il faut mettre en ufage.

La première & la plus importante leçon qu'on doive fe prefcrire, c'eft de ne s'expofer jamais fans une néceffité abfolue à l'action d'une caufe dont les mauvais effets font certains. Un Vaiffeau ne doit jamais refter en rade, ni entrer dans le port d'un pays très-chaud, quand il peut s'en difpenfer; s'il ne le peut pas, qu'il y féjourne le moins poffible; s'il eft obligé d'être en ftation, qu'il tienne le large, & qu'il évite le rivage, furtout lorfque les vents qui règnent, viennent de terre, parce que dans la proximité de la côte, leur action fur les Équipages, diffère peu de celle qui fe feroit fentir fur la côte même. C'eft pour cela que dans les climats brûlans, où les vents ont ordinairement cette direction, il ne fuffit pas toujours d'être à une ou deux lieues au large pour éluder leur pernicieux effet. Au refte, il eft fuperflu d'avertir que ces attentions font bien moins effentielles lorfque les pays font tempérés, lorfque les bords de la mer ne font pas

marécageux,

lorſque les vents de mer ſoufflent, lorſqu'on n'a point à entrer dans le lit d'une rivière, ou enfin lorſque les rades & les ports ne ſont pas couverts de montagnes qui puiſſent ralentir la courſe rapide de l'air pouſſé par les vents. Ces obſervations n'ont pas beſoin d'être appuyées de plus longs raiſonnemens; leur utilité eſt certifiée par l'expérience des Navigateurs.

Mais on eſt ſouvent contraint de relâcher, ſoit pour le commerce, ſoit pour l'approviſionnement du Vaiſſeau, & de mettre par conſéquent une partie de l'Équipage à terre. C'eſt alors qu'il faut ne rien négliger pour préſerver les Matelots qui quittent le bord, des ſuites d'un changement de poſition dont ils deviendroient les victimes ſi on les abandonnoit à eux-mêmes ſans aucunes précautions. On doit les contraindre de rentrer tous les ſoirs dans le Bâtiment. L'air modérément frais qu'ils reſpirent pendant les courtes traverſées du matin, du ſoir & pendant la nuit, répare le mal que pourroit cauſer le ſéjour ſur le rivage pendant la journée. On peut, il eſt vrai, trouver ſur terre des endroits frais pour y paſſer la nuit; mais qu'on ſe ſouvienne de ne pas ſe jeter d'un excès dans un autre également dangereux. Ces Matelots & Charpentiers Anglois qui deſcendirent à Minorque, & qui ſe retirèrent pendant les nuits dans un antre frais taillé dans le roc, tombèrent malades & périrent, parce qu'ils paſſoient chaque jour ſubitement d'un lieu très-chaud dans une eſpèce de cave très-froide. La première ſenſation qu'ils éprouvoient en y entrant leur étoit ſans doute agréable; mais quand on conſidère les déſordres que dut cauſer cette imprudence, on ſeroit étonné qu'ils n'y euſſent pas ſuccombé. Leur malheur fut un avertiſſement pour ceux qui les remplacèrent, & la ſeule précaution de revenir coucher à bord fut ſuffiſante pour les garantir de tout accident.

Tous les Auteurs qui ont écrit ſur les moyens de préſerver les Matelots des maladies qui les attaquent après avoir pris terre dans des pays chauds ou mal-ſains, leur preſcrivent, lorſqu'ils ne peuvent rentrer tous les ſoirs dans le Vaiſſeau, de choiſir un endroit élevé où l'air ſoit plus épuré par la facilité qu'il a de s'y renouveler, & de ſe débarraſſer des exhalaiſons vicieuſes de la terre qui pourroient y être parvenues. M. Lind joint à ce conſeil celui de coucher ſur des hamacs ſuſpendus ſous une tente placée ſur le rivage & dont l'ouverture regarde la mer. Ces précautions ayant eu l'effet qu'on en eſpéroit, on les a enviſagées comme la conſéquence du principe d'où l'on étoit parti, & dès-lors on a vanté ce principe comme certain. Cependant un peu de réflexion ſuffit pour ſe convaincre que l'utilité réſultante de l'uſage de ces moyens trouve une explication bien plus ſimple, bien plus naturelle & mieux liée à la phyſique du corps humain que celle qu'on lui donne. Tous les climats, comme je l'ai déjà dit, ne ſont pas chargés de molécules pernicieuſes. Si la terre en contenoit par-tout dans ſon ſein, à qui leur malignité ſe feroit-elle plus vivement ſentir qu'aux gens de la campagne qui travaillent à la culture des champs & des vignes ! Ce ſont néanmoins les hommes qui, toutes choſes égales d'ailleurs, jouiſſent ordinairement de la meilleure ſanté. Mais un pays chaud, par la ſeule raiſon qu'il eſt chaud, doit être meurtrier pour ceux qui, d'un Vaiſſeau où l'air eſt tempéré par des cauſes particulières, deſcendent à terre pour y ſéjourner quelque temps.

Que doit-on en pareil cas ſe propoſer pour la conſervation de leur ſanté! d'éviter les changemens capables de l'altérer. Il faut donc, lorſque les Matelots quittent le Vaiſſeau, employer tous les moyens propres à rapprocher l'air nouveau, auquel ils ſont expoſés, de la qualité de celui qui les environnoit à la mer. Or c'eſt préciſément par les précautions indiquées pour ſe garantir du prétendu mauvais air qu'on peut procurer cet avantage. Dans les endroits élevés, l'air a néceſſairement des courans par des raiſons phyſiques qu'il ſeroit inutiles d'expliquer ici. Ce fluide y étant en bien plus grand mouvement que dans la plaine, les individus qui éprouvent ſon action ſont touchés par des maſſes d'air qui ſe ſuccèdent, & en ſont plus efficacement rafraîchis. Ce que conſeille le docteur Lind par rapport à l'ouverture des tentes du côté de la mer, rentre dans cette vue générale: il n'y a alors que le vent de la mer naturellement frais qui puiſſe frapper immédiatement les hommes que là tente renferme, & la même précaution empêche l'action des vents chauds qui viennent de l'intérieur des terres.

Quelque solide que me paroisse ce principe, je ne me dissimule pas qu'il y a des faits qui semblent le contredire. Il faut donc le soumettre à une exacte discussion, & faire voir que ces faits servent au contraire à le confirmer. L'île de Saint-Domingue est plus dangereuse pour les Européens que les îles de la Martinique & de la Guadeloupe. Il est pourtant vrai qu'à en juger par leur situation & par la qualité du sol, on devroit éprouver à la Guadeloupe & à la Martinique des chaleurs plus fortes qu'à Saint-Domingue; d'où il faudroit inférer, suivant le principe que j'adopte, que leur séjour devroit être plus fatal à ceux qui les habitent: or, bien loin de-là, les Européens s'y portent mieux qu'à Saint-Domingue: d'où peut venir cette différence, dira-t-on, si ce n'est des particules vicieuses qui sont répandues dans l'air de Saint-Domingue en plus grande quantité que dans les autres îles? Ce raisonnement est sans doute spécieux, mais il n'en est pas mieux fondé.

Ce n'eſt pas la plus grande proximité de la Ligne qui décide toujours du degré de chaleur qui règne dans un pays, il faut encore le concours d'autres circonſtances. La Martinique eſt véritablement plus voiſine de l'Équateur que Saint-Domingue ; mais il exiſte d'ailleurs de ſi grandes différences entre ces deux îles, qu'elles excluent toute comparaiſon. La Martinique eſt une petite île que de grandes mers ſéparent de tous côtés du continent ; ainſi les vents qui y ſoufflent viennent néceſſairement de la mer. La raiſon nous dit qu'ils ſont plus ſalutaires dans les pays chauds : or, quelque direction que puiſſe avoir l'air de la mer, il renouvelle néceſſairement celui qui couvre la Martinique, eu égard à la petite étendue de cette île, dont le terrein n'eſt pas aſſez ſpacieux pour que les vents qui le parcourent y contractent une chaleur nuiſible. Elle ne feroit exceſſive que dans les cantons couverts & abrités : ceux qui y fixeroient leur demeure ſeroient à l'égard des autres qui habiteroient dans les endroits découverts de l'île, comme les Équipages des Vaiſſeaux qui reſtent dans des rades ou des havres à l'abri du vent font à l'égard de ceux qui, en pleine mer, recevoient le vent fans obftacle. Auffi la Martinique n'a-telle été trouvée mal-faine que dans le temps où elle étoit couverte de bois qui empêchoient les courans & les rafraîchiffemens de l'air. Mais dès que, fans fe propofer d'autre but que celui d'améliorer & d'étendre les habitations, le pays a été défriché, on a recueilli de ces travaux le double avantage des richeffes & de la fanté.

Une île qui feroit encore moins étendue & plus cultivée feroit donc encore plus faine; je n'en doute pas, & la Guadeloupe en fait la preuve. De toutes les îles du vent, c'eft celle où l'air eft le plus falubre, & où les nouveaux débarqués fouffrent le moins de leur tranfmigration: d'où il s'enfuit que les habitans des pays tempérés, qui fe tranfportent dans une île fituée fous l'Équateur, peuvent continuer d'y jouir d'une bonne fanté, fi cette île eft petite & s'il y a des courans d'air libres & conftans.

Ce que l'on éprouve à Sainte-Lucie & dans quelques autres îles fous le vent, fournit une preuve de mon ſyſtème. Quoique de petite étendue, elles ſont très-meurtrières pour les Européens, parce qu'elles ſont encore couvertes de bois qui ralentiſſent toujours & qui anéantiſſent même quelquefois la vîteſſe des vents de mer, & par conſéquent s'oppoſent à leur effet ſalutaire ; mais ſi elles étoient découvertes, & ſi l'on procuroit de l'écoulement aux eaux des marais qui s'y trouvent, j'oſe dire que le climat deviendroit ſain par une ſuite de l'action libre des vents de mer.

Conſidérons maintenant la Topographie de Saint-Domingue, & nous verrons qu'on ne peut ſe promettre les mêmes avantages. Il eſt vrai, je le répète, que cette île devroit, par ſa ſituation, être moins chaude que celle dont je viens de parler ; mais, par ſa grandeur, on peut en quelque ſorte la comparer à un continent. Il eſt encore vrai qu'au Nord & à l'Orient elle eſt fort éloignée des terres ; mais au Midi & à l'Occident, elle n'eſt ſéparée de l'Amérique méridionale que par un trajet de mer d'environ cent lieues. Le vent du Nord, ou Nord-eſt, eſt le ſeul aſſez frais pour tempérer la chaleur exceſſive de cette île : aussi est-ce à l'action de l'un de ces deux vents que les habitans de Saint-Domingue, & sur-tout les nouveaux débarqués, sont principalement redevables de la conservation de leur santé. Celui qui vient du Sud n'a pas les mêmes propriétés ; il augmente, au contraire, la chaleur naturelle de l'air par celle qu'il apporte du continent. D'ailleurs, l'île de Saint-Domingue a des montagnes qui arrêtent les courans d'air & qui par conséquent empêchent qu'il ne se renouvelle & ne se rafraîchisse. Indépendamment de ces obstacles, lorsque le vent du Nord ou Nord-est parvient aux habitans de l'intérieur du pays, il a déjà beaucoup perdu de sa fraîcheur ; ce qui n'arrive pas dans les îles de petite étendue, & où l'air circule librement. Il ne faut donc pas s'étonner de ce que la température de la Martinique & de la Guadeloupe diffère bien moins de celle de la France que la température de Saint-Domingue.

Mais si, malgré ces précautions, ou pour les avoir négligées, l'Équipage ressentoit quelques maladies, le traitement sera celui que la nature du mal & la gravité des accidens indiqueront. Lorſque les Matelots ſont attaqués de fièvres vives & ardentes, après avoir mis à terre dans les pays chauds, on doit preſcrire les ſaignées, mais avec modération ; on doit ordonner auſſi les délayans, les acidules, les antiphlogiſtiques, dont jai recommandé l'uſage dans la curation des fièvres de Saint-Domingue. Si des fièvres intermittentes ſe répandent parmi les Matelots, on emploîra les remèdes appropriés à ces maladies ; mais ſur-tout on fera quitter à l'Équipage le pays ou la ſtation qui auroit pu faire naître ces déſordres. Car de quelle efficacité peuvent être des remèdes contre une maladie dont la cauſe ne ceſſe d'agir ! s'il étoit cependant impoſſible de quitter un port, une rade, ſoit parce que des Vaiſſeaux ſeroient retenus faute de vent, ſoit parce que bloqués par une Eſcadre ennemie & ſupérieure en force, ils ne pourroient s'expoſer à tenir la mer, il faut mettre tout en œuvre pour établir aux malades des logemens dans des endroits élevés où l'air ſouffle le plus ſouvent, renouveler l'atmoſphère particulière qui les environne, les écarter des rivières, des terreins bas, & enfin remplir à leur égard toutes les indications curatives qu'un Praticien éclairé doit tirer de la cauſe connue des déſordres auxquels il s'agit de remédier.

Après avoir propoſé des moyens de guériſon qui m'ont paru les plus convenables pour combattre les principales & les plus graves maladies des Gens de mer ; après avoir eſſayé de réunir les lumières d'une ſaine théorie avec les leçons de l'expérience, il me reſte, pour remplir la tâche que j'ai entrepriſe, à expoſer une ſuite raiſonnée des précautions propres à garantir les Équipages de la plupart des maux qui les affligent. Heureux, ſi, en joignant ma voix à celle des Auteurs qui ont déjà écrit ſur cette matière, je puis contribuer à ſurmonter les obſtacles que la nonchalance des hommes, leur inapplication & l'habitude d'une aveugle routine, oppoſent aux inſtructions qui leur ſeroient les plus utiles !

De la Colique bilieuſe.

LA colique bilieuſe eſt aſſez commune dans les Vaiſſeaux, moins cependant parmi les Gens de l'Équipage que parmi les Officiers ;

nous en verrons bientôt la raiſon. Les ſymptômes qui annoncent cette maladie & les accidens qui la caractériſent, ſont une amertume marquée de bouche, une teinte jaune dans la peau du viſage ſur-tout & dans les yeux, un abattement manifeſte, un vomiſſement de matières vertes & porracées, des douleurs inouïes dans la région épigaſtrique, qui s'étendent ſouvent dans la région ombilicale, & qui ſont quelquefois accompagnées d'un hoquet plus ou moins fréquent. Le pouls, dans cette colique, eſt toujours petit & ſerré; le ventre eſt quelquefois libre, mais plus ſouvent il y a conſtipation: les douleurs dont les malades ſe plaignent, leur paroiſſent être le produit d'une forte conſtriction, telle que ſeroit celle qu'on éprouveroit par le ſerrement d'une corde; malgré cela, le ventre n'eſt ni tendu ni douloureux au toucher, & les crampes & les petits mouvemens convulſifs, dont cette maladie eſt ordinairement accompagnée ne paroiſſent que par accès.

Le vomiſſement paroît quelquefois diminuer l'intenſité de la douleur & des autres accidens; mais la ſcène recommence bientôt,

& dans les accès de douleur, le ventre se colle, pour ainsi dire, à l'épine, ce qui peut faire présumer avec beaucoup de vraisemblance que cette colique est le produit d'une constriction brusque & outrée des parties dans lesquelles cette maladie a son siége: ce qui paroît le prouver démonstrativement, c'est que j'ai vu un Officier de Marine attaqué d'une pareille colique, chez lequel une hernie ancienne qui rentroit difficilement, disparoissoit tout-à-fait, bien loin d'augmenter, toutes les fois que les douleurs & les efforts pour vomir s'annonçoient; mais le calme revenu, la hernie se montroit sous son volume ordinaire.

On ne peut guère s'en prendre, pour l'apparition & le développement de pareils accidens, qu'à une bile trop acrimonieuse & presque corrosive qui, agissant tant sur le plexus hépatique lui-même que sur le gastrique & le mésentérique supérieur, jette les parties dans lesquelles ils se distribuent dans un état de resserrement convulsif qui produit tout-à-la-fois le vomissement & les douleurs vives qui caractérisent cette colique. Cet état de la bile est une dégénérescence de cette humeur occasionnée, sans doute, tant par la nature des alimens dont on se nourrit dans les Vaisseaux, que par la vie sédentaire qu'on y mène. Les salaisons dont les Matelots font leur principale nourriture, les fèves souvent mal cuites, mal assaisonnées, les biscuits anciens dont ils usent dans beaucoup de circonstances, sembleroient bien ne pouvoir fournir chez ces individus qu'une bile âcre très-propre à faire naître la colique dont nous parlons; & cependant il faut avouer qu'ils y sont moins sujets que leurs Officiers; la raison en est simple : cette plus grande acrimonie de la bile chez eux ne fait que lui donner cette activité nécessaire pour extraire des alimens grossiers & visqueux que nous venons d'énoncer, les particules nourricières qu'ils renferment; elle eût été insuffisante pour cette action, si elle eût eu moins d'énergie: d'ailleurs, le travail auquel ils sont nécessités, l'action vigoureuse du diaphragme, des muscles abdominaux dans la plupart de leurs occupations, en comprimant vigoureusement le foie, forcent la bile qui s'y filtre à passer promptement, soit dans l'intestin duodenum par le canal hépatique, ſoit dans la véſicule du fiel, & de ce réſervoir dans ce même inteſtin par le canal cholédoque: or, comme l'on ſait, l'acrimonie outrée de la bile étant autant & même plus le produit de ſon trop long ſéjour dans les réſervoirs deſtinés à la contenir, que de la nature des alimens dont elle eſt extraite, l'on voit de reſte que le Matelot, chez qui la ſtagnation de la bile a plus rarement lieu, doit auſſi être moins expoſé à une maladie qui reconnoît pour cauſe cette acrimonie bilieuſe qui eſt le réſultat de cette ſtagnation.

Il n'en eſt pas de même des Officiers; le pain frais, les volailles, des légumes bien aſſaiſonnés, le meilleur bœuf ſalé & ſouvent la viande fraîche faiſant leur nourriture journalière, on auroit lieu d'être étonné que ce fût chez les individus ainſi nourris que ſe manifeſte le plus ordinairement la colique bilieuſe, ſi l'on ne ſavoit pas que l'abondance de ces mêmes alimens, quoique moins ſuſceptibles d'acrimonie que ceux dont ſont nourris les Matelots, jointe à l'uſage du vin, du café, des liqueurs, & ſur-tout au défaut d'exercice de leur part, ſuffit de reſte pour faire naître cette acrimonie bilieuſe que nous regardons comme la cauſe principale de cette maladie; d'ailleurs, ce n'eſt guère au commencement d'une campagne, & dans le temps que les Officiers uſent encore à peu-près des mêmes alimens dont ils ſe nourriſſent à terre, que la colique bilieuſe s'annonce parmi eux; c'eſt lorſque les alimens frais commencent à leur manquer : & la meilleure preuve qu'on puiſſe fournir que c'eſt ſur-tout à la ſtagnation outrée de la bile dans ſes propres réſervoirs qu'eſt dûe cette maladie; c'eſt qu'elle attaque toujours de préférence ceux qui favoriſent le plus cette ſtagnation par l'inaction corporelle, & qui, au lieu de prendre tout l'exercice que comporte leur ſéjour dans un Vaiſſeau, s'appliquent à lire, ou à méditer ſur des objets ſérieux; l'on obſervera encore que, chez les Officiers le ſyſtème des nerfs étant plus irritable, le même degré d'acrimonie bilieuſe qui ne produiroit chez le Matelot que de légères coliques, leur occaſionnera des douleurs très-vives.

De tout ce que nous venons de dire, on peut conclure un fait déjà prouvé par l'expérience :

l'expérience : c'eſt que l'acrimonie bilieuſe n'étant qu'un excès de tendance à la putréfaction, dont la bile eſt très-ſuſceptible, & la chaleur des climats la favoriſant, la colique, qui en eſt le réſultat, doit être, comme elle l'eſt effectivement, plus commune & plus dangereuſe dans les pays chauds que dans les pays froids ou tempérés ; l'intenſité & la réunion des autres agens qui concourent à la produire, peuvent cependant, dans ces derniers cas, ſuppléer la chaleur du climat : auſſi ſe fait-elle ſouvent ſentir d'une manière très-vive dans les climats même tempérés. L'acrimonie bilieuſe dont nous parlons devient preſque habituelle chez les Officiers qui ont beaucoup navigué, & qui ſont nés avec une conſtitution mélancolique que la mer, bien loin d'affoiblir, ne fait qu'augmenter ; c'eſt pourquoi il n'eſt pas étonnant qu'ils reſtent ſujets à la colique qui en eſt le produit, lors même qu'ils ſont à terre & qu'ils vivent au milieu d'une famille dont ils partagent les alimens, ſans que celle-ci participe à leur indiſpoſition, ce qui ne manqueroit pas d'arriver au moins à quelques-uns de ceux qui la compoſent, ſi elle pouvoit être miſe ſur le compte de la nourriture.

Nous finirons par une ſingularité annexée aſſez ſouvent à cette maladie, & dont aucun Praticien n'a pu donner une raiſon ſatisfaiſante: c'eſt la paralyſie des extrémités ſupérieures; cet accident, comme l'on ſait, eſt aſſez ordinaire à la ſuite de la colique de Peintres; la cauſe n'en eſt ſans doute pas la même, puiſque celle-ci eſt le produit manifeſte des ſubſtances métalliques & ſur-tout de la chaux de plomb & du verdet dont ſe ſervent les Artiſtes qui ſont employés aux peintures groſſières; mais dans cette maladie, comme dans la colique bilieuſe, il y a irritation vers les plexus gaſtriques, hépatiques & méſentériques; quelle qu'en ſoit la cauſe, on peut conclure que dès que cette irritation ſera permanente & long-temps continuée, ſoit que ce ſoit une bile âcre, ſoit que ce ſoit des particules métalliques du genre des poiſons qui l'occaſionnent; cette même irritation, dont des coliques vives dans les lieux primitivement affectés feront le réſultat, donnera lieu à une maladie ſecondaire qui ſera la paralyſie des extrémités ſupérieures; mais par quel mécaniſme une pareille irritation produira-t-elle un pareil accident? c'eſt ce qu'il importeroit de pouvoir développer; mais la ſagacité humaine ne peut guère prétendre de déviner la véritable cauſe d'un pareil effet. Cependant on peut, ſans témérité, haſarder quelques réflexions à cet égard.

Toute irritation douloureuſe dans la région des plexus nerveux que nous venons de déſigner, annonce de la part de ces organes du ſentiment & du mouvement un ſpaſme outré; & ce ſpaſme étant dans cette circonſtance cenſé permanent, il en doit néceſſairement réſulter de la part du ſyſtème nerveux qui éprouve un pareil ſpaſme, étranglement dans les vaiſſeaux ſanguins qui vont ſe rendre aux parties ſur leſquelles le ſpaſme s'étend, dès-lors une grande partie des diviſions de l'aorte inférieure ſe reſſentant des effets d'un pareil ſpaſme, il y aura difficulté de paſſage de la part du ſang dans ces diviſions, & par conſéquent reflux de ce liquide vers les diſtributions de l'aorte ſupérieure; & ce reflux habituel vers les parties où elle ſe diſtribue pourra à la longue produire l'engourdiſſement & la paralyſie des extrémités inférieures, & s'il étoit bruſque, il ne feroit pas étonnant qu'il ne produiſît même l'apoplexie; au moins cet accident, qui conſtitue la maladie la plus vive à laquelle la Nature humaine ſoit expoſée, eſt-il très-ſouvent la ſuite d'un ſpaſme nerveux marqué dans les plexus gaſtriques & hépatiques. Cette manière de rendre raiſon de la paralyſie des extrémités ſupérieures & des ſuites des coliques bilieuſes de longue durée, ſemble auſſi indiquer pourquoi les extrémités inférieures qui reçoivent du ſang des céliaques, ne ſont pas expoſées à cet accident; en effet, d'après ce ſyſtème, elles reçoivent alors moins de ſang que dans l'état naturel: elles ne peuvent pas éprouver un engorgement vaſculaire qui gène le reflux des eſprits animaux vers ſes parties. Je ne préſente le raiſonnement que je fais à cet égard, que comme une probabilité à laquelle je ne prétends pas donner plus de valeur qu'elle n'en mérite; car l'on pourroit dire avec autant de vraiſemblance peut-être, que l'irritation permanente de la plupart des plexus abdominaux, occaſionnée par l'acrimonie de la bile dans ses couloirs & sur la tunique nerveuse des intestins, dénature à la longue le fluide animal, le pervertit, diminue son énergie, y occasionne une espèce de reflux vers la partie supérieure qui constitue par préférence la paralysie des extrémités supérieures, & ce que le nerf diaphragmatique qui communique avec la huitième paire qui est employée à la formation des plexus abdominaux, a de correspondances marquées avec les nerfs brachiaux d'où elle tire en très-grande partie son origine; au moins remarque-t-on que ces paralysies ont été ordinairement précédées de spasmes convulsifs & de rétractions marquées de ces extrémités. Mais quoi qu'il en soit, on ne peut s'empêcher de reconnoître pour cause de cet accident consécutif, l'irritation douloureuse & long-temps continuée des plexus gastriques, hépatiques & mésentériques, qui constitue la colique bilieuse, dont nous avons à indiquer le remède.

CURATION.

LA curation de cette maladie se déduit naturellement de sa cause & des effets que cette cauſe a déjà produits; l'on conçoit de reſte que la première indication curative qu'elle préſente, eſt d'enlever à la bile ſon acrimonie outrée, & de la rappeler à ſon activité naturelle; on emploîra pour y parvenir les boiſſons délayantes & adouciſſantes, telles que l'eau de poulet, l'eau de veau adminiſtrées largement: les fomentations émollientes, appliquées ſur le ventre, ſont un moyen qu'on ne devra pas négliger; les lavemens émolliens ſeront ſouvent répétés, & ſi, donnés entiers, il en réſultoit douleur par la diſtenſion qu'ils occaſionneroient dans le canal inteſtinal, on les donneroit à demi ſeringue, & on les rendroit plus fréquens; les émolliens un peu nitrés, la limonade légère, peuvent être employés avec ſuccès: mais on évitera ſur-tout les calmans narcotiques; leur uſage eſt toujours ſuſpect dans cette circonſtance, ſoit que le ventre ſoit libre, ſoit qu'il y ait conſtipation, à moins que le malade n'ait été auparavant évacué par quelque minoratif: mais l'emploi des lavemens, même ceux de ce genre, ne doivent guère être preſcrits que lorſque les douleurs ſont viſiblement diminuées, & que la fièvre commence à ſe calmer, & ces accidens même, qui ne ſont que le produit de l'acrimonie outrée de la bile qu'on cherche à combattre par tous les moyens ci-deſſus, demandent qu'on ait recours à la ſaignée dès les premiers inſtans de leur apparition, & qu'on la réitère même ſuivant leur violence & leur augmentation, en combinant l'effet de ce moyen avec celui des autres remèdes qu'on croira devoir preſcrire. La caſſe, la manne & les tamarins, ſont les ſeuls purgatifs qu'on puiſſe ſe permettre ; il eſt eſſentiel de les répéter ſouvent vers le déclin de la maladie, pour en empêcher ou en éloigner le retour. Les malades doivent garder beaucoup de ménagement pendant la convaleſcence, & vivre par préférence de légumes apprêtés au gras ou au maigre, uſer de farineux, tels que le riz, le gruau, le vermichel, &c. boire peu de vin bien trempé, & prendre ſur-tout de l'exercice en plein air, ſoit à pied, ſoit à cheval.

Nota. La colique, dont je viens de parler, ne devoit pas naturellement être placée entre les deux derniers Chapitres ; mais des circonſtances l'ont exigé.

CHAPITRE V.

Des moyens de conserver la santé des Équipages.

QUOIQUE, en traitant de chaque maladie, j'aie fait mention de quelques précautions à prendre pour en préserver les Matelots, cet objet est trop intéressant pour m'en tenir à ce que j'en ai dit par occasion dans le corps de cet Ouvrage. J'ai été devancé dans cette carrière par des hommes célèbres, à la sagacité desquels il ne paroît pas que rien ait échappé, & je pourrois me contenter d'y renvoyer mes Lecteurs. Cependant, comme un point si essentiel ne doit pas être oublié dans un Traité composé pour la conservation des Marins, & que d'ailleurs il n'est peut-être pas impossible d'ajouter quelques observations & quelques préceptes à ceux de M.rs Lind, de Morogues & Duhamel, je crois devoir les rapprocher ici, en faire sentir la grande utilité, & mettre dans un nouveau jour des vérités dont jusqu'à présent on n'a pas assez ſenti tout le prix. On peut eſpérer qu'à force d'y inſiſter & d'en multiplier les tableaux, les perſonnes qui ont le pouvoir de les faire ſervir au bien de l'Humanité, y donneront enfin toute l'attention qu'elles méritent.

L'air vicié dans lequel ſont conſtamment plongés les Équipages des Vaiſſeaux ; les alimens dont ils ſont nourris ; la mauvaiſe qualité individuelle de ces mêmes alimens, qui n'eſt que trop ordinaire ; la malpropreté des Matelots, leur pareſſe & leur intempérance, étant la ſource de la plupart des maux qu'ils éprouvent, feront auſſi les principaux objets ſur leſquels porteront nos réflexions. La purification de l'air tient ſans doute le premier rang parmi les précautions dont nous avons à parler ; car les alimens les plus ſains, la plus grande propreté de la plupart des Matelots, ne feroient que diminuer le mal, ſans le détruire, ſi l'infection de l'air ſubſiſtoit. Commençons donc par l'expoſition des moyens qu'on peut tenter pour rendre l'air d'un Vaiſſeau à peu-près auſſi ſalutaire que celui dans lequel on vit ſur terre. Mais voyons auparavant quelles ſont les cauſes qui concourent le plus à l'infecter & à le rendre pernicieux.

RENOUVELLEMENT & PURIFICATION de l'air.

POUR entendre aiſément ce que nous allons dire à ce ſujet, il faut ſe rappeler, 1.° la diſtribution intérieure d'un Vaiſſeau ; 2.° la grande quantité d'hommes, d'animaux, de vivres, de munitions, de marchandiſes qu'il renferme ſouvent; 3.° l'eſpace reſſerré dans lequel ſont logés les Matelots. Le vide d'un Vaiſſeau ſe diviſe en général en cale, en entre-pont, en pont, en gaillards d'arrière & d'avant. La cale eſt l'endroit le plus bas où l'on place les approviſionnemens, les vivres, les marchandiſes, l'eau douce, &c. L'entre-pont eſt le lieu deſtiné à loger l'Équipage qui n'eſt pas de ſervice, pendant que les gaillards ſont occupés par les Soldats: les Officiers ont de petites chambres ſéparées. Or, lorſque l'on conſidère le peu d'eſpace deſtiné à contenir un ſi grand nombre d'individus, & qu'on connoît à peu-près le volume d'air qui doit être inſpiré & expiré continuellement; lorſqu'on ſait à quel point il ſe corrompt après avoir été introduit pluſieurs fois dans les poumons; lorſqu'enfin on obſerve que le produit de la tranſpiration de tant de corps animés s'y mêle ſans ceſſe, on voit que celui qu'on reſpire dans l'entre-pont ne ſauroit être ſalubre. Rien n'indique mieux ſes pernicieuſes qualités que la mauvaiſe odeur & la chaleur humide qu'on éprouve en ce lieu, lorſqu'on y deſcend, après avoir paſſé quelque temps ſur le pont.

Si les émanations qui partent du corps des hommes tendent à infecter l'air des Vaiſſeaux, celles que fourniſſent les bœufs, les moutons, les volailles qu'on embarque, concourent encore d'une manière bien plus marquée à ſa dépravation. Il eſt bon de faire remarquer à cet égard que les moutons ſont parqués au milieu de l'entre-pont, & que les cages aux volailles entourent le Vaiſſeau & y répandent l'infection que les excrémens de ces animaux portent avec eux. Que l'on joigne à toutes ces cauſes la communication de la cale avec l'entre-pont par le moyen des écoutilles qui laiſſent un paſſage aux vapeurs infectées qui ſortent du premier de ces endroits, on ne s'étonnera pas de ce que l'air qu'on reſpire dans l'entre-pont a tant de mauvaiſes qualités. A la vérité, les fréquentes ouvertures qui y ſont pratiquées & les vents qui règnent ordinairement ſur mer, facilitant le renouvellement de l'air, en rétabliſſent un peu le reſſort & lui donnent quelque fraîcheur.

Quant à la cale, elle eſt, comme nous l'avons dit, remplie de proviſions; on y place quelquefois des animaux, des Matelots, & ſouvent on eſt forcé d'y deſcendre des malades *. En cet endroit, les proviſions, les viandes, dans leſquelles la fermentation qui leur eſt propre ſe fait inſenſiblement, mais continuellement, répandent des vapeurs qui en ſont le produit : elles ſe mêlent avec celles qui ſortent des hommes & des animaux, & leur communiquent plus d'activité. C'eſt encore dans la cale que ſe trouve la ſentine, où les eaux qui ſe raſſemblent & qui ſe putréfient répandent une infection inſoutenable,

* Cela arrive lorſqu'on eſt à la veille de livrer un combat, & que les malades ſont nombreux.

ſur-tout lorſqu'on fait agir les pompes, ſans qu'il y ait aſſez d'ouvertures pour que l'air puiſſe s'y renouveler : de ſorte qu'on peut dire que toutes les cauſes capables de rendre ce fluide pernicieux s'y trouvent réunies. Qu'on en juge par ce qui arrive à ceux qui ne ſont pas habitués à y deſcendre. Ils ne ſauroient ſupporter l'odeur infecte qu'on y ſent, & ils éprouvent ſouvent un mal-aiſe & une douleur de tête accompagnée de ſuffocation qui ne ſe diſſipent qu'après qu'ils ont pris l'air ſur le pont pendant quelques heures.

L'habitude fait quelque choſe ſans doute, puiſque pluſieurs êtres vivans reſtent quelquefois aſſez long-temps dans la cale ſans y éprouver d'accidens prompts & ſenſibles ; mais on doit tenir pour conſtant que l'air parvenu à ce degré de corruption influe néceſſairement ſur la ſanté de ceux qui le reſpirent, & tôt ou tard y cauſe de grandes altérations. Je ſais qu'il exiſte des moyens de purifier & de renouveler plus ou moins complettement l'air de la cale, de même que celui de l'entre-pont, & j'en ferai tout-à-l'heure le détail. Mais ces moyens ne deviendroient-ils pas tout enſemble plus praticables & plus fructueux, ſi l'on diminuoit l'intenſité des cauſes qui tendent à pervertir ce fluide ?

La grande quantité d'hommes & d'animaux qu'on embarque, & qu'on place dans des endroits très-reſſerrés, étant l'une des principales cauſes de la corruption de l'air des Vaiſſeaux, il y auroit beaucoup à gagner ſi, ſans nuire aux manœuvres néceſſaires, on pouvoit diminuer le nombre des Matelots. Chez les Anglois, l'Équipage eſt quelquefois d'un tiers moins nombreux que chez les François, pour des Vaiſſeaux de même ordre, ſans qu'il paroiſſe que le ſervice en ſouffre. Les Matelots malades, & ceux qui ſont deſtinés à les ſervir, emportent aſſez ſouvent le quart de l'Équipage. Le trop grand nombre d'hommes n'eſt qu'une ſurcharge, s'il n'y a pas augmentation proportionnelle dans les forces ; l'Équipage moins nombreux ſe trouveroit plus à l'aiſe dans le Vaiſſeau : les Matelots ſeroient moins entaſſés, il faudroit moins d'animaux parqués, moins d'autres proviſions ; il y auroit donc plus de vide, &

par conſéquent plus d'air dans la cale & dans l'entre-pont : le renouvellement de ce fluide y ſeroit plus aiſé ; il y auroit moins d'hommes à payer, & s'il leur étoit accordé quelque légère augmentation ſur leur ſolde, ſi la dépenſe ménagée ſur la quantité des approviſionnemens, étoit employée à en améliorer la qualité, eſt-il douteux qu'on n'eût des Matelots plus ſains, plus vigoureux & mieux pourvus de linge, de hardes, &c? Six cents hommes rendroient en ce cas plus de ſervice que l'on n'en peut tirer de huit cents, parmi leſquels le mal-aiſe & le défaut de nourriture engendrent infailliblement des maladies.

C'eſt bien moins par le nombre des bras que par leur vigueur que toutes les manœuvres s'exécutent avec promptitude & avec ſuccès : des Matelots infirmes, au lieu d'être utiles, nuiſent à leurs camarades, les gênent & leur communiquent ſouvent des maladies très-meurtrières. Tout le temps qu'exige le ſervice des malades eſt perdu pour le ſervice du Vaiſſeau. D'ailleurs la réduction des Équipages ſeroit ſuivie d'un autre avantage. L'emploi des moyens propres à purifier l'air & à conſerver les alimens en bon état en deviendroit plus facile. Il ne feroit plus néceſſaire d'embarquer tant d'animaux vivans. Une réforme ſur ce dernier objet feroit, j'oſe le dire, très-eſſentielle, quand même on n'en feroit aucune ſur le nombre des Matelots. On trouve quelquefois plus de cent moutons & pluſieurs cochons dans un parc qui occupe tout le milieu de l'entre-pont. Tous ces animaux, outre les volailles, dont on ne fait ſervir qu'une très-petite partie au ſoulagement des malades, non-ſeulement infectent le Bâtiment, mais encore conſomment beaucoup d'eau, de grains & de fourrage pour leur ſubſiſtance.

Qu'on entre dans un Vaiſſeau Anglois, on n'y apercevra ni cages à poulets, ni parc à moutons; quelques-uns ſeulement ſont cantonnés à l'extrémité du Vaiſſeau pour les beſoins des malades; & le Capitaine le plus magnifique n'a ſur la dunette que quelques douzaines de pièces de volaille. Son Équipage, plus à l'aiſe, ſouffre moins de la chaleur, éprouve une moindre tranſpiration que nos malheureux Matelots que l'on voit arriver la nuit

nuit tout en ſueur, dans le temps le plus froid de l'année, & auxquels le paſſage ſubit d'un extrême à l'autre eſt ſouvent funeſte. Je ſuis fort éloigné de penſer que l'État-major doive être réduit à la condition du Matelot pour ſa ſubſiſtance. L'éducation & l'habitude mettent trop de différence dans le tempérament des hommes, pour que la même nourriture puiſſe convenir à tous également. Mais il me ſemble qu'il eſt en toutes choſes un juſte milieu. Les Officiers de la Marine Françoiſe ne ſont pas faits pour vivre comme vivoient les Chefs même de l'État à Lacédémone. Mais quelle étrange diſtance de la frugalité ſpartiate au luxe qui règne ſur nos tables! Ce n'eſt pas au milieu du luxe que ſe trouve la nourriture ſaine & convenable. Tout excès eſt un mal, & le luxe eſt un excès. S'il doit être proſcrit, c'eſt ſur les Vaiſſeaux plus que par-tout ailleurs.

L'homme de mer doit s'endurcir à la fatigue, & le moyen d'y parvenir n'eſt pas de ſe nourrir avec profuſion & délicateſſe. Qu'il me ſoit permis de le dire; cette vérité & ſes conſéquences ont été juſqu'à préſent mieux ſenties par nos voiſins que par nous. La ſobriété eſt une vertu commune aux Officiers de mer Anglois ; & tous, ſans en excepter même les Amiraux, l'obſervent avec exactitude ſur leurs bords. Il n'eſt pas de mon ſujet de remarquer combien d'inconvéniens peut entraîner l'uſage contraire, ſingulièrement en temps de guerre, où tout encombrement eſt ſi préjudiciable dans les Vaiſſeaux. Mais il importe beaucoup d'obſerver que, toutes les fois qu'un Capitaine voudra tenir ſa table avec appareil, il faudra que l'office occupe tout un côté du Vaiſſeau ſous le gaillard d'arrière. Qu'arrive-t-il de-là ? que diverſes manœuvres conſidérables, au lieu de s'exécuter ſur le pont, ne peuvent plus ſe faire que ſur le gaillard, où la partie de l'Équipage deſtinée à ce travail, eſt obligée de ſe tenir, pour être à portée du ſervice au moment du beſoin. Dans l'attente de ce moment, le Matelot, enveloppé de ſon capot, ſe couche, ſe repoſe & s'endort auprès des manœuvres. Pendant ſon ſommeil, expoſé à découvert ſur le gaillard à l'air de la nuit & au mauvais temps, il en reçoit les fâcheuſes influences, tandis qu'il ſe trouveroit à l'abri ſous le gaillard, ſi les manœuvres pouvoient porter ſur le pont, comme dans les Vaiſſeaux Anglois.

Qu'on me pardonne ces obſervations en faveur de leur utilité & du bien qu'apporteroit la deſtruction des abus qui en font l'objet : elles m'ont été fournies par un Officier diſtingué dans la Marine, habile Phyſicien, très-intelligent dans ſon métier & ſur-tout plein de zèle pour la Patrie. Animé des mêmes ſentimens pourrois-je, dans un Ouvrage entrepris pour les Gens de mer, me taire ſur la convenance & ſur les avantages d'une réforme qui contribueroit ſi efficacement à la conſervation des Matelots ! Je ne prétends pas néanmoins que ce moyen fût ſeul ſuffiſant ; car encore que les vivres & les Équipages d'un Bâtiment fuſſent réduits aux trois quarts de leur maſſe accoutumée, l'air y ſeroit encore mal-ſain, parce qu'il ſubſiſteroit d'autres cauſes de corruption. Il faut donc de plus mettre en uſage les moyens propres à opérer le renouvellement de l'air. Ceux qui demandent le moins de peine, & qui, avec peu de difficulté, rempliſſent mieux ce point de vue, méritent ſans doute la préférence. On obtient à bon marché un bien auſſi précieux que la ſanté, lorſqu'on en eſt quitte pour quelques ſoins. Les différens procédés qu'on a tentés pour purifier l'air dans les Vaiſſeaux ſont aſſez connus; de grands Phyſiciens Anglois en ont fait la matière de leurs méditations. En France, pluſieurs Savans ſe ſont auſſi occupés avec ſuccès de ce point important; de ſorte qu'à cet égard tout mon travail doit ſe borner à une ſimple compilation.

Les ventilateurs, les pompes foulantes & aſpirantes de différentes formes, les ventouſes, les courans d'air produits par l'action du feu, ſont autant de ſecours qui ſe préſentent pour opérer l'effet qu'on deſire. Il ne s'agit que d'en faire une application raiſonnée, ſur laquelle nous ne pouvons nous diriger plus ſûrement que par les Écrits de Mrs de Morogues & Duhamel. Les Officiers chargés par état de veiller aux beſoins & au bien-être des hommes qui leur ſont confiés, connoiſſent toute la valeur des conſeils que renferment ces Écrits. Examinons avec ces Bienfaiteurs du genre humain, quels ſont les endroits des Vaisseaux où le renouvellement de l'air est le plus utile, & dans quelles circonstances l'Équipage doit s'en occuper plus particulièrement.

C'est sur-tout à l'entre-pont qu'il est essentiel que l'air soit purifié, parce que l'Équipage y couche, & qu'il y est continuellement assemblé. Mais pour discerner ce qu'on peut faire plus utilement à cet effet, il faut observer avec M. Duhamel *, que les vapeurs infectes qui corrompent l'air, se rassemblent en plus grande partie dans le haut de l'entre-pont, parce qu'elles sont spécifiquement plus légères que l'air ordinaire. Il s'ensuit de-là, par une double conséquence, 1.° que pour donner lieu à la sortie de ces émanations pernicieuses, il faudroit pratiquer des ventouses à la partie la plus élevée & immédiatement sous le pont; 2.° que les ouvertures propres à admettre l'air extérieur, doivent au contraire être placées le plus bas qu'il est possible. Les sabords, dans la construction actuelle, font l'office de ces basses ouvertures,

* *Page 85* de son petit, mais excellent Ouvrage, sur les moyens de conserver la santé des Matelots.

& les écoutilles qui établissent la communication d'un pont à l'autre, tiennent lieu de ventouses pour livrer passage aux vapeurs infectes. L'air frais qui entre par une autre voie aide à leur expulsion & les remplace. Par cette heureuse disposition des sabords & des écoutilles, le renouvellement de l'air devient assez aisé dans l'entre-pont. Cependant, malgré cet avantage, la mauvaise odeur, qui saisit quelquefois en y entrant, ne prouve que trop, que l'air n'y est pas au degré de pureté qui seroit nécessaire pour la santé de l'Équipage. D'ailleurs il faudroit, pour retirer un plein avantage de cette disposition, qu'on pût toujours tenir les sabords & les écoutilles ouverts, & c'est ce qu'on ne sauroit pratiquer dans les gros temps. Il y a plus, dans les Vaisseaux de guerre, la première batterie est quelquefois si près de l'eau, que les sabords du premier entre-pont ne peuvent point être tenus ouverts, pour peu que la mer soit agitée. Lorsque les circonstances forcent à se renfermer ainsi, il est impossible de rester quelques jours dans les entre-ponts & sur-tout dans le premier, sans se ressentir de l'action du mauvais air qui y règne. C'est alors que les Équipages sont ordinairement pris de maladies qui augmentent encore les effets pernicieux de cet air mal-faisant, à mesure que le nombre des malades devient plus considérable.

Voilà le moment critique où le génie & l'art doivent déployer leurs efforts pour aider la Nature dans un cas où ses opérations sont arrêtées par des obstacles qu'elle ne peut vaincre seule & sans secours. Mais si nous voulons réussir, suivons les leçons que nous donne cette savante maîtresse, lorsqu'elle agit en liberté. Établissons des courans d'air artificiels où manquent les courans d'air naturels; il n'y a pas d'autres secrets à chercher. Si nous venons à bout d'expulser l'air corrompu des entre-ponts, le vide qu'il laissera nécessairement, sera sur le champ rempli par l'air extérieur, & ce fluide se trouvera rafraîchi & renouvelé.

Pour y parvenir d'une manière prompte, il faudroit une machine qui aspirât beaucoup d'air à la fois, qui demandât peu d'emplacement & peu de force pour la faire mouvoir. Les soufflets Suédois à deux soupapes, sembleroient pouvoir répondre à cette vue. La soupape qui permettroit à l'air d'y entrer, aboutissant à un tuyau qui se termineroit à la partie la plus élevée de l'entre-pont, y pomperoit l'air le plus infect, pendant que l'autre soupape qui auroit une fonction opposée, transmettroit ce même air au-dehors. Le jeu de cette machine continué plusieurs heures par jour, produiroit l'effet salutaire dont nous venons de parler; mais malheureusement ce feroit avec trop de lenteur. Les soufflets Suédois ont des défauts que M. Duhamel a reconnus, & à quelques-uns desquels il a proposé de remédier en substituant, par exemple, un tuyau plus large à celui qui est adapté à la soupape expiratrice, & qui étant trop étroit, ne laisse pas une sortie assez libre à l'air qui a été pompé. Car il ne s'agit ici, suivant la remarque de cet Auteur, que de puiser & porter au-dehors l'air infect dont le soufflet s'est chargé; & il ne faut point, comme lorsqu'on applique cet instrument à une forge, faire passer l'air d'un canal large dans un plus étroit, pour rendre son courant plus rapide ; ce qui ne peut s'opérer qu'en employant plus de temps & plus de force.

Un autre inconvénient rend d'ailleurs le soufflet Suédois peu utile : c'est qu'étant en partie composé de cuir, il est sujet à être rongé par les rats. Il a donc fallu essayer d'atteindre au même but par des moyens plus sûrs & plus faciles. Celui de tous qui me paroît rassembler le plus d'avantages, est le ventilateur de M. Hales. Quoique cette ingénieuse machine soit connue de tous les Marins, je vais transcrire la description qu'en a donnée M. Duhamel, & cela par le même motif qui l'y a déterminé, afin d'épargner la peine de la chercher ailleurs. Puis-je me proposer un exemple plus digne d'être suivi que celui d'un illustre Académicien qui a si utilement consacré ses veilles & ses travaux au bien de la Société ! L'éloge de M. de Morogues ne doit point être séparé de celui de son Commentateur. C'est leur propre texte qu'on va lire ; je n'ai garde d'affoiblir leurs expressions par les miennes. « La mécanique des soufflets de M. Hales est simple, leur construction est peu « coûteuse, leur service commode, leur soli- «

» dité à l'épreuve de la mal-adreſſe des gens
» les plus groſſiers. Il n'entre point de cuir
» dans leur compoſition, & ils peuvent mettre
» en jeu une grande maſſe d'air. Tous ces
» avantages, joints aux expériences qu'on en
» a faites en Angleterre & en France, nous
» engagent à en donner une deſcription abré-
» gée, quoiqu'elle ſe trouve déjà imprimée
» dans pluſieurs Ouvrages.

» Pour ſe former une idée de ces ſoufflets,
» il faut ſe repréſenter deux caiſſes de bois de
» chêne ou de ſapin, plates, poſées à côté
» l'une de l'autre, telles que dans la *figure 1*,
» *AEFC*, *EBFD*; ces deux coffres ont
» chacun leur jeu particulier & indépendant
» l'un de l'autre; de ſorte que chaque coffre
» forme un ſoufflet qui aſpire & refoule en
» même temps.

» Ces coffres doivent être aſſez exactement
» joints pour que l'air ne puiſſe s'échapper
» par les aſſemblages; mais comme on doit
» éviter de les faire peſans, parce que dans
» les Vaiſſeaux on peut ſouvent être obligé
» de les changer de place, on pourra les
» conſtruire avec du ſapin aſſez mince, &

recouvrir tous les joints avec de la toile «
trempée dans du bray. Aux bouts *CF, FA* «
de chaque coffre, ſont quatre grandes ſou- «
papes établies ſur un bâtis de menuiſerie *II,* «
KK. Deux de ces ſoupapes *G* permettent à «
l'air de l'intérieur de la caiſſe de ſortir, «
pendant que les deux autres marquées *H* «
permettent à l'air extérieur d'entrer dans la «
même caiſſe. «

La *figure 2*, qui repréſente une de ces «
caiſſes, de laquelle on a enlevé le côté *DB*, «
laiſſe apercevoir le diaphragme qui n'eſt «
autre choſe qu'une planche mince & légère «
qu'on attache avec deux couplets à la tra- «
verſe *I* du devant de la caiſſe. Ainſi il ſe «
faut former l'idée d'un volet tellement mo- «
bile par ſon extrémité *II*, qu'en lui impri- «
mant un mouvement vertical, par le moyen «
de la tringle qu'on hauſſe & qu'on baiſſe, «
on fait parcourir à ce diaphragme l'eſpace «
renfermé par les lignes ponctuées *MN, MO*. «
Maintenant, remettons à ſa place la planche «
DB, que nous avons ſuppoſée enlevée pour «
faire concevoir l'effet du jeu du diaphragme, «
& on verra que quand on porte vivement «

» le diaphragme de *N* en *O*, la masse d'air » contenue dans le prisme triangulaire dont » un des côtés est représenté par *NMO*, est » chassée dehors par la soupape *G*, pendant » qu'une pareille masse d'air entre dans la » capacité du soufflet par la soupape *H* supé- » rieure à l'attache du diaphragme. Le contraire » arrive quand on porte le diaphragme de *O* » en *N*, l'air entre par la soupape *H* & sort » par la soupape *G*.

» Considérant ensuite les deux coffres ou » les deux soufflets, placés à côté l'un de » l'autre, si l'on hausse & baisse les tringles *P* » au moyen du levier où elles aboutissent, » pour agiter les diaphragmes, il est évident » que l'air sera continuellement aspiré par les » soupapes *G*, d'où il résultera un souffle & » une agitation continuelles.

» Il faut faire en sorte que la planche qui » forme le derrière du soufflet *EB* (*fig.* 1) » ou *NO* (*fig.* 2) soit un peu bombée, afin » que le diaphragme joigne plus exactement le » fond de la caisse en dedans. De plus, il faut » que les soupapes soient légères, les tenir » les plus grandes qu'il sera possible, augmenter plutôt les dimenſions des ſoufflets en lon- « gueur ou en largeur qu'en épaiſſeur ; que « la tringle *P* ſoit jointe au diaphragme par « une eſpèce de verrou qui puiſſe tourner en « liberté dans des crampons *A(fig. 3);* que le « deſſus de la caiſſe ſoit percé d'une eſpèce « de mortaiſe *Q*, afin que la verge *P* puiſſe « ſe mouvoir verticalement & ſans frottement; « & pour empêcher qu'il n'échappe que très- « peu d'air par cette mortaiſe, on fera bien « de la couvrir d'une petite planche quarrée *T* « *(fig. 1)* qui ſoit à couliſſe dans les deux « laſſeaux *VV*. Le diaphragme doit être « mince, ſur-tout vers le côté où eſt attachée « la tringle *P*. Enfin, les deux ſoufflets ne « font pour l'ordinaire qu'une ſeule caiſſe « diviſée en deux par une cloiſon qui ne « s'aperçoit que dans l'intérieur. On ne les « a ſéparés dans la figure que pour faire con- « cevoir plus aiſément la mécanique des ſouf- « flets. En réuniſſant les deux ſoufflets dans « une même caiſſe, il ſera plus aiſé d'établir « en *SSKK*, *(fig. 4)* pour recevoir le vent « des deux ſoufflets; cette caiſſe forme une « eſpèce de ſommier qui recevra l'air des «

» quatre ſoupapes *GGGG*, & qui le portera » dans le tuyau qu'on ajoutera en *T*, qu'on » fera aboutir à l'endroit où on veut purifier » l'air, ſoit en y portant de nouvel air, ſoit » en pompant l'air infect; car nous avons dit » qu'en changeant la diſpoſition des ſou- » papes, on pourroit produire l'un ou l'autre » effet, mais on fera bien de couvrir d'un » treillis de fil de fer *XX* l'ouverture des » ſoupapes *HH*, qui ne ſeront pas renfer- » mées dans le ſommier, pour empêcher » l'entrée aux rats qui pourroient y cauſer » du déſordre.

» Il eſt évident qu'on peut augmenter ou » diminuer les dimenſions de ces ſoufflets, » ſuivant la grandeur des Vaiſſeaux; mais » pour prouver combien ces ſoufflets ſont » propres à renouveler l'air, nous allons » rapporter quelques expériences qui ont été » exécutées avec ſoin.

» Dans l'expérience qui a été faite ſur la » Frégate que commandoit M. de Morogues, » chaque coffre des ſoufflets dont on faiſoit » uſage avoit vingt pouces de largeur, douze » pouces d'épaiſſeur, quatre & demi de longueur ; toutes les dimenſions étoient « priſes de dedans en dedans. «

Deux hommes, ſans ſe fatiguer, don- « noient aiſément pendant une demi-heure « ſoixante coups par minute ; & comme chaque « ſoufflet aſpiroit ou répandoit ſept pieds cubes « d'air par coup, il en pouvoit fournir plus « de vingt-cinq mille par heure. Or il eſt « évident qu'un pareil volume d'air infect, « pompé de la cale, doit beaucoup influer « ſur l'état de l'air ſtagnant, & le diſſiper aſſez « abondamment pour qu'après un eſpace de « temps aſſez court, la mauvaiſe qualité de « l'air de la cale ou de l'entre-pont ne ſoit « plus ſenſible, & c'eſt ce qui a été exacte- « ment prouvé dans l'expérience dont on « rend compte. Les ſoufflets avoient été placés « ſur le tillac d'arrière au-deſſus d'une écou- « tille : l'air étoit porté dans la cale par des « tuyaux ou porte-vents de bois mince, de « ſix pouces en quarré (il auroit été mieux « de les faire de huit) : ces tuyaux de conduite « s'ajuſtoient bout à bout & ils faiſoient des « angles au retour ; ces tuyaux de bois bien « calfatés ſont préférables aux manches de «

» cuir qui ſont ſujettes à faire des plis ou à » s'affaiſſer. Les écoutilles de la cale étant » fermées avec des peaux & des prelats, l'air » de la cale aux vivres a toujours été purifié » en une demi-heure de temps, ſans qu'il y » ſoit reſté aucune mauvaiſe odeur, de ſorte » que l'air qu'on y reſpiroit paroiſſoit auſſi » pur que celui du dehors.

» En brûlant des parfums vis-à-vis des » ſoupapes d'inſpiration, on rempliſſoit la » cale de fumée, au point de ne pouvoir y » reſter ſans être ſuffoqué; mais en très-peu » de temps ces vapeurs étoient diſſipées par » le grand effet des ſoufflets. Cette ſeule » expérience ſuffit pour prouver qu'on peut » en très-peu de temps, & ſans beaucoup de » travail, renouveler l'air d'une cale.

» Pour nous aſſurer du prompt effet des » ſoufflets de M. Hales, nous fimes brûler » dans une petite ſalle des Invalides, de la » paille mouillée, juſqu'à ce qu'on ne pût plus » ſe voir & qu'on fût prêt à être ſuffoqué: » alors on fit agir les ſoufflets, & la fumée » fut entièrement diſſipée en moins d'un » quart-d'heure. En voilà, ce me ſemble, aſſez pour

pour prouver que l'effet des soufflets est « très-prompt; mais comme on a peine à « adopter des usages auxquels on n'est point « accoutumé, on reproche à ces soufflets d'être « embarrassans, & de donner un surcroît de « travail aux Équipages. »

Il seroit bien étonnant que des raisons aussi frivoles pussent être mises dans la balance avec le salut des Matelots. Quelle difficulté, quel embarras y a-t-il à remuer & à transporter des soufflets construits de cette sorte! Ce n'est assurément ni par leur poids, ni par leur volume. La suppression de deux cages à volaille laissera un espace suffisant pour les placer. Quant à la manœuvre, elle sera moins un surcroît de travail, qu'un exercice salutaire pour les Équipages. Il ne faudra que changer la disposition des soupapes du ventilateur; pour pomper l'air, il faut que le tuyau se termine immédiatement au-dessus des bordages du premier pont; pour en introduire de nouveau, il faut que le tuyau adapté à la soupape soit prolongé jusqu'à la partie la plus basse de la cale. Les mêmes attentions seront nécessaires toutes les fois qu'on fera jouer la machine dans la vue de renouveler l'air de l'entre-pont. C'eſt par cet endroit qu'il convient toujours de commencer, parce qu'à meſure qu'on pompera l'air de la cale, le nouvel air qui s'y portera, & qui ne peut venir que de l'entre-pont, ſera d'autant plus pur, qu'il aura été plus complettement renouvelé.

Il y auroit encore d'autres machines à propoſer pour renouveler l'air, tels que les ſoufflets à force centrifuge, la manche Danoiſe, &c. décrits par M. Duhamel; mais ces machines ne peuvent ſoutenir le parallèle avec le ventilateur de M. Halles, qui mérite la préférence à tous égards; cependant, comme dans tout ce qui ſoumet l'homme à des ſoins & à un travail journalier, ſon indolence naturelle eſt le plus grand obſtacle au ſuccès des inventions même qui leur ſont les plus utiles, on a cherché des moyens où l'on peut ſe paſſer du ſecours des Matelots: c'eſt dans cette vue que M. Sutton, en Angleterre; & M. Duhamel, en France, ont penſé dans le même temps à faire ſervir l'action du feu au renouvellement de l'air dans les Vaiſſeaux.

La conſtruction des cuiſines Angloiſes, qui ſont fermées comme un poêle, a donné de grandes facilités à M. Sutton. Il n'a eu qu'à adapter au-deſſous de ces cuiſines un tuyau qui aboutiſſant à la cale, y pompe un nouvel air pour remplacer celui que la raréfaction fait monter par le tuyau ſupérieur qui ſert de cheminée. On établit par-là, de la cale au-dehors du Vaiſſeau, un courant d'air très-ſalutaire à l'Équipage; & pour écarter tout danger d'incendie, il ſuffit de garnir l'extrémité du tuyau qui répond à la cale, d'une calotte de fer, afin de recevoir des charbons qui pourroient y tomber.

Les Vaiſſeaux François ne ſe prêtent pas à cette opération avec la même facilité, ni avec les mêmes avantages; dans les cuiſines, le feu ſe fait à foyer ouvert ſous une cheminée, & on y emploie du bois. L'air néceſſaire à ſa combuſtion n'eſt fourni, ni ne peut l'être que par les endroits les plus voiſins de la cheminée, par conſéquent ne ſe renouvelle que dans ces mêmes endroits, & ne peut rafraîchir celui de la cale. M. Duhamel crut cependant pouvoir appliquer l'action du feu au renouvellement de l'air de la cale, & cela par un procédé fort ingénieux. « Je pro- » posai, dit-il, de placer au-dessous des cui- » sines un coffre qui seroit recouvert d'une » forte plaque de fer; de faire aboutir à ce » coffre un tuyau qui peut descendre dans » la cale, & de faire partir de ce même coffre » un autre tuyau quarré, le plus large qu'il » seroit possible, qu'on placeroit dans l'épais- » seur de la cloison qui sépare la cuisine du Capitaine de celle de l'Équipage ». Ce conseil fut exécuté sur deux Frégates, & le Capitaine de l'un de ces Bâtimens, déclara à son retour que les vivres, dont il étoit pourvu, s'étoient parfaitement conservés dans la cale, quoiqu'il eût fait voyage dans des pays chauds. M. Duhamel ne paroît pas néanmoins avoir été pleinement satisfait de sa découverte, & il n'hésite pas de préférer le moyen employé par M. Sutton. C'est ce qui lui fait regretter qu'on ne fasse point usage d'une cuisine éco- nomique inventée & proposée plusieurs fois par M. Vanières. « Le feu, ce sont ces termes, » y est renfermé comme dans un poêle, & » à la partie supérieure il y a des ouvertures pour recevoir les marmites & les casseroles ; « des espèces de tiroirs qui forment des petits « fours pour cuire quelques pièces de pâtisserie ; « enfin des ouvertures pour rôtir les viandes. « Si l'on pouvoit sans inconvéniens adopter « ces cuisines dans nos Vaisseaux, on en reti- « reroit le double avantage de faire une grande « économie sur le bois, & de se procurer « un moyen très-commode de renouveler l'air « de la cale & de l'entre-pont. » Je n'ai pas besoin de dire que ce seroit précisément par les mêmes procédés, dont M. Sutton est l'inventeur pour les cuisines Angloises.

Mais supposé que ce moyen ne soit pas pratiquable, ou qu'il ne soit pas adopté pour les Vaisseaux François, j'oserai en proposer un autre qui rentre assez dans le plan de M. Duhamel. Ce seroit que la cloison qui sépare la cuisine du Capitaine de celle de l'Équipage, à l'endroit des foyers, fût faite d'une caisse de cuivre exactement fermée de tous les côtés ; elle pourroit avoir pour épaisseur celle qu'on donne ordinairement à la cloison, quatre pieds de largeur, trois pieds & demi en hauteur, de façon qu'elle formeroit un quarré long, aplati & plus ou moins grand ſuivant les circonſtances. Les parois de cette caiſſe n'auroient que l'épaiſſeur néceſſaire, & placée de champ, elle ſerviroit de plaque aux deux cuiſines. Il y auroit à cette eſpèce de caiſſe métallique deux tuyaux, l'un qui de la cale viendroit aboutir à la partie inférieure de cette caiſſe, & l'autre, qui de la partie ſupérieure monteroit tout le long de la cheminée, & la dépaſſeroit le plus qu'il ſeroit poſſible. La caiſſe, préſentant aux deux foyers une très-large ſurface, s'échaufferoit aiſément; par conſéquent, l'air qui la rempliroit, promptement raréfié, tendroit à s'échapper par le tuyau ſupérieur où il trouveroit le moins de réſiſtance, pendant que l'air qui viendroit du canal inférieur, ſeroit forcé de remplir le vide qui ſe feroit continuellement dans la caiſſe. Il faudroit que le tuyau ſupérieur fût très-large du côté de la caiſſe & diminuât de calibre à meſure qu'il s'en écarteroit. Sa ſurface augmentée par ce moyen dans un endroit où l'action du feu peut ſe communiquer juſqu'à lui, tendroit à augmenter l'effet qu'on en attend. Quant au tuyau qui de la cale viendroit se rendre à la caisse, il seroit utile qu'il diminuât un peu de calibre à mesure qu'il se rapprocheroit du foyer. C'est par de pareilles dispositions qu'on peut tirer tout le parti possible du moyen que je propose; je ne doute point que l'effet n'en fût très-sensible. D'ailleurs cette machine, une fois placée, n'entraîneroit ni peine, ni soins. Le foyer n'ayant aucune communication avec les tuyaux, il n'y auroit aucun danger d'incendie; & l'air seul étant destiné à y passer, il ne pourroit s'y faire d'obstructions, ni embarras qui exigeassent des réparations. La figure *V* de la planche qui est à la fin du Livre, rendra mon idée plus sensible.

Les entre-ponts étant le lieu où se retirent les Matelots qui ne sont pas de service, méritent bien qu'on les purge aussi du mauvais air. M. Duhamel pense, & je crois comme lui, qu'à cet égard il n'y a rien de mieux à faire que d'empêcher les vapeurs qui sortent par l'écoutille de la cale de se répandre dans l'entre-pont: « & cela en joignant cette « écoutille à celle de l'entre-pont qu'on «

» suppose placée au-dessus, au moyen d'une » cloison de toile à prelat, à laquelle on » pratiqueroit une porte battante pour descendre dans la cale. » M. Duhamel étend encore cette précaution jusqu'au parc des bestiaux qu'il voudroit qu'on entourât de même, en ouvrant au-dessus une écoutille, & en laissant au-dessous du pourtour inférieur environ deux pieds d'ouverture qui permettroient à l'air d'y entrer, pour s'échapper ensuite par l'écoutille supérieure. De pareils procédés diminueroient du moins l'infection de l'air dans un endroit où il est très-essentiel qu'il soit pur & renouvelé. De tout ce que nous venons de dire, l'on peut conclure qu'il faut, autant qu'on le peut, tenir les sabords ouverts, de même que les écoutilles dont on doit souvent lever les caillebotis; mais nous n'avons pas encore épuisé les précautions qu'il convient de prendre pour conserver la santé des Équipages.

Je pense qu'il seroit très-possible d'établir plusieurs canaux aëriens de chaque côté des Vaisseaux; ces canaux auroient leurs orifices percés obliquement sur un bordage au côté externe & ſupérieur des Vaiſſeaux, ſe continueroient entre deux membres & iroient aboutir la moitié dans l'entre-pont & l'autre moitié dans les cales, ſur-tout dans la cambuſe; au moyen de ces canaux, l'air ſeroit continuellement renouvelé dans les cales & dans l'entre-pont.

Lorſqu'il y a des ſabords ouverts, ſoit dans les rades ou à la mer, on ne doit pas permettre que perſonne reſte dans les hamacs, à moins qu'il ne faſſe très-chaud; les moindres maladies qui peuvent provenir de l'inattention à cet égard, ſont des rhumes, des rhumatiſmes, toujours capables d'empêcher les Matelots de remplir les fonctions qu'exige le ſervice; on ne doit point auſſi leur permettre de ſe coucher ſur le pont, comme le fait ordinairement preſque la moitié de l'Équipage dans les rades, ce qui en fait tomber malades un grand nombre.

On a obſervé dans tous les temps que les Vaiſſeaux nouvellement conſtruits & ceux qui faiſoient peu d'eau, étoient plus mal-ſains que les Vaiſſeaux qui ſe trouvoient dans le cas oppoſé. La cauſe en eſt facile à ſaiſir.

Lorsqu'un Vaisseau fait peu d'eau, elle séjourne long-temps dans la sentine avant qu'on fasse jouer les pompes; les insectes qui y éclosent, qui y croissent & qui ensuite y périssent, dépravent ce liquide & le rendent d'autant plus infect, qu'il est en plus petite quantité & qu'il est plus rarement renouvelé. Les Vaisseaux neufs sont dans ce cas; & d'ailleurs l'humidité qui sort du bois neuf en se desséchant se communique à l'air, & lui fournit nécessairement des émanations salines qui le rendent plus propre à pénétrer à travers le tissu de la peau & à produire des désordres dans l'économie animale; c'est en partie par la même raison que l'on éprouve aussi des accidens, lorsque sur terre on habite trop tôt un bâtiment neuf.

La dépravation de l'air par un trop long séjour dans la sentine indique assez ce que l'on doit faire pour en prévenir les effets pernicieux. Il faut pomper l'eau, lui en substituer une plus grande quantité de nouvelle, la laisser peu séjourner & faire ainsi de forts & fréquens arrosemens dans le Vaisseau. Un établissement de pompes bien faites & quelques heures de travail par jour suffisent à cette utile opération. Les Anglois ont dans chaque Vaisseau de guerre un robinet de cuivre sur un membre dans la cale, à quatre ou cinq pieds sous l'eau, vers le milieu du corps du Bâtiment: à la faveur de cette machine, ils font entrer de nouvelle eau dans la sentine lorsque les pompes jouent, & ils ne discontinuent cette manœuvre que lorsque les eaux cessent d'avoir de l'odeur. Pourquoi n'admettrions-nous pas un procédé si facile? « Il est si singulier, dit M. Duhamel, d'après l'exposé de M. de Morogues, qu'une invention aussi simple, aussi utile, n'ait point été « adoptée sur les Vaisseaux François. On « croit qu'il est toujours dangereux de percer « un membre; mais ne le perce-t-on pas pour « placer une gournable? & le trou que l'on « feroit ne feroit-il pas aussi exactement fermé « par un fort robinet de cuivre que par un « clou ou une cheville? Un cadenas mis au « robinet, préviendroit tous les accidens qu'on « pourroit craindre de l'usage de ce robinet. » Rien ne peut remplacer la précaution d'introduire de nouvelle eau dans la sentine, soit par ce moyen ou par quelqu'autre équivalent. Il n'en eſt point de plus ſûr pour détruire la cauſe qui contribue le plus à l'infection de la cale. Nous aurons encore occaſion de voir de quelle conſéquence il eſt que l'air qui la remplit ſoit le plus pur poſſible.

Quoiqu'il ſuffiſe en quelque façon de renouveler l'air pour lui rendre ſa ſalubrité, on ne doit pas pour cela négliger les autres moyens qui peuvent encore le purifier. L'uſage des parfums a été ſouvent recommandé en pareil cas & avec grande raiſon. Les réſines brûlées, telles que le goudron, l'encens, le benjoin, le ſtorax, les graines de genièvre, la déflagration de la poudre à canon, du ſoufre, les aſperſions de vinaigre, peuvent être employés avec beaucoup de ſuccès. L'air, par lui-même, eſt ſans odeur; mais il eſt le véhicule de toutes les odeurs bonnes ou mauvaiſes. Ainſi l'aſperſion ou la combuſtion de quelques-unes des ſubſtances que je viens de nommer, ſont propres à corriger la malignité des vapeurs infectes dont l'air eſt chargé. Les effets du ſoufre brûlé ſont très-puiſſans. Il eſt fâcheux que ces émanations affectent la poitrine; mais il y a un moyen d'en parfumer la cale & les entre-ponts sans danger pour l'Équipage. C'est M. de Morogues qui nous l'enseigne. « Quand le Vaisseau auroit été bien nettoyé, on pourroit, dit-il, « fermer toutes les écoutilles & les sabords, « puis, avant de faire *branle-bas*, on brûleroit « du soufre dans une chaudière de fer qu'on « placeroit devant les soupapes aspirantes du « soufflet, & on enverroit la vapeur dans « l'entre-pont, où les hamacs seroient suspendus : au bout d'une demi-heure, on « feroit jouer les soufflets & l'on ouvriroit « les écoutilles & les sabords, avant d'entrer « dans l'entre-pont; car l'on présume bien « que pendant que les vapeurs sulfureuses « remplissent l'intérieur du Vaisseau, tout « l'Équipage est sur le pont. Quand la plus « grande partie des vapeurs seroit dissipée, « on feroit *branle-bas* pour éventer les hardes « de l'Équipage. Enfin, pour dissiper entièrement l'odeur désagréable du soufre, on « pourroit envoyer dans l'entre-pont des « vapeurs aromatiques, en y faisant promener « une cuiller de fer rougie au feu, dans «

» laquelle on jetteroit petit à petit de la résine, » ou du goudron, ou de la graine de genièvre, » ou du poulevrin détrempé dans du vinaigre, » ou d'autres aromates de peu de valeur. Enfin » on emploiroit tous les moyens possibles » pour bien éventer les endroits parfumés. » Ensuite de quoi les Équipages repren- » droient leurs postes, & ils y trouveroient un air devenu fort sain. »

Le ventilateur de M. Hales a donc, comme l'on voit, le double avantage de pouvoir porter toutes sortes de vapeurs dans l'intérieur des Vaisseaux & de les y repomper. Cependant il vaudroit mieux quelquefois brûler les substances aromatiques dans l'endroit même où l'on veut purifier l'air, parce que la déflagration de quelques-unes de ces substances, outre les vapeurs qu'elle répand, produit encore de bons effets qui lui sont propres.

Les vapeurs du soufre ne sont pas seulement efficaces pour purifier l'air, on leur croit encore la vertu de désinfecter les hardes & les marchandises chargées de levains contagieux. Ce préjugé général n'est pas sans fondement;

les émanations animales putréfiées ſont une cauſe ordinaire des fièvres malignes contagieuſes, de la peſte même. La dernière analyſe de ces émanations donne toujours un alkali volatil urineux, lequel, diſſous par l'humidité dont l'air n'eſt jamais exempt, ſe dépoſe ſur le linge & ſur les hardes; les étoffes ſont même, pour les corpuſcules de cette nature, une eſpèce de magaſin, d'où ils peuvent ſe répandre plus ou moins loin, & affecter les corps animés qui ſont près du centre de leur mouvement. Les fièvres malignes & la peſte ſe ſont ſouvent communiquées de cette façon. Les dix-neuf perſonnes, dont j'ai parlé ci-devant, & qui moururent d'une maladie qu'ils contractèrent en raccommodant des tentes infectées, en ſont un exemple.

Or la combuſtion du ſoufre ne feroit-elle point propre à changer la nature de ces émanations malfaiſantes? L'acide vitriolique qui en part, étant noyé dans une très-grande quantité de vapeurs aqueuſes (puiſque le ſoufre en contient au moins les neuf-dixièmes de ſon poids, qui ſont réduits en vapeurs par la déflagration) devient très-propre à être porté par-tout avec beaucoup de facilité; aussi n'y a-t-il aucun endroit où cette vapeur ne pénètre. Il est donc naturel de conclure, que ne trouvant dans le Vaisseau aucun corps avec lequel cet acide ait plus d'affinité qu'avec les alkalis volatils produits des émanations animales, il s'associera avec elles, changera leur nature, & formera un sel neutre volatil. Ce qui réalise nos conjectures, c'est que si dans un appartement où l'on brûleroit du soufre, il y avoit quelques linges qui eussent été trempés dans une dissolution d'alkali fixe, la lessive de ces linges évaporée, donneroit un sel neutre connu sous le nom de *sel polychreste de glazer*. Les bons effets de l'aspersion du vinaigre & de l'inflammation de la poudre à canon, dérivent vraisemblablement du même principe.

Propreté du Vaisseau & de l'Équipage.

Ce que nous avons dit, soit de la cure préservative de quelques maladies, soit du renouvellement & de la purification de l'air, paroît à peu-près renfermer tout ce que l'on doit

mettre

mettre en pratique pour maintenir la propreté dans un Vaisseau. Mais cet article est d'une telle importance, qu'une courte récapitulation des moyens propres à prévenir la malpropreté ne peut être qu'utile. Les précautions à prendre pour cet égard ont deux objets: le Vaisseau & les hommes qui l'habitent. Quant à la propreté du Vaisseau, on doit avoir soin de le débarrasser souvent de toutes immondices, & de ne les laisser jamais séjourner dans aucun endroit. Les entre-ponts doivent être libres, & rien n'y doit gêner le service. Il sera défendu aux Équipages d'y prendre leurs repas; ou si les circonstances les y forcent, on préposera un certain nombre d'hommes pour balayer sur le champ l'entre-pont. On veillera avec le plus grand soin à la propreté des lieux d'aisance; il faudra laver de temps en temps l'intérieur du Vaisseau; on observera cependant que cela ne doit jamais se pratiquer lorsque les écoutilles & les sabords ne peuvent pas être tenus ouverts. Il faudra aussi gratter les entre-ponts, répéter souvent cette opération dans les pays chauds & dans les beaux jours afin que le dessèchement, pendant lequel tout l'Équipage doit ſe tenir ſur le tillac, ſoit plus prompt ; & pour l'accélérer autant qu'il eſt poſſible, on tiendra les écoutilles & tous les ſabords ouverts. Les Ordonnances de Marine ſont formelles ſur ce point; il ne s'agit que de tenir la main à leur exécution.

Le meilleur moyen pour entretenir la propreté dans un Vaiſſeau, conſiſte, après l'avoir bien fait laver & balayer à le frotter avec des briques; rien ne peut le ſécher & en abſorber mieux l'humidité ſi pernicieuſe à la ſanté. C'eſt ſur-tout après une telle manœuvre qu'il conviendroit de brûler dans l'intérieur du Vaiſſeau de la graine de genièvre ou de la réſine, &c. & que l'on doit faire quelques aſperſions de vinaigre. Toutes ces précautions ſont eſſentielles; mais celles qui concernent la propreté de l'Équipage en général & de chaque individu en particulier, ne méritent pas moins d'attention; on ne ſauroit y veiller de trop près. La malpropreté & la pareſſe ſont des défauts ſi ordinaires aux Matelots François, & il y en a tant à qui la misère ôte les reſſources néceſſaires pour ſe tenir proprement, que cet article exige toute la vigilance des Supérieurs. « Il seroit donc à souhaiter, dit M. de Morogues, que « l'Officier chargé particulièrement du détail « & de la discipline du Vaisseau, obligeât les « gens de l'Équipage à changer de linge, à « se laver, à se peigner. Ne pourroit-on pas « faire couper les cheveux aux Matelots & « aux Mousses ! Cette police seroit facile « à établir ; il ne faudroit pour cela que par- « tager le quart des Matelots par escouades : « un Quartier-maître répondroit de la pro- « preté de sa division ; & ce seroit à lui que « l'Officier de détail s'en prendroit, si l'un « de ses Matelots se trouvoit mal-propre & « crasseux. L'Officier - marinier de chaque « état répondroit de même de ses Officiers- « mariniers subalternes. Tout cela deviendroit « pratiquable au moyen de l'attention qu'on « auroit eue d'obliger les Matelots de se pour- « voir de hardes & de linge ; » c'est sur quoi il faudroit être inexorable ; aucun Matelot ne devroit être embarqué sans avoir satisfait à cette condition. Il seroit même convenable qu'il y eût une punition exemplaire pour un Matelot qui vendroit ses hardes en voyage,

& pour celui qui les achetteroit. On en embarqueroit cependant une certaine provision pour refournir ceux qui pourroient en perdre dans un *bastinguage ;* mais elles devroient leur être livrées malgré eux & au prix coûtant. De meilleurs appointemens bien payés, mettroient les Matelots dans le cas de s'en pourvoir ; une petite retenue journalière sur leur paye, suffiroit à cette dépense. Chaque Matelot, dans un voyage de long cours, devroit avoir au moins double habillement complet, six chemises, quelques paires de bas, des souliers, &c. le tout neuf. Dans le temps de pluie & d'orage, il ne faudroit jamais souffrir que les Matelots qui auroient été mouillés pendant leur service, entrassent dans leurs hamacs sans avoir changé de linge. On voit combien il seroit utile qu'il y eût dans un Vaisseau une étuve pour sécher les hardes ; le four ne pourroit-il pas être employé à cet usage ?

Les bains, lorsqu'on voyage près la Zone torride, sont non-seulement un moyen d'entretenir la propreté, mais encore un excellent préservatif contre les chaleurs excessives du climat, & contre les maladies qu'elles causent dans les Équipages. La saignée, quoique bien indiquée, quand on approche de la Ligne, ne doit pas être pratiquée indifféremment. Si le Vaisseau marche bien, si l'on a du vent qui tempère l'activité des rayons du soleil, ce remède est inutile, & les bains suffisent. Cependant si, faute de vent, l'on demeuroit long-temps à s'éloigner de la même position, la saignée deviendroit très-nécessaire pour conserver la santé des Équipages. C'est aux personnes chargées de ce soin par état, à se conduire par un juste discernement, suivant le besoin & les circonstances.

Mais suivons les abus qui nuisent à la propreté des Matelots. Ils embarquent ordinairement si peu de chemises, qu'ils les laissent, pour ainsi dire, pourrir sur leur corps; & lorsqu'ils sont obligés de les quitter, ils n'ont point d'autre ressource que de les laver dans l'eau de la mer à la traîne du Vaisseau. Je ne prétends pas que cette espèce de lessive soit dangereuse; je dis seulement que le linge ne sauroit sécher qu'avec peine, qu'il se blanchit mal, & qu'il reste toujours impregné de corpuſcules ſalins, qui, à la vérité, ne ſont point nuiſibles par eux-mêmes. Ainſi je ne blâmerai pas cette méthode, pourvu cependant qu'après avoir fait égouter le linge, on le trempe dans l'eau douce pour le faire ſécher plus aiſément & d'une manière plus parfaite par l'enlèvement de la partie ſaline qui y entretient toujours de l'humidité. La découverte de M. Poiſſonnier lève tout obſtacle à l'exécution de ce conſeil ſalutaire, par la facilité de ſe procurer de l'eau douce. Un autre avantage très-conſidérable à retirer de cette découverte, concerne le blanchiſſage de l'État-major.

A meſure que nous avançons dans la carrière, les abus contraires à la propreté, ſemblent ſe multiplier. En voici un ſur lequel nous prendrons la liberté d'expoſer notre ſentiment, quoiqu'il ſoit autoriſé par l'Ordonnance maritime. Il s'agit du coucher des Matelots; ils doivent ſe fournir eux-mêmes de hamacs, & n'en doivent avoir qu'un pour deux, ce qui s'appelle les amatelotter; on a ſans doute été ſéduit par une idée d'économie, & l'on a penſé que la moitié de l'Équipage étant toujours de ſervice, il ſuffiroit qu'il y eût de quoi coucher l'autre moitié, chacun remettant à ſon tour la place à ſon camarade. Mais il faut prendre garde que ce Matelot qui ſort tout ſuant de ſon hamac, laiſſe à ſon camarade une place humide & chargée de vapeurs animales, leſquelles ne pouvant jamais s'évaporer par cette ſucceſſion perpétuelle, ſe dépravent & produiſent ſouvent de pernicieux effets. Chez les Anglois, chaque Matelot a ſon hamac attaché à deux clous par ſes extrémités ; le Matelot qui ſe lève, décroche un des bouts de ſon hamac, & le rejoint à l'autre bout ; au moyen de quoi il ſe trouve plié par le milieu & ſuſpendu à un ſeul clou. Le Matelot qui ſe couche, pour étendre ſon hamac, n'a beſoin que de l'accrocher à ce même clou qui vient de demeurer vacant ; par cette même diſpoſition, les deux hamacs ne tiennent pas plus de place qu'un ſeul, & le Matelot trouve nu lit ſec & propre. Ce bon exemple eſt facile à imiter dans les Vaiſſeaux François, où, comme en Angleterre, on pourroit ſans grande dépenſe fournir les hamacs de l'Équipage, &

ne pas réduire un Matelot qui auroit perdu ſon lit dans un *baſtinguage*, à coucher ſur le pont juſqu'à ce que la mort de quelque infortuné camarade lui faſſe trouver place dans un autre hamac.

Pour achever ce qui a trait à la propreté qu'on exige des Équipages, nous dirons avec M. de Morogues, « qu'il eſt à propos de » faire fréquemment *branle-bas*, pour faire » prendre l'air aux hardes des Matelots, & » l'on profitera de ce temps d'exercice pour » nettoyer mieux l'entre-pont & pour par- » fumer (comme nous l'avons expoſé ci- » devant) les hardes, avant de les mettre dans » les filets du *baſtinguage*, où elles prendront l'air. » On devroit fixer un jour pour cette opération, & en faire en quelque ſorte un jour de gala pour l'Équipage, en augmentant la ration & en doublant au moins l'ordinaire du vin des Matelots: c'eſt ainſi qu'on peut faire ſervir les paſſions des hommes à leur bonheur.

La vermine, à laquelle les Matelots ſont ſi ſujets, eſt encore un effet de leur malpropreté; ce point ne laiſſe pas que de mériter attention. Dès que le Quartier-maître, chargé de la propreté d'une division, s'apercevra que quelque Matelot a de la vermine, il le forcera à mettre son linge & ses hardes dans le four *; le feu est un moyen non-seulement de détruire les insectes qui sont dans les habillemens, mais encore de dissiper leur infection. C'est pourquoi il seroit avantageux de les faire passer au four de temps en temps, lorsqu'il règne des fièvres épidémiques dans un Vaisseau, & sur-tout lorsqu'on veut faire usage des hardes de quelque Matelot mort de ces maladies. Dans ce cas même il seroit plus prudent de jeter ces hardes à la mer que de permettre à personne de s'en servir.

De la Nourriture.

Si la purification de l'air & la propreté sont si essentielles pour la conservation des Équipages, combien la nature & la qualité des alimens qu'on fournit aux Matelots ne doivent-ils pas avoir d'influence sur leur santé! Tout le

* A supposer qu'on eût quelque répugnance à mettre les hardes dans le four, on les exposera seulement à la vapeur du soufre.

monde convient qu'il ſeroit de la plus grande importance de n'embarquer ſur les Vaiſſeaux que des alimens de bonne qualité; mais diverſes circonſtances ôtent la liberté du choix. Le peu d'eſpace & de reſſource qu'offre un Vaiſſeau pour les différens beſoins de l'Équipage, force à n'embarquer pour ſa nourriture que des alimens qui aient tout-à-la-fois peu de volume & la facilité de ſe conſerver long-temps. Le biſcuit, les ſalaiſons & les ſemences légumineuſes rempliſſent le mieux ce double objet. Ces alimens ſont dans des ſoutes & en barriques, & tout le Vaiſſeau peut en être aiſément pourvu pour ſix mois, en proportionnant d'ailleurs la quantité d'eau douce à l'emplacement du Vaiſſeau & au nombre d'hommes qui compoſent l'Équipage; avantages que n'offriroient point les alimens pris dans d'autres claſſes.

Quoique les viandes ſalées & fumées aient été ſouvent pernicieuſes aux Matelots, l'on ne ſauroit en proſcrire abſolument l'uſage par l'impoſſibilité où l'on eſt de leur fournir des viandes fraîches. Tout ce que l'on peut propoſer, c'eſt d'en diminuer la quantité, en y ſuppléant par des légumes. Voici la méthode que l'on ſuit à peu-près dans la diſtribution de la nourriture aux Équipages:

On leur donne le Dimanche une ration de bœuf; le lundi, des légumes, pois, riz ou fèves; le Mardi, du lard; le Mercredi, de la morue; le Jeudi, du lard; le Vendredi, des légumes; & enfin le Samedi, de la morue. Cette diſtribution laiſſe des réformes à propoſer: celles qui ſeroient les plus eſſentielles ſeroient de réduire à moitié le lard & le bœuf, & de donner tout au plus une fois par ſemaine de la morue, encore on feroit beaucoup mieux de l'exclure abſolument; on y ſuppléeroit par des rations de légumes & de végétaux, parmi leſquels l'oſeille nous préſente pour les Matelots un aliment auſſi ſalutaire qu'il leur eſt agréable, ainſi que je l'ai dit dans les Mémoires que j'ai donnés ſur la manière de nourrir cette claſſe d'hommes lorſqu'ils ſont en mer. J'ai trop fait ſentir dans le Chapitre du Scorbut, la préférence que les légumes méritent ſur les viandes ſalées, pour traiter de nouveau cette matière. Mais une courte digreſſion ſur la manière de préparer ces légumes, ne ſera pas déplacée ici. Ces ſubſtances ſont difficiles à digérer, leur goût inſipide nous annonce qu'elles contiennent peu de ſel & d'huile: il faut donc le relever par un aſſaiſonnement qui ſollicite les glandes de l'eſtomac à verſer aſſez de ſucs pour opérer une bonne coction. Quand on diſtribue du riz, des fèves, des pois aux Matelots, il ne ſuffit pas de leur donner un peu de beurre & de ſel pour les préparer, il eſt néceſſaire d'y joindre quelques plantes potagères, telles que quelques gouſſes d'ail, des oignons coupés par tranches, quelques feuilles de laurier, du poivre, du vinaigre, & ſpécialement une certaine quantité de moutarde. Les farineux perdent par cet apprêt leur inſipidité; les Matelots les mangent avec plus d'appétit & les digèrent mieux; car il eſt eſſentiel, lorſqu'ils vivent de ces ſubſtances, qui ne ſont pas fort nourriſſantes, qu'ils en mangent beaucoup, ce qu'ils ne feroient pas ſi ces alimens étoient fades & ſans haut goût. Le riz ſur-tout eſt un aliment dont on peut tirer le plus grand avantage; les Matelots Levantins l'aiment beaucoup, & ceux du Ponant l'ont en averſion. Mais ne ſeroit il pas poſſible d'habituer ces derniers peu-à-peu à cette nourriture, & de la leur faire trouver agréable par le moyen de l'aſſaiſonnement ? Peut-être qu'en l'apprêtant avec un peu de ſoins, & ne leur en donnant que de temps à autre, on parviendroit à la leur faire deſirer. Un article d'approviſionnement qui eſt encore très eſſentiel, & dont je viens de recommander l'uſage, c'eſt l'oſeille confite qu'on doit embarquer en auſſi grande quantité qu'il eſt poſſible ; lorſqu'elle eſt bien préparée, elle devient un régal pour les Matelots.

Au lieu d'embarquer les pois & les fèves en grains, on pourroit en réduire au moins une partie en gruau. Cette préparation, en leur enlevant leur écorce, les rend plus aiſés à cuire & leur ſaveur en eſt plus agréable. Il ſeroit encore très-avantageux de laiſſer le lard quelques momens dans l'eau bouillante avant que de le joindre à ces ſubſtances ; il y dépoſeroit les particules âcres qui ſont l'effet de la rancidité. Il en eſt de même du bœuf & des autres ſalaiſons. Quant au biſcuit, c'eſt toujours un très-bon aliment, quand il eſt bien fait; mais, comme il ne ſauroit ſe conſerver long-temps ſans être parfaitement deſſéché, on obſervera qu'il ne ſe deſſèche jamais mieux que lorſqu'il eſt fait de belle farine de froment, ce qui mériteroit une attention ſingulière de la part de ceux qui veillent à ces approviſionnemens. Le biſcuit n'eſt pas un objet d'aſſez grande dépenſe, pour n'être pas ſurpris que cette baſe de la nourriture des Matelots ſoit ſouvent d'une très-mauvaiſe qualité.

Je ne ſais ſi l'expérience n'a pas prouvé que ces bouillons portatifs en tablettes ne ſont pas ſi bons qu'on l'avoit cru d'abord, alors l'on pourroit retrancher cet article. Rien ne ſeroit plus propre à diminuer la conſommation des ſalaiſons & des viandes fraîches dans un Vaiſſeau, que l'uſage d'un extrait de viandes ſolides dont les Anglois uſent avec ſuccès, & qu'ils appellent *portatible ſouple.* Ce n'eſt chez eux qu'une ſimple gelée de bœuf ſans addition. Je la croirois cependant plus ſalubre, ſi elle étoit compoſée de la manière ſuivante:

On prendra cinq parties de bœuf & une de mouton; on en coupera la chair par petits morceaux, en séparant la graisse le plus soigneusement qu'on le pourra; on écrasera les os de ces animaux & on fera bouillir le tout en grande eau, à feu modéré, jusqu'à ce que la viande soit réduite en marmelade; & cela conjointement avec une suffisante quantité de sel & de plantes potagères, telles que des poireaux, des oignons, des carottes, des navets, &c; & alors on passera le bouillon chaud à travers un linge un peu serré, & on le laissera refroidir, pour en séparer la graisse qui sera figée. Cette première opération faite, il faudra remettre le bouillon dans la chaudière qu'on aura bien nettoyée, & on fera évaporer peu-à-peu l'humidité jusqu'à ce qu'on ait un extrait qui, étant refroidi, soit très-solide; puis on le divise pendant qu'il est chaud, par le moyen d'un moule, en trochisques ou tablettes d'une once chacune, quantité suffisante pour un bon bouillon. Cet extrait est susceptible de différens assaisonnemens; on peut y ajouter pendant la dernière ébullition, outre les plantes potagères, un peu de clou de girofle, de muscade, de canelle, & un peu de poivre concassé, &c. Le haut goût qu'il doit recevoir par ces additions, peut tout-à-la-fois ſervir à le rendre plus ſalutaire & plus agréable; chaque livre de viande fournit au moins deux onces de pareille gelée: il ne s'agiroit que de la faire en grand & dans les provinces de France où les bœufs & les moutons ſont à bas prix, pour que chaque once de cette ſubſtance ne coûtât pas plus de deux ſous. Cette quantité fondue dans l'eau, fait dans l'inſtant un bon bouillon.

Une proviſion de ces tablettes ne nous préſente-t-elle pas un moyen de réduire à moitié les viandes fraîches que le Cuiſinier met dans la marmite des Officiers, & ne devient-elle pas une reſſource contre l'infection de la trop grande quantité d'animaux vivans qu'on eſt dans l'uſage d'embarquer ? En ajoutant au bouillon léger, qui feroit le produit d'une moindre quantité de viande que celle qu'on emploie ordinairement, une demi-livre ou une livre de cette gelée, plus ou moins, on feroit un excellent potage. Il y a plus, cet extrait feroit très-propre pour l'apprêt du riz & des légumes; il y porteroit une ſaveur plus agréable & plus de principes nourriciers, que l'huile,

la graiſſe

la graiſſe ou le beurre, avec leſquels on les fait cuire. L'Équipage pourroit jouir du même avantage en ſubſtituant à une partie des ſalaiſons une quantité convenable de cette gelée que l'on mettroit dans la chaudière des Matelots. Les viandes ſalées devenant par-là moins néceſſaires, il ſeroit plus facile de veiller au choix & à la conſervation de celles qu'on embarqueroit. Cette gelée d'ailleurs s'altère très-difficilement, & le procédé par lequel on l'obtient, offre le moyen de placer dans un très-petit eſpace, tout ce qu'une grande quantité de bœufs & de moutons renferme de particules nourricières. Sa conſervation exige cependant quelques ſoins; l'humidité peut y porter la dépravation qui eſt naturelle aux ſubſtances animales : c'eſt pourquoi il ne faudroit pas placer cette gelée dans la cale; elle pourroit s'y altérer. L'endroit le plus ſec du Vaiſſeau doit lui être deſtiné; ſi on la plaçoit près de la cuiſine ou près du four dans des barriques bien ſèches, elle y ſeroit à l'abri de l'humidité, de façon que la corruption* en

* Cette gelée s'eſt conſervée pendant trois ans,

deviendroit presque impossible. J'ai pris quelques bouillons faits avec cet extrait, & je n'ai pas trouvé qu'ils le cédassent en rien à ceux qui sortent de nos cuisines.

Le fromage est encore une nourriture dont les Matelots Hollandois font usage avec succès. La quantité qu'on en fournit aux Équipages François ne sauroit leur nuire. C'est une substance végéto-animale qui a la faculté de se conserver long-temps & qui mérite la préférence sur les salaisons ; mais il faudroit le choisir bon, tel que le gruyère. Il y a des cantons en France où les paysans se portent très-bien, quoiqu'ils ne mangent pendant toute l'année que du pain d'orge & du fromage.

Il est malheureux que les œufs ne puissent se conserver que quelques semaines dans un Vaisseau, ainsi que le démontre l'expérience; ils fourniroient de temps en temps une bonne nourriture. On peut pourtant en empêcher la corruption par un moyen connu : il ne s'agiroit que de les enduire d'un léger vernis, dans lequel on les tremperoit à mesure que

---

tant en mer que dans les pays chauds, sans éprouver la moindre altération.

l'on feroit la provifion d'un Vaiffeau. Cette opération deviendroit prompte & aifée, fi elle étoit faite par des perfonnes qui en euffent acquis l'habitude, & n'augmenteroit peut-être pas de fix livres le prix du millier d'œufs.

La manière de vivre & les affaifonnemens que je propofe pour la nourriture des Équipages, ne feroient-ils pas un moyen de parer les mauvais effets qu'on attribue aux falaifons? Ce n'eft pas fans raifon qu'on les a fouvent mifes au nombre des principales caufes de plufieurs maladies cruelles qui ont attaqué les Équipages en différentes occafions. Mais ces maladies étoient peut-être moins le produit de la nature de ces fubftances que de leur mauvaife qualité. On a à cet égard des faits à oppofer à des faits : car on a vu des Équipages entiers conferver une fanté parfaite, quoiqu'ils euffent fait un long ufage de viandes falées. Il ne fuffit pas que des alimens foient bons, foient fains quand on les embarque, il faut encore qu'ils ne perdent point ces qualités dans les voyages de long cours. Y a-t-il quelqu'un qui ne convienne que le bifcuit ne foit une nourriture très-faine! Quel désordre cependant n'a-t-il pas produit lorsqu'il a été atteint de quelque altération ? La maladie terrible qui régna sur la Flotte de M. le duc d'Anville, & à laquelle le biscuit gâté eut beaucoup de part, nous en fournit un exemple. Si les substances végétales peuvent avoir de pareils effets lorsqu'elles se dépravent, que ne doit-on pas craindre des substances animales ?

Rien ne paroît donc plus essentiel pour maintenir la santé des Matelots, qu'une scrupuleuse attention sur le choix & sur la conservation des alimens dont on est forcé d'adopter l'usage sur mer. Les gens préposés pour cela dans les ports ne sauroient remplir leur devoir avec trop de fidélité & d'exactitude. La bonne ou mauvaise qualité des alimens dépend quelquefois de si peu de chose, que le moindre relâchement peut devenir très-préjudiciable. Entrons dans quelque détail.

Le biscuit n'est autre chose que ce qu'indique la signification du mot *pain cuit deux fois :* on lui enlève par cette manœuvre la plus grande partie de son humidité ; il en reste si peu que la fermentation propre aux substances végétales ne sauroit se perpétuer, faute de cet agent néceſſaire; du moins ſi elle continue, c'eſt d'une manière ſi inſenſible, que le biſcuit ne dégénère qu'au bout d'un long eſpace de temps. Ce que l'on fait pour le biſcuit, s'opère à peu près pour les ſalaiſons: elles ſont deſſéchées; le ſel qui pénètre les viandes bouche leurs pores & ne permet pas à l'humidité d'y entrer. C'eſt auſſi par précaution contre l'humidité que le lard & les autres ſalaiſons ſe placent dans les cheminées, quand on le peut, ou du moins dans les lieux les plus ſecs dont on puiſſe diſpoſer.

Cette précaution que l'on prend avec tant de ſuccès pour le biſcuit & pour les viandes, ne devroit-elle pas être ſuivie pour les légumes qu'on embarque! Ne ſeroit-il pas utile qu'elles fuſſent un peu deſſéchées! Elles perdroient par-là le principe de fermentation qui eſt le terme où elles aſpirent. On ne ſauroit douter qu'une légère torréfaction ne fût un moyen de conſerver les farines bien plus long-temps que l'on ne les conſerve en effet. Rien n'eſt petit, rien n'eſt minutieux, lorſqu'il s'agit de la ſanté des Équipages.

Il faut, comme nous l'avons dit, que le

biſcuit qu'on embarque pour les Matelots ſoit fait avec de la bonne farine de froment ſans mélange; il faut, de plus, qu'il ne ſoit pas trop bis; qu'il ſoit un peu ſalé; qu'il ſoit porté au plus haut point de deſſiccation ſans être brûlé; qu'il ſoit fait avec des farines nouvelles & qu'il ſoit récemment cuit. On doit bien ſe garder d'en embarquer qui ait déjà ſéjourné long-temps dans des magaſins, bien moins encore de celui qui auroit déjà été emmagaſiné ſur les Vaiſſeaux. Il y a même beaucoup d'inconvéniens à faire d'amples proviſions de biſcuit*; car enfin, s'il s'altère, quoique conſervé dans des magaſins fort ſecs, que ſera-ce ſi on le place dans des endroits humides? C'eſt pour cela qu'on doit toujours

* On ne ſuit pas toujours cette maxime en France. Les farines & les biſcuits ſe reſſentent ſouvent du long ſéjour qu'ils ont fait dans nos magaſins ou à bord des Vaiſſeaux. Dans ce dernier cas ſur-tout, ces proviſions ayant été retirées d'un Vaiſſeau (après une campagne manquée) & étant rembarquées de nouveau, ſe dépravent très-promptement lorſqu'on ſe rapproche des contrées chaudes de l'Amérique. Les Matelots s'en dégoûtent, & s'ils ſont forcés d'en manger, la dyſſenterie attaque bientôt tout l'Équipage.

mettre le biſcuit dans des lieux très-ſecs.

Les viandes, les farines, les légumes, les plantes potagères demandent les mêmes précautions *. Et il eſt bon de dire ici que les viandes, quoique sèches quand on les embarque, doivent être ſaupoudrées de ſel très-deſſéché, & qu'il doit y en avoir un lit au fond du tonneau & un autre au-deſſus des viandes qui y ſont renfermées. J'en dis autant du lit de ſel que demande M. Lind entre chaque lit des plantes dont il conſeille l'embarquement. Il acquerroit par-là une plus grande faculté de pomper peu-à-peu l'humidité de ces plantes dont j'ai conſeillé l'uſage contre le ſcorbut. Voici encore une précaution

* Doit-on s'attendre à voir jouir nos Matelots d'une bonne ſanté tant qu'on admettra, comme on le fait, à bord de nos Vaiſſeaux, des ſalaiſons qui ſont ſouvent anciennes, & déjà atteintes d'un degré manifeſte d'altèration! Les Anglois en uſent ſi différemment, qu'on a conſtamment vu dans la dernière guerre nos Matelots, dégoûtés de nos viandes, courir après celles que nous prenions à bord de l'ennemi, avec une avidité pareille à celle qu'ils montrent lorſque touchant à de nouvelles terres, on leur en apporte la chair des animaux qu'on y a tués nouvellement.

qui eſt de conſéquence : c'eſt celle de n'embarquer les vivres qu'après tout ce qui a trait à l'armement du Vaiſſeau. Leur emplacement étant fixé, rien n'empêchera que cette opération ne ſe faſſe la dernière. A quoi bon expoſer ces ſubſtances au mauvais air du Vaiſſeau long-temps avant ſon départ ? Mais ces précautions priſes, on en détruiroit l'effet avantageux, en plaçant les vivres dans un endroit humide. Une des principales attentions que l'on doit apporter dans l'armement des Vaiſſeaux, par rapport à la conſervation des vivres, c'eſt de ne les embarquer que par un temps ſec & beau ; s'il étoit brumeux ou à la pluie, il vaudroit mieux différer de quelques jours cette opération.

Les ſubſtances alimentaires, tant animales que végétales, ſont ſujettes à une décompoſition à laquelle il faut néceſſairement s'oppoſer : c'eſt dans cette vue & pour écarter la diſſolution qui les attend, qu'on prend du moins quelques précautions dans les ports, pour fournir les Flottes d'alimens qui puiſſent tenir, pendant les voyages de long cours, contre la fermentation qui leur eſt naturelle. Mais, par une inconſéquence difficile à concevoir, ces précautions ceſſent dans le temps qu'elles ſont le plus néceſſaires. Lorſqu'on voudra conſerver des farineux, des légumes, du pain deſſéché, du vin, de l'eau, de la viande ſalée & fumée, quelqu'un s'aviſera-t-il de les expoſer dans un endroit chaud & humide, & où l'air eſt chargé d'émanations vicieuſes propres à porter la corruption dans ces ſubſtances ! C'eſt cependant ce que l'on fait en les plaçant dans la cale : l'air y eſt très-humide, & ce fait n'a pas beſoin de preuves ; il y eſt très-chaud, l'entrée dans ce lieu nous le démontre, & quoique ſa chaleur poſitive ſoit peu différente de celle que l'air a ſous le gaillard & dans la chambre du Capitaine, ainſi que s'en eſt aſſuré M. de Morogues, ſa chaleur relative aux objets qu'il entoure, eſt très-grande ; parce que perdant la faculté de ſe déplacer à proportion qu'il eſt plus chargé de vapeurs, il a moins de mobilité, & ſe renouvelle moins fréquemment autour des corps qui y ſont plongés.

La perſonne la moins initiée dans les opérations de la Nature, n'ignore pas que l'humidité

& la chaleur ſont les deux agens généraux de la fermentation; les proviſions deſtinées à la nourriture d'un Équipage, ne peuvent donc reſter long-temps expoſées à l'action combinée de ces deux cauſes, ſans tendre à la décompoſition qui eſt le terme que la Nature leur a marqué. L'expérience n'a prouvé que trop ſouvent que toutes les ſubſtances alimentaires contenues dans la cale, avoient fermenté de façon à ne pouvoir plus être d'aucun uſage. On doit ici, comme pour les maladies, appliquer ce précepte, *principiis obſta;* car on peut en quelque ſorte arrêter les progrès de la fermentation naiſſante: au lieu qu'on ne ſauroit s'oppoſer à ſa marche dès qu'elle eſt parvenue à un certain degré. La cale eſt, je l'avoue, le ſeul emplacement propre à former le magaſin général; nul autre lieu ne pourroit lui être ſubſtitué: mais c'eſt par cette raiſon-là même qu'on doit redoubler de ſoins & d'attention, pour empêcher la corruption des ſubſtances que la cale renferme. On a ci-devant expoſé tous les moyens propres à y parvenir, tels que le renouvellement de l'air & des eaux qui y croupiſſent, la purification du premier de ces fluides, &c. l'expérience dépose en leur faveur *. Il en résulte le double avantage de concourir tout-à-la-fois à la conservation des alimens qui sont dans les soutes aux vivres, & de faire cesser l'une des causes auxiliaires de la dépravation de l'air.

L'eau est encore un article bien essentiel d'approvisionnement; on en embarque trop peu; l'on pourroit, supposé que l'on adoptât les réformes dont j'ai parlé, gagner assez d'emplacement pour en loger une plus grande quantité de barriques: en diminuant le nombre des bestiaux qui consomment beaucoup d'eau, il en resteroit une plus grande quantité pour l'usage des Équipages; elle ne doit jamais leur manquer: elle sert à enlever la saumure de leur sang. Rien ne nuit plus aux Matelots, que la triste nécessité d'endurer la soif lorsqu'ils travaillent beaucoup. Dans les climats & les temps chauds, l'eau un peu acidulée, soit avec de la crême de tartre, soit avec un

* Tous les Marins qui ont fait usage des ventilateurs & des autres moyens de purifier l'air, ont observé que la conservation de leurs vivres avoit été le fruit des peines qu'ils avoient prises à cet égard.

peu de vinaigre, devient tout-à-la-fois plus agréable & plus salutaire. Il seroit bien important qu'on se précautionnât de façon à n'être jamais forcé d'en refuser aux Matelots, & qu'on pût toujours la leur offrir bonne. On ne doit jamais omettre d'embarquer le supplément du vinaigre; la ration même en est trop foible par le dernier Traité des vivres: cette liqueur doit toujours être à la disposition du Lieutenant en pied & du Chirurgien-major, pour qu'ils en fassent usage au besoin.

Je ne m'étendrai pas sur les inconvéniens attachés à l'usage de l'eau putréfiée, à laquelle l'Équipage est quelquefois réduit; mais je dois dire encore deux mots des causes auxquelles elle doit sa dépravation, quoique j'en aye déjà parlé à l'article du scorbut. Placée dans un endroit chaud & humide, & chargée de vapeurs pernicieuses qui s'exhalent de la cale, la communication avec un air infect peut l'infecter elle-même. Mais n'y eût-il que la chaleur & l'humidité, l'eau ne pourroit rester long-temps potable, parce qu'alors il y éclôt un nombre infini d'insectes qui y périssent, qui s'y décomposent & qui la rendent puante au point où elle l'eſt quelquefois. Il eſt même à préſumer qu'après des productions multipliées de différens êtres de cette eſpèce, elle peut acquérir un degré de dépravation très-dangereux. On a vu des Matelots mourir ſubitement pour avoir débondonné des barriques d'eau gâtée qui n'avoient pas été débouchées depuis long-temps. A quoi attribuer un ſi terrible effet, ſi ce n'eſt à des émanations animales putréfiées & portées au dernier degré d'atténuation? La grande quantité de vers qu'on y trouve quelquefois rend ce ſentiment plauſible.

Qu'on ne croie cependant pas que l'eau ainſi dépravée ne puiſſe plus ſervir à la boiſſon des Équipages; elle ſe rétablit ſouvent d'elle-même dans ſon premier état, au grand étonnement de ceux qui ſont peu inſtruits en Phyſique. Développons ce phénomène, & faiſons voir la liaiſon qu'ont avec l'effet qui en réſulte certaines précautions que l'on prend pour rendre potable l'eau qui s'eſt corrompue.

Cet élément eſt inaltérable de ſa nature & ne doit ſa dépravation qu'à des ſubſtances interpoſées qui s'y corrompent. Ces ſubſtances ſont des animalcules qui, ne devant vivre que peu de temps dans l'eau, y tombent bientôt en diſſolution, troublent ſa tranſparence & la rendent déſagréable au goût & à l'odorat; mais cet état ne ſauroit être permanent. La partie terreſtre de ces animaux tend par ſon poids à ſe dépoſer au fond des barriques, pendant que la partie volatile ſpiritueuſe cherche à s'exhaler dans l'immenſe océan de l'air, afin de concourir à la production de quelque être nouveau : alors il ſuffit pour que l'eau ſe rétabliſſe dans ſon premier état, que ces émanations animales puiſſent s'échapper par quelques ouvertures. Cela eſt ſi vrai, qu'on voit ſouvent que, par la ſeule attention de laiſſer les barriques ouvertes pendant quelque temps, l'eau perd en grande partie ſon mauvais goût & ſon odeur infecte. Si elle ne ſe reſtitue pas alors dans ſa première pureté, c'eſt qu'il y a ſans doute une génération continuée de ces êtres vivans qui ſuccèdent à ceux qui viennent d'être détruits.

D'après les cauſes connues de la dépravation de l'eau, qu'a-t on à ſe propoſer pour la rendre potable, lorſqu'elle eſt gâtée, ſi ce n'eſt de faire périr les animalcules qu'elle contient, & de faire diſſiper la partie volatile de leur produit! Les procédés qu'on met en uſage ſur les Vaiſſeaux peuvent très-bien remplir ce double objet, quoiqu'ils ſoient dûs au haſard plutôt qu'au raiſonnement. On met ordinairement l'eau corrompue dans un baquet ſur le pont; on l'y agite avec un bâton; quelquefois on la fait bouillonner, en y introduiſant de l'air par le moyen d'un ſoufflet; d'autres fois on lui donne un certain degré de chaleur, ſoit à la faveur du feu nu, ſoit en y jetant des boulets rougis. Toutes ces manœuvres détruiſent non-ſeulement les animalcules que l'eau contient, mais encore elles tendent à faire évaporer la partie volatile qui eſt un des débris de leur décompoſition, ce qui doit rendre à ce fluide ſa première qualité.

En partant de ce principe, qui me paroît vrai, ne pouvons-nous pas prétendre à la découverte de quelques moyens propres à empêcher la corruption de l'eau! car il ne faut, pour y réuſſir, qu'écarter quelques-unes des cauſes néceſſaires pour le développement du nombre infini de germes qui ſont contenus dans ce liquide. Nous en connoiſſons une ſur-tout ſans laquelle il ſemble que les autres ne pourroient pas avoir d'effet : c'eſt un certain degré de chaleur qui règne ordinairement dans la cale, & qu'on peut lui enlever par tous les moyens déſignés ci-devant. La chaux vive que les Anglois mettent dans l'eau qu'ils embarquent, peut très-bien aider à ſa conſervation, en faiſant avorter les germes de toutes les différentes eſpèces d'inſectes qui y ſeroient contenus : cette méthode me paroît bonne à ſuivre. Si l'on en veut tenter quelqu'autre, je préſume que c'eſt d'après les notions générales que je viens de donner.

On peut eſpérer que, guidé par les lumières de la théorie, on parviendra un jour à prévenir la corruption de l'eau. Celle qui eſt diſtillée acquiert par cette ſeule opération la faculté de ſe conſerver pluſieurs années. En attendant quelques découvertes heureuſes, ſervons-nous des moyens connus, en les rectifiant autant que nous le pourrons. Lorſqu'on s'aperçoit que l'eau tend à ſe corrompre, malgré le renouvellement de l'air

dans

dans la cale, il faudroit la transvaser, la faire tomber de haut dans un baquet, l'agiter fortement, y jeter quelques boulets rougis, ou bien y joindre de l'eau bouillante en assez grande quantité pour lui communiquer un certain degré de chaleur, & la remettre encore chaude dans un autre tonneau que l'on ne boucheroit pas tout de suite & où l'on auroit jeté auparavant quelques pierres de chaux vive. J'entrerois ici dans un plus grand détail, si je ne craignois de traiter avec trop d'étendue un sujet devenu bien moins important par la facilité qu'on a de rendre l'eau de la mer potable, par une opération qui entraîne moins de soins qu'il n'en faudroit pour empêcher la corruption de l'eau douce; mais, comme cette opération ne sera pratiquée ni praticable sur tous les Vaisseaux, j'ai cru du moins devoir présenter en passant quelques vues relatives à la conservation & à la purification de l'eau douce qu'on embarque pour le gros des Équipages. Celle qui est destinée pour l'État-major se corrompt moins aisément, parce qu'on la met déposer pendant quelque temps dans des jarres de grès.

La ſanté des Matelots ne pourroit cependant réſiſter aux fatigues qu'ils eſſuient, ni aux intempéries des ſaiſons qu'ils éprouvent, s'ils étoient reſtreints à la ſeule boiſſon de l'eau. Le vin leur eſt très-favorable, ainſi que les autres liqueurs fermentées, telles que la bière, le cidre, &c. J'ai fait voir ci-devant combien ces boiſſons, ſoit ſimples, ſoit compoſées, devenoient propres à éloigner le ſcorbut, & par conſéquent à concourir à la conſervation de la ſanté des Équipages. Le vin ſur-tout eſt un ſtomachique, un reſtaurant néceſſaire à des hommes qui ſe nourriſſent d'alimens groſſiers, qui vivent ſur un élément humide & dont les forces s'épuiſent par des travaux continuels. Mais ce n'eſt pas aſſez que le vin ne ſoit pas gâté, il faut encore qu'il ſoit un peu vigoureux, tel qu'eſt, par exemple, le vin de Bordeaux. Les Matelots François ont du moins ſur ceux des autres Nations l'avantage d'en avoir une ration honnête. Rien ne leur ſeroit plus avantageux, dans de certaines circonſtances, que l'uſage du vin de quinquina ou d'abſynthe. Un petit verre de ce vin médicamenteux, donné à chaque Matelot le matin à jeun, lorſque la ſaiſon eſt pluvieuſe, ſeroit très-propre à combattre les pernicieux effets de l'humidité, & faciliteroit admirablement la digeſtion. Quelques pièces d'un pareil vin ſuffiroient pour un Vaiſſeau du premier ordre. Une eſpèce de Punch fait avec le tafia, les citrons & la melaſſe, ſeroit tout-à-la-fois une boiſſon fortifiante & anti-ſcorbutique. Cinq ou ſix bouteilles de cette liqueur dans le grand baquet d'eau qui eſt ſur le pont, pour la boiſſon journalière de l'Équipage, ſuffiroient pour lui donner un goût agréable. Cette boiſſon conviendroit ſur-tout dans les pays chauds. Les Anglois en font conſtamment uſage tant qu'ils ſont dans les ports de l'Amérique méridionale, & qu'ils voyagent entre les Tropiques. Les retranchemens de vin m'ont ſemblé un genre de punition préjudiciable à la ſanté, en ce qu'il prive ceux à qui cette peine eſt impoſée, de la meilleure partie de la ration & du principal ſoutien des Équipages à la mer; on ne devroit donc en uſer qu'avec la plus grande retenue: je penſe même qu'il faudroit l'abolir entièrement. On devroit également ne mettre aux fers que dans les cas de la plus indiſpenſable néceſſité; cette punition, indépendamment de l'abattement qu'elle jette dans l'ame, retient les hommes pendant un temps plus ou moins long ſans mouvement, privés de vin dans un endroit froid & humide qui ne peut manquer de les diſpoſer au ſcorbut, ou même de leur donner en peu de temps cette maladie ou toute autre d'un genre différent.

Si l'on ne peut pas abſolument interdire aux Matelots l'uſage de toutes liqueurs diſtillées, il importe du moins de veiller à ce qu'ils en faſſent peu de conſommation. Car, ſuivant que je l'ai expoſé à l'article du ſcorbut, elles ne peuvent que leur être nuiſibles pour peu qu'ils s'écartent à cet égard des bornes de la modération; il devroit donc être abſolument défendu d'en débiter dans les Vaiſſeaux. La ration qu'on leur fournit, eſt plus que ſuffiſante; il ſeroit même très-avantageux pour leur ſanté que cet objet de conſommation fût converti en vin de Bordeaux : celui de Saintonge doit être proſcrit. Le vin demande, il eſt vrai, plus d'eſpace; mais par combien de réformes ne peut-on pas ſe procurer ce ſurcroît d'emplacement? Les liqueurs diſtillées ne donnent qu'une vigueur éphémère & trompeuſe qui eſt bientôt ſuivie de l'excès oppoſé. J'en ai ci-devant déduit les raiſons.

Quoique la purification de l'air, le ſoin de la propreté & le choix des alimens, ſoient les principaux moyens de prévenir les maladies qui affligent les Équipages & ceux ſur leſquels il faille le plus inſiſter, il ne s'enſuit pas de-là qu'il n'y ait plus rien à faire lorſqu'on a mis en pratique ce qui a trait à ces différens objets. Les Phyſiologiſtes ſavent trop combien les paſſions douces peuvent influer ſur la ſanté, pour ne pas conſeiller d'en tirer parti, & de les oppoſer à tant de cauſes qui ſemblent conjurées contre les Gens de mer. Le contentement, & la gaieté qui en eſt le fruit, ſont des affections de l'ame qu'on ne peut trop entretenir parmi les Équipages. Certains jeux, des danſes, des divertiſſemens, des exercices de leur goût, leur ſeroient auſſi ſalutaires, que la triſteſſe & l'ennui leur ſeroient funeſtes. Un peu de bonté & de condeſcendance dans les Supérieurs, ne leur fait rien perdre du reſpect & de l'obéiſſance que leur doivent ceux qui ſont ſoumis à leurs commandemens. On rend au contraire le devoir plus facile, quand on a le ſecret de le rendre agréable; mais les récréations doivent être la récompenſe du travail fait, & un aiguillon pour le travail à faire: c'eſt ainſi qu'elles peuvent ſervir à vaincre les dégoûts & la nonchalance qui ne ſont que trop ordinaires aux Matelots, lorſqu'on leur preſcrit des manœuvres avec leſquelles ils ne ſont pas encore familiariſés. Les occuper à celles qu'exigent le renouvellement de l'air & l'entretien de la propreté dans le Vaiſſeau, c'eſt ſans doute les occuper très-utilement pour eux-mêmes. Mais chez des hommes groſſiers, l'eſpoir d'un bien éloigné eſt un foible adouciſſement des peines préſentes, & un motif plus foible encore pour s'acquitter courageuſement de ce qu'ils regardent comme œuvre de ſurérogation; ils s'y porteront avec bien plus de plaiſir & de conſtance ſi la gratification eſt au bout. Qu'il me ſoit permis de le redire, quelque augmentation dans la quantité & dans la qualité de la ration journalière, quelques verres de vin ou d'une autre boiſſon ſalubre, quelques divertiſſemens à la Matelotte, convertiront en un jour de fête, le jour de ce travail extraordinaire, & en feront deſirer le retour.

L'humanité & l'intérêt de l'État, deux ſentimens également naturels à des cœurs François, s'accordent parfaitement en cette occaſion. Rendre heureux & contens des hommes utiles au ſervice du Roi, précieux à la Nation, néceſſaires au commerce; ménager leurs forces, conſerver leur ſanté, prolonger leurs jours; quels ſujets de ſatisfaction pour des Chefs qui connoiſſent ſi bien la vraie & ſolide gloire! Si je ſuis parvenu à établir & à faire ſentir la néceſſité & l'efficacité des précautions, des moyens, des ſecours de tout genre qui peuvent être employés, ſoit conjointement ou ſucceſſivement, pour produire un ſi grand bien; je ne puis douter du ſuccès de mes efforts, & j'en vois les fruits dans l'avenir.

Le zèle & les lumières de M.[rs] les Officiers de la Marine Françoiſe ſont connus: leur préſenter la vérité dans tout ſon jour, c'eſt à coup ſûr mettre leur vigilance en action. N'appréhendons pas qu'ils négligent des pratiques

Hh iv

de l'avantage desquelles ils seront persuadés : il y va même de leur intérêt personnel. Quelle différence entre le spectacle d'un Équipage composé d'hommes sains, alègres, dispos & vigoureux, & la vue d'un Équipage où règnent la langueur, l'abattement, la maladie & la mort ! Quelle différence plus essentielle encore pour la manœuvre dans les périls de toute espèce, où le salut du Vaisseau est souvent attaché à l'exacte & prompte exécution des ordres du Commandant ! La propre conservation des Chefs en dépend donc aussi, de même que celle de tout le dépôt qui leur est confié. Mais ne dérobons rien à la pureté ni à la noblesse de leurs motifs. Ces généreux Officiers, qui se sont dévoués à servir le Roi & la Patrie au milieu des hasards & des dangers, feroient des actes d'humanité par le seul principe de l'humanité même & par le desir d'imiter le meilleur & le plus humain de tous les Maîtres ; à plus forte raison lorsqu'ils se seront convaincus de leur influence sur le bien de l'État. Confirmons notre théorie par des exemples.

Pendant la guerre de 1744, le capitaine

Pallifer, Anglois, qui commandoit le Vaiffeau *le Scheernels*, deftiné pour les Indes orientales, accorda à fon Équipage, qui craignoit d'avance les maladies communes à ce climat, la liberté de ne pas s'approvifionner de falures, & d'y fubftituer d'autres alimens plus fains accordés par le Roi. Il ordonna en conféquence qu'on ne fervît qu'une fois la femaine de la viande falée, qui étoit alternativement du bœuf & du porc. Il fit placer dans fon Vaiffeau un ventilateur de Sutton; il eut foin de toujours tenir le large pendant fa ftation aux Indes, qui fut de quelques mois, & de ne laiffer prendre terre qu'aux Gens de la chaloupe. Le réfultat d'une conduite fi fage & fi bien raifonnée fut que, dans l'efpace de quatorze mois que dura fon voyage, il ne perdit qu'un feul homme de cent foixante qui compofoient fon Équipage, encore cet homme mourut-il dans le traitement de la maladie vénérienne. Il n'y a pas de village peuplé d'un pareil nombre d'hommes qui n'en perde davantage dans le même intervalle de temps.

De pareilles attentions feront toujours

suivies d'effets semblables. Il ne faut que lire le Mémoire de M. de Morogues * pour voir que cet Officier ne s'étoit point borné à des connoissances stériles, & qu'il les mettoit heureusement à profit en faveur de ceux qui lui étoient subordonnés. M. de Brugnon, qui commandoit le Vaisseau du Roi *le Diadème*, en 1760, eut soin, avant de faire campagne, de veiller à ce que chaque Matelot fût assez bien pourvu de gilets & de chemises pour qu'il pût en changer souvent; il ne négligea rien en mer pour que son Vaisseau fût tenu proprement ; & comme il connoissoit bien le danger de n'avoir qu'un hamac pour deux Matelots, pendant que l'un des deux alloit à la cale prendre sa ration du Commis, il chargeoit l'autre de décrocher le hamac & de l'exposer à l'air tant que duroit le repas. Cet Officier, qui ne croyoit pas qu'il fût au-dessous de lui d'entrer dans tous ces petits détails, eut la douce satisfaction de voir très-peu de malades à bord, malgré le temps chaud &

---

* Ce Mémoire est imprimé dans le premier Volume des Mémoires présentés à l'Académie des Sciences par les Savans Étrangers.

souvent calme qu'il essuya dans une longue traversée ; & ce qu'il y a de très-remarquable, c'est qu'il ne perdit pas un seul homme, quoique le Vaisseau fût petit par son rang & qu'il portât plus de soixante passagers, parmi lesquels plusieurs personnes de distinction, occupant de grands espaces, resserroient considérablement l'Équipage.

Le choix des hommes qui doivent former les Équipages n'est pas de moindre importance que les précautions à prendre pour les maintenir en santé. Il seroit à desirer que la Marine Royale fût toujours pourvue de Matelots qui eussent déjà fait des voyages de long cours, & qui par conséquent fussent accoutumés à la mer. L'Angleterre a souvent éprouvé combien il est dangereux de contraindre au service de la Marine des hommes qui n'ont aucune inclination pour cet état, & de les arracher à l'Agriculture pour les transporter loin d'un pays qu'ils aiment sur un élément qu'ils redoutent. Si l'ennui & la tristesse sont des poisons sur la terre, que n'en doit-on pas craindre sur la mer ! L'homme fait mal tout ce qu'il ne fait pas librement ; il ne résiste pas long-temps à des travaux qu'il n'exécute que par force & qu'il regarde comme une peine à laquelle il a été condamné sans l'avoir méritée.

Je ne prétends pas faire entendre néanmoins que les jeunes gens, quoique sains, robustes & de bonne volonté, soient les plus propres à être embarqués comme Matelots, s'ils ne sont pas habitués à la mer. Tout métier veut un noviciat, & jamais noviciat ne doit commencer par les opérations les plus difficiles, les plus rudes & les plus dangereuses du métier. J'ai observé que l'état de vigueur & l'exubérance de santé étoient même nuisibles sous un soleil brûlant. Les plus vigoureux sont les premières victimes de l'intempérie du climat; j'en ai dit ailleurs les raisons *. En général, on ne peut douter que les hommes d'un âge moyen ne doivent être employés par préférence sur les Vaisseaux de haut bord, où les causes de maladies se réunissent dans un plus haut degré que sur les Vaisseaux d'un moindre rang & sur les Bâtimens marchands.

* Traité des Fièvres de Saint-Domingue.

Mais, de toutes les attentions, la plus importante, c'eſt, ſans contredit, celle de ne jamais embarquer des Matelots convaleſcens à la ſortie des hôpitaux & des priſons, ou qui ſont récemment guéris de fièvres putrides. Quelques hommes dans cet état peuvent infecter une Flotte entière & y porter une maladie épidémique. On doit attendre qu'ils ſoient parfaitement rétablis à l'air libre. Les ravages cruels qu'eſſuyèrent les Vaiſſeaux *le Glorieux* & *le Duc de Bourgogne* & toute la Flotte de M. Dubois de la Mothe, ne prouvent que trop que la négligence ſur un point ſi capital entraîne les ſuites les plus terribles. Ce fut une inadvertance de la même nature qui réduiſit *le Magnifique* à la néceſſité de relâcher ſur les côtes d'Eſpagne, peu de temps après ſon départ de Breſt, & qui cauſa la perte d'une partie de ſon Équipage. En faut-il davantage pour faire manquer les expéditions le plus ſagement concertées & dont le ſuccès eût été le plus glorieux!

Il eſt bien plus facile de prévenir le mal que de le combattre lorſqu'il eſt arrivé; mais, quelques ſoins que l'on prenne, ils ne garantiront pas les Vaiſſeaux de toutes maladies. Nous ne nous propoſons pas l'impoſſible; mais il eſt certain qu'avec des ſoins & des précautions, les maladies ſeront moins fâcheuſes & le nombre des malades beaucoup plus petit.

Le mélange des gens en ſanté avec les malades eſt préjudiciable aux uns & aux autres; le mal ſe communique aux premiers, & les ſeconds ne peuvent être que plus vivement affectés par le mauvais air d'un Bâtiment qui renferme beaucoup de monde, & où la multiplicité des manœuvres empêche ſouvent de faire uſage des ſecours & des moyens qui leur ſeroient les plus ſalutaires. Les François ont la gloire d'avoir donné aux autres Nations l'exemple d'un établiſſement qui peut parer à ce double inconvénient, en deſtinant à la ſuite d'une Flotte un Vaiſſeau pour ſervir d'Hôpital & d'Infirmerie; établiſſement plein d'utilité, digne d'être perpétuellement conſervé & ſuſceptible encore d'une plus grande perfection; car le Vaiſſeau hoſpitalier pourroit être conſtruit de façon qu'il y eût pour les malades autant de commodités que le lieu peut le comporter, & que le renouvellement de l'air & la propreté puſſent y être entretenus avec plus de facilité que dans les Vaiſſeaux ordinaires. Le traitement & le ſoulagement des malades y deviendroient auſſi plus faciles par la réunion de tous les ſecours néceſſaires à leur état, par les approviſionnemens qui ſeroient jugés les plus convenables, tant pour la nourriture que pour les médicamens; par la ſage diſtribution qu'en feroient des Chirurgiens en nombre ſuffiſant; par les ſoins aſſidus des Infirmiers; par la vigilance des Officiers à maintenir l'ordre & la règle, ſans permettre aucun relâchement.

Il faut pourtant prendre garde de ne pas tomber d'un inconvénient dans un autre peut-être encore plus grand, ſi l'on ſurchargeoit de malades le Vaiſſeau ſervant d'hôpital. L'effet de cette ſurcharge ſeroit auſſi funeſte qu'il le fut aux hôpitaux de Breſt dans le triſte évènement dont nous avons parlé. Lors donc que le dépôt général ſe trouveroit ſuffiſamment rempli, il faudroit que chaque Vaiſſeau gardât ſes malades: comme leur nombre ne pourroit pas être conſidérable, les attentions

& les ſoins, étant moins partagés, deviendroient plus aiſés & plus efficaces; mais, ſoit dans ce cas-là, ſoit dans le cas d'une petite Eſcadre, ou de Vaiſſeaux ſéparés qui ne pourroient avoir la reſſource d'un Hôpital particulier, on ne doit jamais oublier de laiſſer le moins de communication poſſible entre les Matelots ſains & les Matelots malades. L'endroit le plus aéré de l'entre-pont eſt le plus favorable pour ceux-ci *. Si l'on étoit forcé par un combat de les deſcendre dans la cale, les moyens indiqués pour y renouveler l'air rendroient cette habitation moins meurtrière.

En travaillant à diminuer le nombre des malades ſur les Vaiſſeaux pendant leurs courſes, il eſt évident que les Équipages doivent être en meilleur état à leur arrivée dans les ports; mais ſi le contraire arrivoit par quelque force majeure & par quelqu'un de ces évènemens rares, que la prudence humaine ne peut prévoir, il faudroit ne débarquer les malades qu'à meſure qu'on pourroit les placer à l'aiſe

* Y a-t-il rien de plus dangereux, ſur-tout lorſqu'on voyage, que de placer, comme l'on fait, les malades dans l'entre-pont à côté du four!

dans

dans les Hôpitaux *; il faudroit attendre du moins qu'on en eût formé de nouveaux, dans lesquels ils ne fussent point entassés ni trop à l'étroit. Il y auroit beaucoup moins de danger pour eux à en retenir un certain nombre sur chaque Vaisseau. Le désastre de Brest nous donne à ce sujet une leçon à jamais mémorable. Je sais bien qu'il semble inhumain de refuser terre à des Matelots malades; mais leur salut est nécessairement attaché à cette prétendue rigueur, qui n'en a que l'apparence. En effet, des Vaisseaux débarrassés d'un grand nombre de Matelots, tant sains que malades, peuvent devenir pour ceux qui restent, des Hôpitaux souvent plus salubres que ceux de terre, sur-tout si le port n'est ni trop vaseux ni trop abrité, ou si on a la liberté de tenir un peu le large. La proximité des terres permettroit d'ailleurs de fournir très-aisément aux malades toutes les provisions fraîches dont ils auroient besoin.

* Cet avis sage fut bien ouvert par M. de Courcelles, Médecin de la Marine à Brest; mais malheureusement la dureté qu'on crut y rencontrer, empêcha qu'on en fit usage.

Le Roi accorde par chaque Matelot malade une demi-livre de viande, & un ſeptième de poule pour le bouillon. Cette quantité ſuffiroit ſi la qualité étoit bonne; mais on ne donne communément que du mouton, dont le meilleur pèſe ſept à huit livres; & le Commis qui ne ſe croit tenu qu'à fournir le poids, garde pour lui-même les parties les plus ſucculentes de l'animal: c'eſt avec ce mouton & une mauvaiſe volaille qu'on fait le bouillon des malades; encore arrive-t-il ſouvent que leur ration ſouffre diminution d'un quart ou d'un tiers, lorſqu'on craint une longue traverſée.

Il n'eſt pas douteux que l'attention du Capitaine ne puiſſe empêcher de pareils abus; mais il lui ſeroit bien plus aiſé d'y réuſſir, ſi l'on prenoit le parti de fournir pour chaque malade une certaine quantité de *portatible ſouple* *, telle que je l'ai décrite, en l'ajoutant, à doſe convenable, à du bouillon qui ne ſeroit fait qu'avec la poule ſeulement. Ce bouillon ſe trouveroit également bon pour ceux qui ſeroient à une diète ſévère & pour ceux qui

* Dénomination Angloiſe.

ſeroient à la ſoupe. La volaille bouillie feroit l'aliment de ceux à qui une nourriture plus forte ſeroit permiſe. Au moyen de cet extrait de viande, on ſe procureroit encore l'avantage de pouvoir faire des bouillons amers de toutes les façons, en ajoutant, pendant l'ébullition de la viande, les plantes de cette claſſe, ou leur extrait, ou un peu de quinquina. Les principes de ces plantes, mêlés avec la partie mucilagineuſe & nourricière des animaux, ſeroit un remède ſalutaire qu'on a toujours vainement deſiré dans les Vaiſſeaux, & qu'il eſt facile cependant d'avoir à peu de frais. Rien n'empêcheroit qu'on fît auſſi une gelée de viande & de corne de cerf qu'on pourroit aromatiſer; elle rendroit les bouillons plus nourriſſans, plus reſtaurans & plus agréables, ſuivant les indications qu'on auroit à remplir.

Une très-mauvaiſe pratique, & peut-être trop fréquente, eſt de ne faire le bouillon que de deux jours l'un, & de ſervir le lendemain de la coction la viande qui n'a point été conſommée, après l'avoir fait réchauffer. Elle ne doit pourtant pas tenir lieu de la viande fraîche qu'on doit mettre chaque jour dans la marmite; & l'Ordonnance veut que le résidu de la veille soit haché & employé à faire, avec de la viande nouvelle, un bouillon plus fort pour les convalescens.

Si la nourriture de l'Équipage, tant en santé qu'en maladie, demande tant d'attention, le choix des médicamens en exige une encore plus scrupuleuse. On embarque des syrops, des électuaires, des conserves, des confections, des opiats, &c: voilà ce qui compose en grande partie la Pharmacie des Vaisseaux. Ces compositions galéniques ne tardent point à fermenter & à dégénérer en mer *; & les malades, loin d'éprouver du soulagement dans l'usage de ces remèdes, y trouvent souvent une nouvelle source de maux. L'Ordonnance qui entre dans le détail des drogues dont il s'agit, & qui veut que les Vaisseaux en soient fournis, a sans doute été rédigée en cette partie sur les avis des Gens de l'Art; mais l'Art s'est

* Ces compositions s'altèrent quelquefois assez promptement dans les boutiques des Apothicaires, qui sont sèches & fraîches, lors même qu'on y veille avec soin; à plus forte raison s'altèreront-elles dans les Vaisseaux où toutes ces conditions manquent.

perfectionné par l'obſervation, & l'expérience a fait connoître toute l'inutilité de ces mêmes drogues, & que l'argent qu'on y emploie eſt preſque en pure perte. Il ſeroit à ſouhaiter qu'on les proſcrivit abſolument; on obvieroit par-là à un ſecond inconvénient qui eſt une ſuite malheureuſe du premier. Il ne faut pas croire qu'au retour d'une campagne on jette à la mer ou qu'on brûle les compoſitions qui n'ont point été conſommées, quoique évidemment altérées & détériorées. Les Entrepreneurs & Diſpenſateurs dans la plupart des Hôpitaux de Marine, n'en diſtribuent preſque point d'autres aux malades, parce qu'ils les rachètent à vil prix. Il ſeroit tout-à-la-fois bien plus utile & bien moins diſpendieux de ſe contenter d'une petite proviſion de la poudre de quelques-uns de ces électuaires du plus grand uſage; elle ſe conſerveroit ſainement dans des bouteilles bien bouchées. Au beſoin, un peu de miel ſuffiroit pour achever la compoſition; ou bien, & ce qui ſeroit équivalent, ces poudres ſeroient adminiſtrées dans du bouillon par doſes proportionnées *

* La multiplicité des remèdes eſt entièrement

à la nature des maladies & aux forces des malades. Quelques drogues ſimples bien choiſies dans la claſſe des purgatifs, des toniques, des amers, des ſtomachiques, jointes aux remèdes & aux moyens curatifs que j'ai indiqués dans le cours de cet Ouvrage, ſuffiront pour le traitement des maladies auxquelles les Matelots ſont plus expoſés, lorſque ces remèdes ſeront ordonnés par un homme inſtruit & intelligent.

Quoique cet Ouvrage ne renferme que des notions indiſpenſablement liées au ſujet; quoique je n'aie rien négligé de ce qui a dépendu de moi pour les rendre claires & intelligibles, & pour qu'elles puſſent être ſaiſies avec facilité; j'oſe le dire néanmoins, des perſonnes ſans théorie n'en ſauroient faire une heureuſe appliquation. Heureuſement nous avons aujourd'hui dans les Écoles de Chirurgie de la Marine des Sujets très-inſtruits, & nous avons lieu d'eſpérer qu'ils ne ceſſeront de donner tous leurs ſoins à faire des Élèves

inutile dans les Vaiſſeaux. M. Poiſſonnier, Inſpecteur des Hôpitaux de la Marine m'a dit avoir réprimé cet abus.

dignes d'eux & de la protection du Gouvernement.

S'il eſt un cas où la réunion de la Science & de l'Art ſoit utile, c'eſt dans celui-ci : je dis plus, elle eſt néceſſaire & indiſpenſable. Depuis long-temps le Miniſtère François s'occupe de ces importans objets. Nous voyons avec quel ſoin il fait chercher les moyens de rendre les maladies moins meurtrières parmi les Troupes de terre. Nos forces maritimes ne l'intéreſſent pas moins ; & nous pouvons nous flatter que nos vues pour la conſervation des Hommes de mer ſeront honorées de ſon approbation. C'eſt autant comme Patriote que comme Médecin que je ſuis entré dans le détail de divers abus que je me ſuis trouvé à portée de remarquer & des moyens d'y remédier. Les Chefs les mieux intentionnés ne pourroient les réprimer, ſi, n'en étant point informés, ils croyoient tout dans l'ordre, ſur ce que tout ſeroit dans l'état ordinaire & accoutumé. Des vérités utiles ne peuvent que leur être agréables : leur zèle pour le bien public les fera tourner à ſon avantage, & il me reſtera la précieuſe ſatiſfaction d'avoir pu y contribuer en quelque ſorte par mes veilles & par mes efforts, récompenſe la plus glorieuſe à laquelle puiſſe aſpirer un Citoyen convaincu de la néceſſité de remplir toutes les obligations que cette qualité lui impoſe.

EXPLICATION DE LA PLANCHE.

A, Face antérieure, ou poſtérieure, qui doit ſervir de plaque à l'une & à l'autre cuiſine.

B, Côté droit de la caiſſe.

C, Côté gauche.

D D, Partie inférieure ſur laquelle elle porte.

E E, Partie ſupérieure.

F, Tuyau qui en part, & qui monte dans la cloiſon qui ſépare les deux cuiſines.

G, Tuyau qui vient de la cale, au-deſſus des bordages du premier pont; on pourroit peut-être ſe ſervir de fours, pour produire les mêmes effets.

FIN.

RAPPORT
DE MESSIEURS
DE L'ACADÉMIE ROYALE
DES SCIENCES.

NOUS Commiſſaires nommés par l'Académie, pour lui rendre compte d'un Ouvrage de M. Poiſſonnier Deſperrières, intitulé : *Traité des Maladies des Gens de mer*, & que l'Auteur s'eſt propoſé de dédier à l'Académie, avons lû avec attention ce Traité, & nous allons mettre l'Académie à portée de prononcer ſur le mérite de cette production.

Les maladies des Gens de mer ſont & plus communes & plus difficiles à traiter que celles des perſonnes qui vivent ſur terre. Il ſe trouve ſouvent dans les premières des complications dont les autres ſont exemptes, & il faut beaucoup de ſavoir en Médecine pour démêler ces complications, & combiner les traitemens de manière à ne pas irriter un mal en voulant travailler à la guériſon de celui avec lequel il eſt réuni dans le même ſujet. Ce ne feroit donc point trop faire pour le bien des Équipages, que de n'admettre pour Miniſtres de ſanté ſur les Vaiſſeaux, que des hommes qui joindroient de l'expérience en Médecine à la connoiſſance des principes de cette Science. Il faudroit encore que le même homme eût étudié la Chirurgie, & qu'il fût exercé à en faire les opérations. En un mot, il feroit néceſſaire (pour faire le bien autant qu'il eſt poſſible) que celui qu'on embarque comme Officier de ſanté, fût en même temps Médecin & Chirurgien; & ce feroit rendre un ſervice ſignalé à l'Humanité, que de mettre entre les mains de Chirurgiens deſtinés à cet état, un Traité bien clair & méthodique, qui pût les guider ſûrement dans les traitemens qu'ils ſont obligés de faire, & qui pût en quelque façon ſuppléer aux connoiſſances que la plupart n'ont pu acquérir. Ce que nous diſons ici eſt ce que M. Deſperrières a entrepris de faire; & voici comme il s'en eſt acquitté.

L'Auteur déduit les maladies des Gens de mer d'une ſeule & même cauſe, dont il prouve fort bien l'exiſtence & l'influence. Cette cauſe eſt la diminution ou la ſuppreſſion de l'inſenſible tranſpiration, & la dépravation de l'humeur, dont la ſortie a été empêchée. Ce principe unique eſt, ſous la plume de M. Deſperrières, fécond en conſéquences auſſi utiles que lumineuſes ; & l'on peut dire que c'eſt étendre l'Art, que de l'abréger de cette manière.

Chacune des maladies, dont il eſt parlé dans cet Ouvrage, eſt expoſée d'une façon très-claire. Tout ce que l'Auteur avance pour en développer les cauſes, en découvrir la nature, en expliquer les ſymptômes, eſt puiſé dans les vrais principes de Phyſique & de Médecine. Tout ce qu'il écrit ſur les prognoſtics & ſur les traitemens, eſt exactement déduit des principes établis, &, ce qui vaut encore mieux, eſt fondé ſur l'expérience. D'ailleurs, l'Ouvrage eſt écrit d'un ſtyle pur, très-clair & du ton convenable.

M. Deſperrières ne s'eſt pas contenté de mettre en ordre, de bien expoſer & de rappeler à un même principe ce que les Auteurs avoient penſé ou obſervé avant lui ; on trouve dans ſon Ouvrage pluſieurs choſes neuves & fort intéreſſantes ; pluſieurs phénomènes expliqués d'une façon heureuſe, & qui ne l'avoient point été juſqu'à préſent : enfin, des vues nouvelles qu'il ſeroit à ſouhaiter qu'on ſuivît pour le bien de l'Humanité.

Nous jugeons donc l'Ouvrage de M. Desperrières aussi utile que bien écrit, & nous croyons que l'offre qu'il fait à l'Académie de le lui dédier, ne peut que lui être agréable. *Signé* MORAND, PETIT, DE BORRY.

Je certifie l'Extrait ci-dessus conforme à son original & au Jugement de l'Académie. A Paris, le 30 Mars 1767.

Signé *GRANDJEAN DE FOUCHY,*
Secrétaire perpétuel de l'Académie Royale des Sciences.

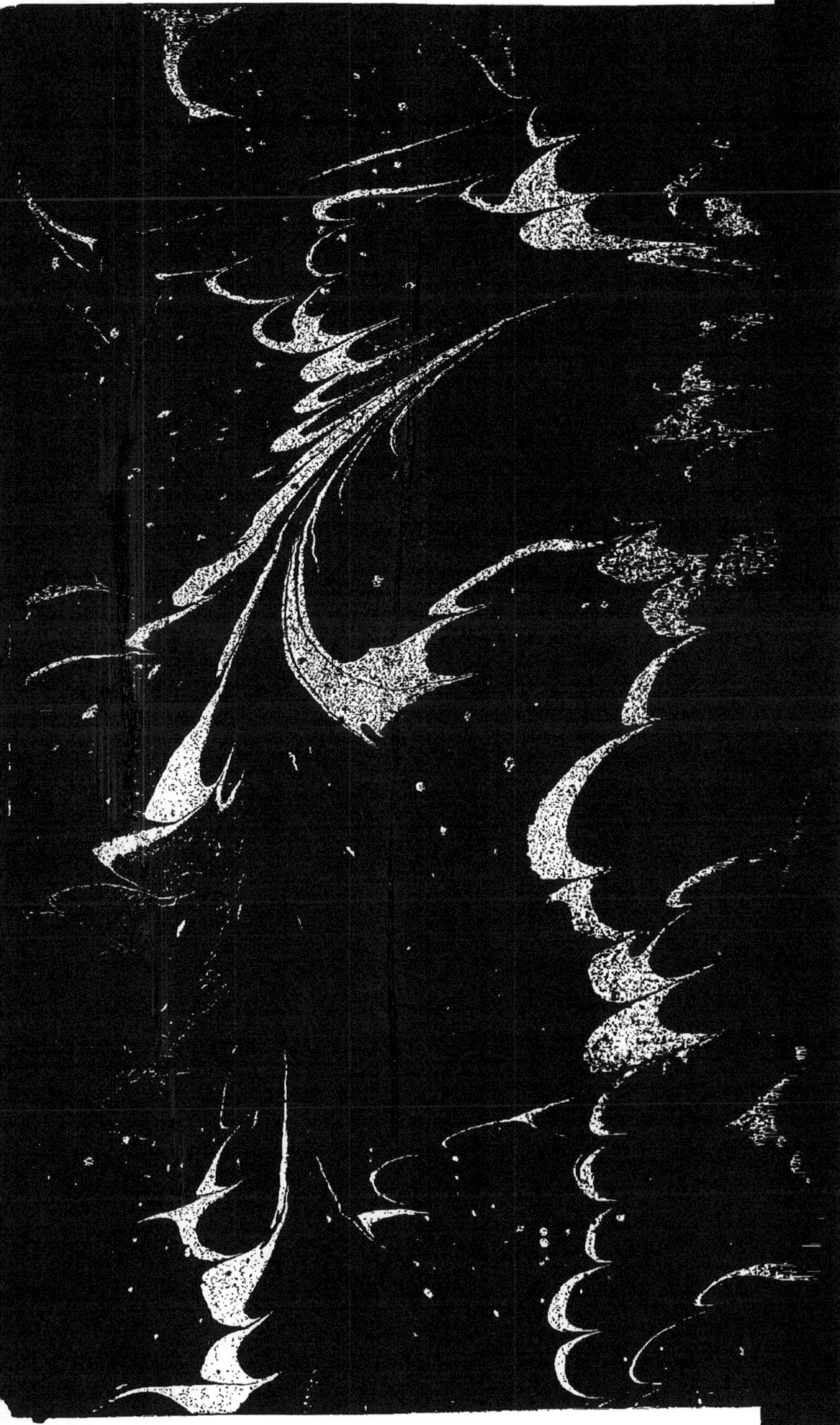

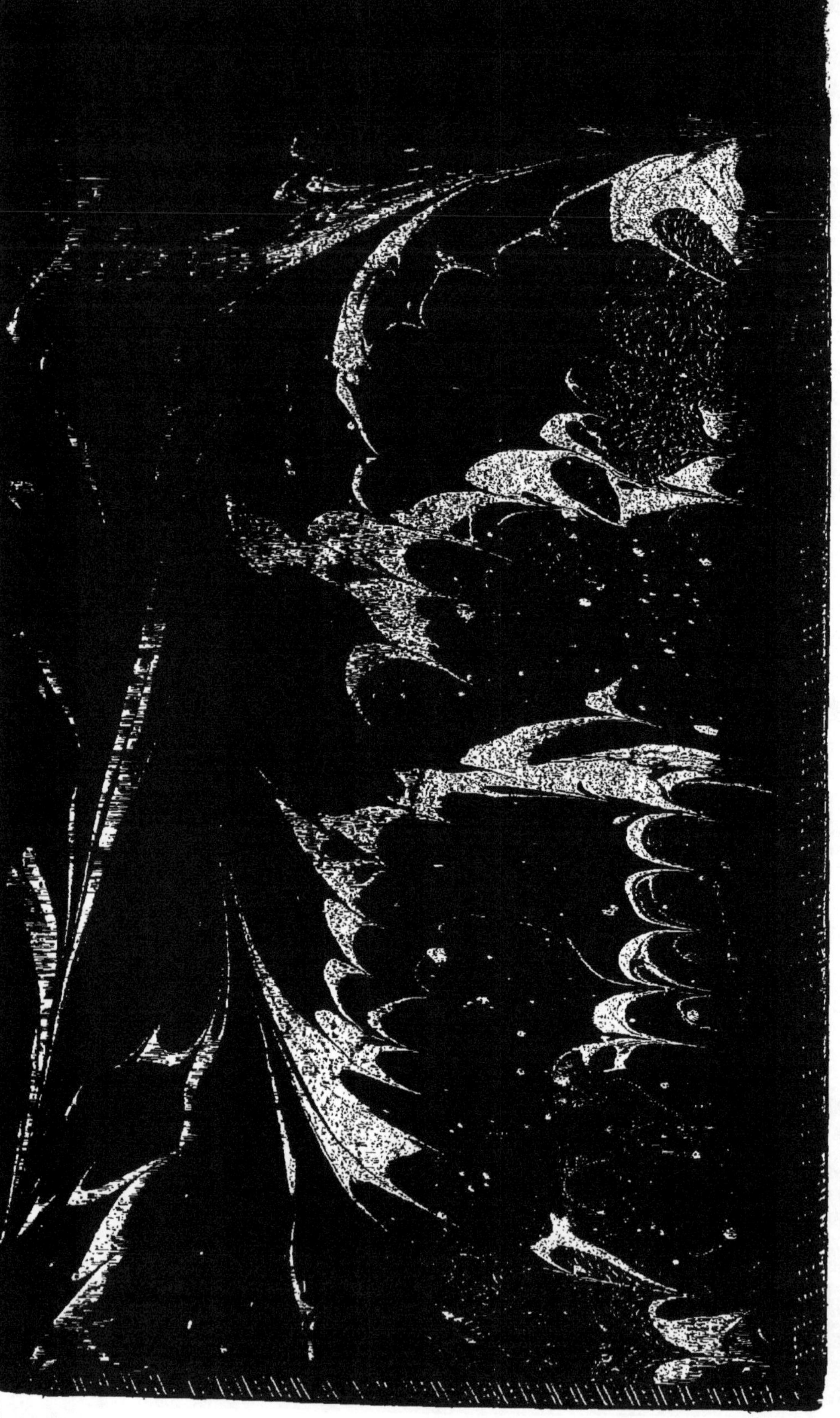

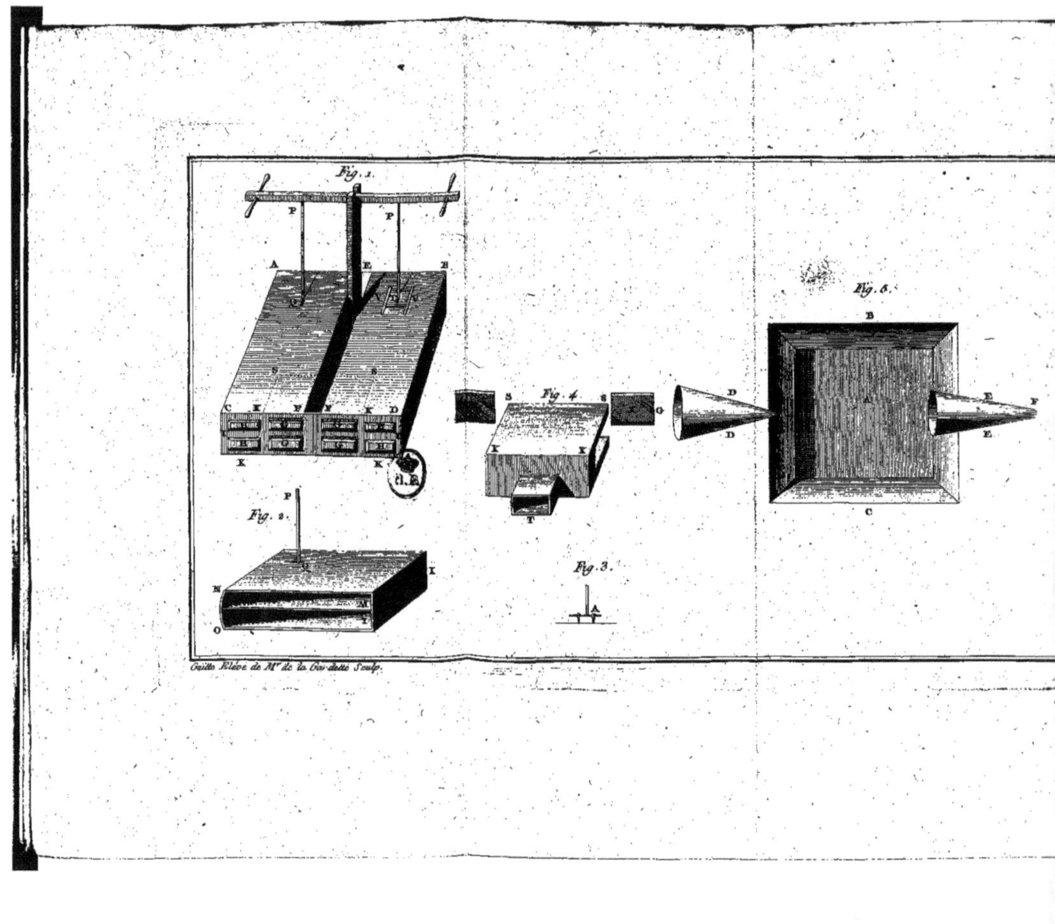
Fig. 1.
Fig. 2.
Fig. 3.
Fig. 4.
Fig. 5.
Guille Élève de Mr de la Gardette Sculp.

www.ingramcontent.com/pod-product-compliance
Ingram Content Group UK Ltd.
Pitfield, Milton Keynes, MK11 3LW, UK
UKHW020150250726
13967UKWH00002B/968